HEYNE

Inhalt

PRAXISTEIL

Vorwort

Bereits seit 30 Jahren wird auf die eindringlichen Gefahren der von Menschen geschaffenen Pestizide hingewiesen. Die langlebigen Chemikalien verseuchen nicht nur die Natur, sondern sie dokumentieren auch, wie sich die Substanzen im menschlichen Körper anreichern.

Seither haben Untersuchungen an menschlicher Muttermilch und menschlichen Fettgeweben das Ausmaß unserer Belastung bestätigt. Selbst Menschen in entlegenen Gegenden tragen heute in ihrem Körper schon hohe langlebige, synthetische Chemikalien, wie DDT, Dioxine oder polychlorierte Biphenyle.

Bereits im Mutterleib geben Mütter diese chemischen Substanzen und Schwermetalle an ihre Kinder weiter. Dabei wird die ganze Bevölkerung dem Einfluß von Chemikalien ausgesetzt, von denen wir aus Tierstudien wissen, daß sie sehr giftig sind und daß sich die Effekte in manchen Fällen sogar addieren.

Die Wissenschaft steckt hier noch in ihren Kinderschuhen, und unser Verständnis vom Wesen und von der Größenordnung dieser Bedrohung wird sicher erst in den nächsten Jahren bekannt werden.

Unklar ist bisher, wie diese hohen Umweltbelastungen schulmedizinisch aus dem Körper eliminiert werden können.

Deshalb ist es ein besonderes Verdienst des vorliegenden Buchs, alle bekannten Naturheilverfahren einmal dahingehend zu überprüfen, inwieweit sie in der Lage sind, Schadstoffe aus dem Körper wieder zu entfernen.

Es ist das große Verdienst der Erfahrungsheilkunde, dies über viele Generationen der Menschheit erprobt zu haben. Dabei ist es im Moment gar nicht entscheidend, die genauen wissenschaftlichen Zusammenhänge zu belegen. Entscheidend sind die therapeutischen Erfolge. Gerade bei der Behandlung chronischer Umweltleiden kommt es in Zukunft mehr darauf an, nicht nur stoffliche Therapie in Erwägung zu ziehen, sondern eher die Wirkungen im energetischen Bereich zu suchen.

Für die vielen an der Umwelt erkrankten Menschen ist das Buch ein wichtiger Ratgeber, Besserung oder Heilung zu erfahren. Das heißt auch im hohen Maße, sich mit der eigenen Erkrankung auseinanderzusetzen und selbst zu entscheiden, was therapeutisch lindert oder heilt. Darüber hinaus ist das Buch bestens geeignet, für die eigene Gesundheit etwas zu tun, wobei besonders die verschiedenen Verfahren des Fastens beschrieben sind.

Ich wünsche den gesunden und vor allem den kranken Menschen viel Erfolg mit den vielen guten Rezepten.

Straubing, Okt. 1997 *Prof. Dr. med. Volker Zahn*
(Frauenarzt und Umweltmediziner)

Einführung

Ohne Anzeichen größerer Bestürzung, ganz wie es seiner Aufgabe entspricht, verkündete ein deutscher Nachrichtensprecher unlängst, die finanzielle Schadenssumme aus der Fehlernährung der Bundesbürger: über 100 Milliarden DM pro Jahr. Das vielleicht Bestürzendste an solchen Untersuchungsergebnissen ist, daß hier nicht einmal an irgendwelche Vergiftungen gedacht ist, sondern lediglich an die Verschlackung mittels Übergewicht und die sich daraus ergebenden medizinischen Konsequenzen. Der amerikanische Autor Leon Chaitow[1] berichtet in diesem Zusammenhang von erschütternden, aber gerade deswegen schrecklich deutlichen Tierversuchen. Forscher fütterten ihre bevorzugten Versuchstiere mit jener Nahrung, die amerikanische, deutsche und überhaupt die Mehrheit der Bürger in der sogenannten Ersten Welt zu sich nehmen und reduzierten so nicht nur deren Lebenserwartung um ein Drittel, sie überantworteten sie auch jenem elenden Tod an Zivilisationskrankheiten, dem die meisten Menschen unserer angeblich so zivilisierten Gesellschaften zum Opfer fallen. An sich interessierte sich Chaitow für das Gegenteil, nämlich die Erhöhung der Lebenserwartung. Er fand, daß hier vor allem eine Maßnahme Wirkung zeigte: vollwertige Reduktionskost, die mit dazwischengeschalteten Hungerperioden die Lebenserwartung der Tiere um ein Viertel erhöhte.

Nur selten sind die Ergebnisse von Tierversuchen auf Menschen übertragbar; in diesem Fall scheint es aber so zu sein. Auch bei Menschen erweist sich karge, vollwertige Ernährung mit einzelnen eingestreuten Fastenzeiten als einzig wirklich verläßliche Maßnahme der Lebensverlängerung. Nicht nur die Quantität der Lebenszeit läßt sich so verlängern, auch deren Qualität erhöht sich spürbar. Ein auf die statistische Lebenserwartung von ca. 70 Jahren zusteuernder Mensch der sogenannten Ersten Welt steht folglich vor der Wahl, ob er durch bewußte Ernährung daraus 93 (+ 33 %) oder aber 53 (- 25 %) Jahre machen möchte. Der »kleine Unterschied« von 40 Jahren könnte zu denken geben, immerhin handelt es sich hier um unser halbes Leben, ganz abgesehen von der völlig unvergleichbaren Lebensqualität beider Extreme.

Aber offensichtlich sind wir noch gar nicht soweit, derartige Erkenntnisse als »offiziell« anzunehmen und in unserem Gesundheitssystem fest zu verankern. Ein anderer Nachrichtensprecher, diesmal ein österreichischer, verkündete kürzlich mit der für Medien bestechenden Selbstverständlichkeit, daß wir mit unserer Diskussion völlig auf dem Holzweg sind: Es gibt nämlich gar keine Schlacken im Körper! Das habe eine Untersuchung des österreichischen Konsumentenschutzes herausgefunden. Anlaß dieser Feststellung war die Prüfung diverser Abnehm- und Entschlackungsmethoden. Drei Methoden, die ausgewogene Ernährung und Bewegung propagieren, wurden in bezug auf die Gewichtsreduktion als empfehlenswert beurteilt. Der Gipfel der Verunsicherung liegt aber darin, daß durch die Feststellung, es gäbe keine Schlacken im Körper, auch alle diejenigen unglaubwürdig erscheinen, die sich seriös mit dem Thema Entschlackung beschäftigen. Es wird der Schluß nahegelegt, daß doch alles nur Geschäftemacherei sei und die Hersteller diverser Abnehm- und Entschlackungsprodukte mit sympathisierenden Ärzten unter einer Decke steckten! Wenn es keine Schlacken gibt, dann müssen auch keine ausgeschieden werden – so einfach ist das.

Nun ist der Gesundheitsinteressierte schon daran gewöhnt, daß es zu jeder vernünftig klingenden Theorie mindestens eine ebenso vernünftig klingende gibt, die genau das Gegenteil behauptet. Und wer hat hinter dem Gedanken vieler Gesundheitsfanatiker, vergiftet und verschlackt zu sein, nicht schon zumindest eine gewisse Spur von Paranoia vermutet? Die Annahme innerlicher Verschmutzung und das ständige Bemühen, das zu ändern bzw. zu vermeiden, kann ja durchaus eine ungesunde Form annehmen. Was ist nun wirklich dran am Entschlacken? Wo ist der Mittelweg zwischen Verdrängung der Thematik und ständigem sich krank und bedroht fühlen? Dieses Buch will darauf Antwort geben. Es zeigt Mittel und Wege auf – allen voran das Fasten –, wie man auf natürliche Weise entgiften und entschlacken kann und stellt dabei die geistige Komponente des Loslassens in den Vordergrund. Welche Emotionen uns in einem Zustand des Nicht-Fließens gefangenhalten, letztlich einer Verschmutzung der inneren Umwelt Vorschub leisten und somit auch zu Organschwächen führen, ist ebenfalls Teil unserer Betrachtungen. Anhand vorherrschender Emotionen kann auch ein Hinweis zur Frage »Welcher Entschlackungstyp bin ich?« gegeben werden. Denn die Emotionen prägen unsere körperliche Innenwelt und daher unsere Bereitschaft zu entschlacken und zu entgiften – loszulassen also – in entscheidender Weise. Östliche Medizinkulturen haben das immer schon gewußt, aber in unserem Denken fangen Störungen ja leider erst dort an, Beachtung zu finden, wo etwas weh tut. Das ist natürlich dem Gedanken der Prävention nicht gerade förderlich und hat uns auch dorthin geführt, wo wir mit unserer Medizin heute stehen: zu einer reinen Reparaturmedizin, der Gesundheitskultur nahezu völlig fremd ist. So soll dieses Buch auch einen Beitrag dazu leisten, das Frühwarnsystem »negativer Emotion« bewußt wahrzunehmen. Letztlich will es aber vor allem wieder zurückführen zur ursprünglichen Bedeutung einfacher Lebensregeln und -weisen wie gesunder Ernährung und hier zu den entscheidenden Fragen »Was soll ich essen?«, aber auch »Wieviel soll ich wovon und wie soll ich essen?«. Die Empfehlungen orientieren sich an den Überlieferungen großer Traditionen wie der TCM (Traditionelle Chinesische Medizin), des Ayurveda (traditionelle indische Medizin) und unserer eigenen, weniger einheitlichen Tradition, in der etwa Hildegard von Bingen oder Paracelsus eine besondere Bedeutung haben. Schließlich wollen wir uns auch noch einer Betrachtung jener Mittel widmen, die heute in aller Munde sind: den modischen, zum Teil wiederentdeckten Allheilmitteln und Allesreinigern wie Apfelessig, Grapefruitkernextrakt oder Teebaumöl.

In früheren Büchern wie »Krankheit als Sprache der Seele« und »Krankheit als Symbol« wurde ausführlich die seelische Be-Deutung der Krankheitsbilder aufgezeigt, was hier nun nicht wiederholt werden soll. Es sei aber darauf hingewiesen, daß diese Umgangsweise mit Problemen den entscheidenden Beitrag zur Entgiftung leisten kann und muß, wenn die Erfolge von Dauer sein sollen. In allen traditionellen Heilsystemen, wie etwa den oben erwähnten östlichen, wird die übergeordnete Bedeutung des Geistig-Seelischen betont. Insofern möchten wir an dieser Stelle auf jene Literatur verweisen, deren Philosophie diesem Buch zugrunde liegt, und die Schritte in eine sauberere und bewußtere Zukunft wesentlich erleichtern kann, ja, die vielen der angeführten praktischen Maßnahmen erst die notwendige Tiefe verleiht. An erster Stelle sei auf das Taschenbuch »Gewichtsprobleme« verwiesen, das helfen wird, die Muster hinter überflüssigen Fettpolstern zu entschlüsseln. Übergewicht ist ja eine der häufigsten Formen der Verschlackung. Das Taschenbuch »Verdauungsprobleme« erhellt Fehlfunktionen in unserer Art und Weise, die Welt zu verdauen und zeigt Wege zu einer besseren Verarbeitung. Schließlich sind neben den oben bereits angeführten Grundlagenbüchern auch die Bücher »Bewußt Fasten« und »Lebenskrisen als Entwicklungschancen« zu erwähnen. Letzteres beleuchtet die Problematik des Loslassens von der psychologischen Warte aus und im Zusammenhang mit Lebenskrisen und -übergängen. Das Nachschlagewerk »Krankheit als Symbol« bringt Deutungen aller wichtigen Symptome und Krankheitsbilder in alphabetischer Reihenfolge und kann so helfen, hinter die Symptome zu schauen, was konkrete Therapiemaßnahmen befruchten wird.

Dieser Ansatz wird im vorliegenden, vor allem praktische Maßnahmen betonenden Buch nicht jeweils wieder an jedem Punkt neu dargestellt, liegt aber unserem Denken zugrunde, auch wenn das bei den einzelnen Praxistips manchmal nicht mehr aufscheint. Wo wir in Folge von Ursachen sprechen, meinen wir jene auf Zwischenebenen, die sozusagen zwischen der tiefsten seelischen Ebene und der des Körpers liegen. Hier arbeitet zum Beispiel ein Bereich der Traditionellen Chinesischen Medizin (TCM) sehr erfolgreich, indem er den Energiefluß reguliert. Das hindert die TCM nicht im geringsten daran, die übergeordnete Wichtigkeit des Seelischen anzuerkennen. In diesem Geiste wird auch das vorliegende Buch zwar vor allem den praktischen Eingreifmöglichkeiten Raum geben, immer aber unter dem Gesichtspunkt, daß die seelischen Ebenen bereits in den erwähnten anderen Büchern zu ihrem übergeordneten Recht gekommen sind.

Ein Beispiel mag den Zusammenhang zwischen den verschiedenen Ebenen klarmachen. Wer unter einer konkreten Vergiftung leidet, wird das Ergebnis in einer gestörten Organfunktion spüren. Natürlich hat das auf der untersten Ebene damit zu tun, daß er zuviel von dem jeweiligen Gift aufgenommen hat. Eine weiterführende Ursache dafür läßt sich aber oft in einer Fehlregulation den Funktionskreis dieses Organs betreffend finden. Das heißt nun aber nicht, daß es auf der übergeordneten seelischen Ebene nicht ebenfalls eine Problemkonstellation gibt, die wiederum zu einem Fehlverhalten führt. Erst wenn diese übergeordnete Ebene mit angegangen wird, kann mit anhaltendem Erfolg bei der entsprechenden Entgiftung und Entschlackung gerechnet werden. Wenn nur das betroffene Organ erleichtert wird, ohne daß die Fehlregulation im Energiekörper beseitigt wird, ist es eine Frage der Zeit, wann das Problem sich wieder meldet. Behandlungen des Energieflußsystems gehen da schon tiefer, greifen aber auch noch zu kurz, wenn die seelische Problematik mit dem daraus folgenden Verhalten unverändert bestehen bleibt. Dann wird ebenfalls die Fehlregulation recht bald wieder auftreten, ist sie doch direkter Ausdruck der übergeordneten Ebene, und so wird das Organ bald wieder im alten belasteten Zustand sein. Andererseits kann eine

Fehlregulation so eingefahren sein, daß sie selbst dann bestehen bleibt, wenn die seelische Problematik gelöst wird. Dann ist es zwingend, zusätzlich auf die Regulationsebene Einfluß zu nehmen. Nur die konkrete Körperebene zu reinigen, ist sicher sinnvoll, wird aber fast immer nur kurzfristige Erleichterung verschaffen. Es deshalb für unwichtig zu erachten, geht ebenfalls am Ziel vorbei. Letztlich wäre es am besten, auf der übergeordneten Ebene zu beginnen, dann aber weiter zu kontrollieren, inwiefern der Organismus sich, nach dieser Weichenstellung von oben, wieder selbst helfen kann. Wo er dazu nicht oder nicht ausreichend in der Lage ist, müssen weitere Hilfestellungen zum Einsatz kommen, wie sie in diesem Buch in großer Fülle aufgezeigt werden.

Zum Glück beeinflussen verschiedene Methoden alle Ebenen parallel wie etwa das Fasten, aber selbst hier ist sehr darauf zu achten, daß es nicht zu einer Nulldiät verkommt, die nur noch den Körper betrifft. Wo nur die Röcke und Hosen, aber nicht das Bewußtsein weiter wird, ist die Fastenkur insgesamt mißlungen.

Loslassen, das diesen Namen verdient, ergibt sich sowieso nur, wenn Körper und Seele Hand in Hand arbeiten. Dann allerdings ist die gegenseitige Unterstützung geradezu wundervoll. Bei der Psychotherapie etwa erleben wir seit Jahren, um wieviel leichter das Loslassen seelischer Unterweltinhalte fällt, wenn zugleich auf der körperlichen Ebene die Altlasten des Darmes entsorgt werden. Zugleich aber erleichtert auch die Psychotherapie ihrerseits das konkrete Loslassen im Darm und fördert oft Dinge zutage, die konventionelle Entschlakkungsmaßnahmen überstanden und die genausolange im Darm gelegen haben, wie die entsprechenden Schatten die Seele belasteten.

Vom natürlichen Fastenrhythmus zur Überflußgesellschaft

Angesichts der Übergewichtsproblematik unserer Gesellschaft ist es wenig erstaunlich, daß die Essensthematik unabhängig von der wirtschaftlichen Lage seit Jahren Hochkonjunktur hat und Diäten einen Dauerboom erleben. Verblüffend ist dabei, wie gering der Einfluß von Diäten auf die Lebenserwartung ist. Entscheidender als das Was, ist beim Essen das **Wieviel** und vor allem das **Wie.** Diese kleinen Fragewörter fördern recht einfache und deutliche Antworten zutage: Am besten essen wir in aller Ruhe genüßlich kauend immer etwas weniger, als der Appetit gerade verlangt, und verlegen uns dabei auf möglichst einfache, naturbelassene Dinge. Ganz wichtig ist es auch, ab und zu gar nichts zu essen im Sinne des Fastens. Was sich über das Jahr bewährt, gilt auch für den einzelnen Tag: Jedes Frühstück sollte eine Fastenperiode von mindestens zwölf Stunden beenden, wie es das englische Wort breakfast noch deutlich nahelegt. In solchen Zeiten der Ruhe kann sich das Verdauungssystem erholen und vor allem alte übriggebliebene Reste aufarbeiten. Wie wichtig solche Phasen des Ordnungsschaffens sind bzw. wie schlimm es ist, wenn sie ausbleiben, weiß jeder Büroarbeiter, der nur noch dazu kommt, das Nötigste oberflächlich aufzuarbeiten und ständig Dinge liegenlassen und auf später verschieben muß. Genau hier kommt es zur Verschlackung von Schreibtisch und Organismus. Solch ein Schreibtisch, in dessen tieferen Schubladen und Ablagen erschreckende Altlasten warten, erfüllt seinen Besitzer bewußt oder unbewußt mit Schrecken, und er wird dazu neigen, ihn zu meiden. Ebenso erfüllt ein von unverarbeiteten Altlasten geplagter Organismus seinen Bewohner mit Unbehagen und der Tendenz, einen so unerfreulichen Ort möglichst nicht in den Mittelpunkt des Erlebens zu stellen, sondern soweit es geht zu ignorieren.

Mit schöner Regelmäßigkeit ergeben Untersuchungen, daß freiwillige Essenspausen im Sinne des Fastens wundervolle Ergebnisse zeitigen. Die Hunzas, ein Himalayavolk, das Anfang dieses Jahrhunderts noch abgeschnitten von den Segnungen der Zivilisation lebte, wurde in dieser Hinsicht geradezu berühmt. Aufgrund der kargen Lebensverhältnisse in jedem Frühjahr zu einer langen Fastenzeit gezwungen, erfreuten sich die Hunzas beeindruckender Gesundheit. Ihre Umwelt war ausgesprochen ungiftig, und falls sich überhaupt Verschlackungen ansammeln konnten, wurden sie jedes Frühjahr fastend verbrannt. Die Menschen wurden nicht nur steinalt, sie erkrankten auch nicht an den typischen Zivilisationssymptomen, die die Masse der modernen Leiden ausmachen. Krankheitsbilder wie Herzinfarkt und Krebs, Rheuma, Gicht oder Zuckerkrankheit waren ebenso unbekannt wie Allergien oder seelische Störungen wie Autismus. Die Auswirkungen der einfachen naturnahen Lebensform gingen dabei weit über rein gesundheitliche Belange hinaus – die Hunzas kannten nicht einmal Kriminalität.

Besonders beweiskräftig ist ihr Beispiel leider dadurch geworden, daß sie mit der Straße und den darauf antransportierten ernährungsmäßigen Segnungen der Zivilisation all ihre gesundheitlichen Vorzüge in Rekordzeit verloren und heute in einer ebenso erbärmlichen Situation leben wie die Menschen der meisten Entwicklungsländer. Natürlich darf bei all dem nicht vergessen werden, daß die Hunzas den Segnungen des modernen Lebens allmählich auch den Segen ihrer angestammten religiösen Lebensweise opferten. Darin liegt natürlich eine nicht zu unterschätzende Wurzel ihres heutigen Elends. Allerdings hängen diese Ebenen stärker zusammen, als wir gemeinhin glauben. Überall sehen wir in der sogenannten dritten Welt diese Phänomene. Der Zusammenbruch der angestammten gesunden Strukturen geht Hand in Hand mit vermeintlich »besserer« Ernährung, Aufgabe der gewachsenen religiösen Strukturen und Übernahme moderner Sitten anstelle der alten Riten und Gebräuche. Die Umstellung der Ernährung ist hier also nicht die alleinige Ursache für den Zusammenbruch der Gesundheit, aber die Ernährung ist und bleibt ein guter Spiegel der Gesamtsituation einer Bevölkerung, insbesondere wenn man bedenkt, daß Fasten ja immer auch eine seelische und geistige Entgiftung und Entschlackung mit einschließt.

Solche Beobachtungen lassen vermuten, daß sich auch für moderne Menschen einfache Lösungen anbieten. Die Wiederbelebung der alten christlichen Fastenzeit könnte in überschaubarer Zeit Krankheitsbilder wie Gicht und Rheuma, Altersdiabetes und Bluthochdruck nahezu ausrotten. Dem Herzinfarkt würde der Nährboden entzogen und dem Krebs zumindest das Terrain beträchtlich verdorben. Natürlich drängt sich an dieser Stelle die Frage auf: Wie kann es sein, daß sich eine so einfache, wirksame und darüber hinaus so billige Maßnahme nicht weltweit wieder ausbreitet? Warum stürzen sich nicht Tausende von Forschern auf dieses Thema und untersuchen die enormen Gesundungschancen oder wenigstens die Einsparungsmöglichkeiten in einer Zeit, wo überall gespart werden muß. Diese Fragen sind zugegebenermaßen naiv und die Gründe, daß so etwas nicht im Trend liegt, vielfältig. Forscher wollen bezahlt werden, und da das weitgehend die Pharmaindustrie übernimmt, erforschen sie nur, was dieser Industrie nützt. Die Fülle der geriatrischen Durchblutungsmittel nützt zum Beispiel der Industrie, aber nicht den alten Menschen, deren Glauben sie lediglich ausnützen. Eine Reaktivierung der christlichen Fastenzeit aber würde der Industrie eher schaden und mit Sicherheit Tausende von Arbeitsplätzen im Gesundheitswesen vernichten - allerdings auf sinnvolle Art, weil wir die entsprechenden Einrichtungen - man denke nur an die vielen Rheumakliniken - nicht mehr bräuchten.

Bewußtes Fasten erforderte im tiefsten und damit auch religiösen Sinne viel mehr als Nichtessen, und für materiell eingestellte Menschen ist dieses *mehr* nur schwer zu erfassen. Vor allem aber paßt Fasten nicht in das gängige Medizinkonzept. Formeldiäten, die oft nachweislich nichts oder nicht viel bewirken im Hinblick auf Gesundheit, haben dagegen Hochkonjunktur. Selbst wo sie gefährlich sind, finden sie noch genügend Anhänger. Solange etwas zu *machen* ist, scheint der Zivilisationsmensch zufrieden, selbst wenn es wirkungslos ist. Das von Paul Watzlawick hinlänglich entlarvte Konzept »Noch mehr vom selben« ist zwar gefährlich, weil es eben nichts wirklich verändert, dem modernen, vom männlich-rationalen Denken beherrschten Menschen aber wohlvertraut. Gemeint ist damit jene Tendenz, immer in derselben Schiene weiterzumachen, um ja nicht prinzipiell umdenken zu müssen. Erst, wenn *nichts mehr zu machen* ist, wird es uns unangenehm. Der modernen »Machermedizin« ist dieser Ausdruck »Es ist nichts mehr zu machen!« gleichbedeutend mit einem Todesurteil, dabei könnte er der Schlüssel zur Umkehr in Richtung Heilung werden.

Beim Fasten ist tatsächlich praktisch *nichts zu machen;* im Gegenteil, man hört auf zu essen (trinkt allerdings ausreichend weiter). Meistens braucht man dann nicht einmal einen Arzt. Die Hunzas fasteten ohne Mediziner, eingebunden in ihre religiöse Tradition, und verließen sich auf die natürlichen Hilfen aus ihrer Umwelt. So etwas geht unserer »Machergesellschaft« gründlich gegen den Strich und liegt nicht im Trend des sogenannten Mainstreams. Geschehenlassen, was beim Fasten so wichtig ist, hat bei uns noch zu wenige Anhänger. Wir hoffen, daß dieses Buch den sich diesbezüglich zart abzeichnenden Trend entsprechend verstärken kann. Es ist immerhin unübersehbar, daß die Zahl der Menschen und insbesondere der Frauen, die die Wichtigkeit des Loslassens erkennen, in den letzten Jahren gewachsen ist. Selbst die spirituelle Szene ist vielfach vom »Machervirus« infiziert und bevorzugt oft raffinierte Methoden, das eigene Schicksal aktiv auszutricksen. Allen Warnungen vor spirituellem Materialismus zum Trotz wird oft auf »Machen« gesetzt, und so kommen Diäten meist besser an als der viel billigere, einfachere und weit wirksamere Weg fastenden Geschehenlassens. Auch die Zauberworte *Entgiften* und *Entschlacken* sind noch aktiv und als gegenpolige Antworten auf *Vergiften* und *Verschlacken zu* verstehen. Wirkliche Tiefe erhalten sie erst durch Loslassen und das mitschwingende Vertrauen des Geschehenlassens.

Nur eine Trendumkehr könnte aber die notwendigen

Wunder bewirken. Fast jede Religion kennt das Fasten und nutzte es in ihrer *Hochzeit* als Ritual, das die Menschen auf ihrem Weg unterstützte. Der Geist wurde dabei erhoben, die Seele befreit und der Körper immerhin noch gereinigt. Heute kann man geradezu den Zustand einer Religion an ihrem Umgang mit Übungen und Exerzitien und insbesondere ihrem Fastenverständnis messen. Als der Islam noch verbunden war mit seinen Wurzeln, den Heiligen Krieg als ein inneres Geschehen, als die Auseinandersetzung mit dem eigenen Ego verstand, war auch der Ramadan noch ein wirklicher Fastenmonat. Solange die Sonne am Himmel stand, wurde nichts zu sich genommen, und wenn sie hinter dem Horizont versank, begaben sich auch die Menschen zur Ruhe. Die moderne islamische Taktik, nach Sonnenuntergang der Völlerei zu frönen und sich für die tagsüber entgangenen Genüsse schadlos zu halten, ist dagegen schädlich für den Körper, polarisiert die darbende Seele und fanatisiert den Geist. Im Endeffekt wird tatsächlich fast das genaue Gegenteil der ursprünglichen Absicht erreicht.

Im christlichen Bereich ist die Fastengeschichte ähnlich deprimierend. Sie soll hier exemplarisch skizziert werden, um die Gefahren aufzuzeigen, die selbst bei besten Absichten in einem so sensiblen Bereich lauern. Wie im Islam stoßen wir auch hier schnell auf Verdrehung und Verkehrung der ursprünglich hehren Absichten ins Gegenteil, ein Phänomen, das allen Religionen widerfährt, die nicht bewußt und wachsam mit der Polarität umgehen. Ehe sie sich versehen, landen sie im Gegenpol. So erging es auch dem Christentum, das als Religion der Liebe Jahrhunderte lang die Inquisition propagierte und Millionen von Menschen, vor allem Frauen, auf die brutalste Weise im Namen Gottes hinmordete. Bis heute erleben wir, wie christliche Feste, die der Besinnung auf die inneren Werte des Menschen dienen wollen, zu Konsum- und Freßorgien entarten. Letztere kosten Millionen Kreaturen das Leben, wenn wir etwa an Weihnachten denken, das Fest des Friedens und der Hoffnung, das unter anderem zu einem Schlachtfest für das typische Weihnachtsgeflügel verkommen ist. Was haben die Gänse und Enten nur dem Heiland getan, könnte man fragen, oder was denken sich Anhänger einer Religion, die Franziskus von Assisi als Heiligen verehrt, bei solchen Exzessen?

Die Geschichte des Fastens wirkt da geradezu belustigend, und wie immer begann alles ganz harmlos: Die den frühen Christen auferlegte, ausgesprochen lange Fastenzeit von Aschermittwoch bis Ostersonntag, stand wohl bald der Verbreitung der Religion im Wege, und so erbarmten sich die Kirchenpolitiker der Laien und beschränkten das Ritual auf die Klöster. Dort gingen nun die Mönche in Teilen der katholischen Welt daran, den strengen Regeln auf menschliche Art die Härten zu nehmen und eifrig zu reformieren und zu verbessern. Wer schon für so lange Zeit nur trinken durfte, sollte wenigstens gute nahrhafte Getränke für sein Wohlbefinden bekommen, und so nahmen im bayrischen Raum die Klosterbrauereien ihren Aufschwung. Das Bier erwies sich als so bekömmlich, daß es bald das ganze Jahr über reichlich genossen wurde, und man suchte weiter nach einem speziellen Getränk, um insbesondere die Härten der Fastenzeit zu erleichtern. So schlug die Geburtsstunde des Starkbiers, das mit seiner hohen Stammwürze der 40tägigen Fastenzeit ganz eigene Würze und Schwingung verlieh. Noch heute sind Starkbier- und Fastenzeit identisch. An jedem Aschermittwoch wird in München ein eindrucksvolles bayrisches Ritual in Szene gesetzt, wenn der Salvator, das berühmteste Starkbier, angezapft wird. Wie eh und je fließt dann der Heiland und Erlöser (Salvator) aus dickbäuchigen Bierfässern und läßt das eigentliche Anliegen der Fastenzeit in menschlichen Bierbäuchen im wahrsten Sinne des Wortes *absaufen.*

Beschwingt und bestärkt von solchen Reformen fanden die Mönche später wohl, daß Fasten nur bedeuten könne, kein Fleisch zu essen. Hochkalorische Mehlspeisen bereicherten bald die ehedem dürren Zeiten ganz erheblich. Sie zielten wiederum auf die Bäuche, ließen aber die spirituellen Bedürfnisse gänzlich unbefriedigt. Überhaupt kann man sich des Eindrucks nicht erwehren, daß die christlichen Kirchenpolitiker bei ihrem Versuch, alle Energie aus der Unterwelt des Unterleibs ins Herz zu lenken, sich etwas zu viel vorgenommen hatten und als neues Ziel knapp verfehlend den Bauch anvisierten. Denn zu guter Letzt beschloß die Kirche auch noch, daß Fisch kein Fleisch sei, und so ruhigen Gewissens während der Fastenzeit genossen werden darf. Die Fischer hatten Konjunktur, und die Passionszeit (lat. *passion* = Leiden) verursachte erstmals Leid im Tierreich. Die frechste »Reform« der Fastenzeit setzte sich sogar über die Wissenschaft hinweg und verkündete, daß alles, was schwimmt, als Fisch zu betrachten sei, und so fühlten sich jedenfalls die bayrischen Mönche berufen, sogar Biber zu essen.

Somit war die Fastentradition bis auf einige Worthülsen abgeschafft. Lediglich »angenehme« Randerscheinungen wurden bewahrt. Wenn Christen heute die ganze Fastenzeit durchfuttern und lediglich am Karfreitag Fisch statt Fleisch essen, ist das mit Sicherheit kein

Weg zu spirituellen Erfahrungen. Dies geht aber nicht nur am Geist vorbei, sondern bringt auch weder der Seele Erleichterung noch dem Körper Entgiftung und Entschlackung. Eigentlich ist eine solche Fastenzeit genau auf dem Gegenpol zur ursprünglichen Fastentradition angekommen. Die süßen Mehlspeisen verschlacken den Organismus, die Fleischorgien vergiften das Gewebe, der gerade zur Fastenzeit exzessiv genossene Alkohol ruiniert Gehirn und Leber, und das Ergebnis, der übergewichtige geblähte, leicht benebelte und vielfach belastete Zivilisationsmensch ist in seiner Überfülle das genaue Gegenteil des angestrebten gelassenen, spirituell erfüllten Menschen.

Diese ursprünglich sicher gut gemeinten Reformen haben niemandem genützt, wenn wir einmal von steigenden Umsätzen der Fleischindustrie absehen, sondern im Gegenteil fast allen geschadet. Sie bringen vielen Tieren einen frühzeitigen und elenden Opfertod und den an der Orgie beteiligten Menschen bei genauerer Betrachtung leider auch. Denn auch sie opfern ihr Leben vorzeitig auf dem Altar eines im Materiellen steckengebliebenen Fortschrittideals, das eigentlich schon länger niemandem mehr wirkliche Vorteile bringt.

Was kann nun eine so ausführliche Betrachtung der christlichen Fastenentwicklung nützen, die im übrigen der islamischen sehr weitgehend ähnelt? Sie führt zum Beispiel exemplarisch vor Augen, wohin Reformen führen, wenn das Ziel aus dem Auge gerät. Sie zeigt aber auch auf typische Weise den derzeitigen Stand christlicher Argumentation und Spiritualität. Von seiten der Kirchen ist hier augenblicklich wohl keine Umkehr zu erwarten, zu sehr haben sie sich dem Zeitgeist angepaßt und spiegeln die Trägheit der gesellschaftlichen Mehrheit. Nicht einmal ihr immer dramatischer werdender Mitgliederverlust kann sie offenbar dazu bewegen, wieder wesentlich zu werden und der Essenz ihres Glaubens näherzutreten. Wahrscheinlich kann die Lösung überhaupt nicht von oben oder außen, sondern nur von innen, von den einzelnen Menschen kommen. Äußere Lösungsvorschläge scheinen sowieso nur dort zu verfangen, wo sie in Resonanz mit dem Innen sind.

Dabei will sich aber leider die Mehrheit der Menschen nicht von Regeln und Geboten emanzipieren, sondern sucht im Gegenteil händeringend danach. Jahrzehntelang ließen wir uns von eigenartigen Eßregeln das Leben versauern, wie beispielsweise von jener, daß der Mensch am Morgen wie ein Kaiser, am Mittag wie ein Bürger, am Abend aber wie ein Bettler zu essen habe. Dieses Rezept, mit dem Millionen von Eltern ihren Kindern das Essen und damit letztlich über die Figur oft auch das Leben ruinierten, stimmt gerade für einen kleinen Teil der Menschen. Der andere, größere Teil muß sich mit Disziplin dazu zwingen und sich regelrecht vergewaltigen. Wer am Morgen kaum Hunger hat, wird das große, angeblich gesunde Frühstück widerwillig in sich hineinstopfen. Mittags ißt er normal und abends, wenn er seinen natürlichen Hunger bekommt, zwingt er sich zur Diät. Dieser zwanghafte Versuch muß irgendwann scheitern, weil er den ganzen Genuß am Essen ruiniert. Die meisten Opfer dieses Unsinns brechen dann auch irgendwann die Regel und essen am Abend nach Lust und Laune. So nehmen sie aber kontinuierlich zu, da sie ja nun eine Mahlzeit (das Frühstück) pro Tag mehr verzehren, als ihnen entspräche. Es ist wirklich keine Kunst, mit einer solch unnatürlichen Methode zuzunehmen, seinen Organismus zu verschlacken und letztlich zu belasten.

Welch ein Glück, daß irgendwann ein überfälliges Gegenbuch die gleichsam offizielle, weil gedruckte Erlaubnis gab, wieder dem eigenen inneren Gefühl nachzukommen und morgens nichts oder nur ein paar Früchte zu essen. Die vielen, solcherart von einem unnötigen Martyrium befreiten Menschen, waren natürlich begeistert von dem neuen für sie erlösenden Rezept. Es machte sie wirklich wieder *fit fürs Leben.* In ihrer Euphorie lösten sie eine Welle aus, mußten sie doch glauben, nun die richtige Ernährung schlechthin gefunden zu haben. Im Wellental dieser Bewegung gerieten jedoch andere ins Leid – diejenigen nämlich, die ihrem Naturell entsprechend morgens ein ordentliches Frühstück brauchen und nun »aus Gesundheitsgründen« mit ein paar Apfelschnitzen abgespeist wurden.

Vergleichbare Probleme ergeben sich aus allen, auch den »gesündesten« Rezepten. So bekömmlich Rohkost für viele gesunde Menschen ist, so lästig und schädlich kann sie für diejenigen sein, deren Darm nicht mehr in der Lage zu solcher Verdauungsarbeit ist. Von Blähungen getrieben haben sie oft einen langen Leidensweg vor sich, bis sie ein entsprechend legitimierter Spezialist wieder von diesem Rezept freispricht. Ähnliche Mißverständnisse ließen sich von der Makrobiotik und vielen anderen Diäten und Rezepten berichten, auf die wir später noch ausführlich eingehen werden. Es bleibt immer vorrangig, Rezepte und Tips, Diätvorschriften und Lebensregeln dem *eigenen Typ* und den *eigenen Lebensbedingungen* anzupassen.

Das Problem sind also nicht so sehr die Inhalte der Rezepte, sondern diese an sich. Es wird kaum ein Rezept geben können, das für alle Menschen gilt. Rezepte können immer nur einen begrenzten Bereich abdecken. Sie gelten nicht zu allen Zeiten, nicht für alle Gelegenheiten und nicht für alle Menschen. Andererseits sind Menschen sehr anfällig für Rezepte. Sie stehen schlechterdings für den einfachen Weg aus der Misere und scheinen auf angenehme und leichte Weise eigenes Denken und damit auch eigene Verantwortung zu ersetzen. Langfristig gelingt das zwar nie, aber für eine kurzfristige Illusion reicht es. Gläubige werden über kurz oder lang fast immer zu Gläubigern, die meist leer ausgehen.

Ein Leben ohne Rezepte ist nicht gerade leicht. Entweder es versinkt im Chaos, oder es verlangt ein hohes Bewußtseinsniveau. Wer sich an keine festen äußeren Regeln halten will, müßte sehr guten Zugang zu seinen inneren Regelkreisen haben und immer bemüht sein, wach und bewußt für die jeweilige Situation zu bleiben. Das *Tao te King* drückt diesen Zusammenhang poetisch und doch anschaulich aus, wenn es davon ausgeht, daß gesunde Menschen weder Moral noch Regeln brauchen. Erst wenn sie keinen Zugang mehr zu ihrem inneren Gesetz haben, werden äußere Gesetze notwendig. Wenn auch das nicht richtig funktioniert, müssen diese von Ordnungshütern durchgesetzt oder sogar vom Militär abgesichert werden. Je größer also der Verfall, desto mehr Gesetze und Regeln sind nötig, was ein sehr ehrliches Licht auf unsere in Regelwerken und Bürokratie geradezu erstickende Situation wirft.

Insofern können Rezepte immer nur ein Notbehelf sein, auch was die Ernährung anbelangt. Ihnen streng zu folgen, kann in bestimmten Zeiten sinnvoll sein, irgendwann aber sind sie einem entweder in Fleisch und Blut übergegangen, oder sie sollten wieder wegfallen. Weit wichtiger als die *richtige* Diätform zu finden, wäre die Entdeckung der eigenen Konstitution. Jene Elemente, die unser Leben in erster Linie bestimmen, müßten auch unsere Ernährung dominieren.

An dieser Stelle wird die Rückkehr zum Fasten interessant, das in gewisser Hinsicht den Gegenpol zu allen Diäten bildet, denn es ermöglicht am besten, den eigenen Weg zu finden. Allerdings folgt es natürlich auch bestimmten Regeln. Daß diese ganz offensichtlich nur zu bestimmten Zeiten gelten, belegen die klassischen Fastenzeiten. Fasten kann das eigene Gefühl für die Bedürfnisse von Körper und Seele wieder wecken. Der Fastende versetzt sich selbst in die Lage, nach der Fastenzeit zu spüren, was er braucht. Das herauszufinden ist ansonsten gar nicht so leicht, vor allem wenn man Jahre oder Jahrzehnte nicht mehr nach innen gehorcht hat. Dann kann es geschehen, daß der Körper, über lange Zeiten verunsichert, ganz eigenartige Verhaltensmuster angenommen hat. Ein gesunder Organismus wird sich zum Beispiel bei der ersten Zigarette enorm wehren: Hustend und spuckend wird die Lunge ihre Abwehr signalisieren, der Magen wird seine Abscheu mit Übelkeit ausdrücken, und der Schwindel ist als Warnzeichen der Gehirnzentrale zu werten. Wird ihm aber das Gift trotzdem weiter aufgezwungen, gewöhnt sich der Organismus daran und wird süchtig. Ähnlich reagiert eine junge Gans. Wenn ihr die Bäuerin die ersten Brocken hinunterstopft, fängt sie ob der Geschwindigkeit und Menge an zu würgen. Wird das Erbrochene aber mit dem nächsten Bissen wieder mit hinuntergestopft, gewöhnt sich ihr Verdauungstrakt an diese Folter, und allmählich wird sie fetter und fetter, und die begehrte Fettleber entwickelt sich. Das todkranke Tier wird noch rechtzeitig vor seinem drohenden Tod durch Leberzirrhose geschlachtet, und seine Fettleber landet nicht auf der Freibank, wo sie eigentlich hingehörte, sondern als Delikatesse auf dem Teller von Menschen mit besonderen Geschmacksverirrungen.

Ein in ähnlicher Weise (allerdings eigenhändig) gestopfter Mensch, kann sich wie die gequälte Gans nicht mehr auf seine natürlichen Sättigungsreflexe verlassen. Sein Verdauungssystem wird zum Beispiel zu einem typischen Zivilisationsdarm verkommen, der unten nur noch etwas herausläßt, wenn oben etwas nachgeschoben wird. Solch ein fehlgeleiteter Darm ist zu unglaublichen Sammelaktionen fähig. Einem Amerikaner wurden 16 Kilogramm Kot aus dem Dickdarm geholt. Keine Frage, daß er in den Jahren davor ein recht beschwerliches Leben führte. Diejenigen, die solchen Ballast in Fett umgewandelt herumschleppen, haben es im Prinzip nicht leichter. Solche mißgeleiteten Körper sind zumeist nicht mehr in der Lage zu erspüren, was ihnen guttäte, und müssen zuerst aus dem Teufelskreis, in den sie sich hineingefressen haben, befreit werden. Eine ideale Möglichkeit dazu ist das Fasten, vorausgesetzt, daß es nicht zu einer Nulldiät verkommt, die auch in diesem Fall – wie der Name schon sagt – ziemlich nullwertig ist.

Fasten bringt die Sättigungssignale zurück. Danach wird man sich schon nach dem halben Menü deutlich gesättigt fühlen. Gelingt es jetzt, das Essen zu beenden, sind die Weichen in Richtung Lebensverlängerung und vor allem Verbesserung der Lebensqualität gestellt. Wird allerdings nach der Fastenzeit wieder regelmäßig über die Sättigungsgrenze hinaus gefuttert, dann ist der nächste Haltpunkt erst wieder das Völlegefühl. Der an sich sichelmondförmige schlanke Magen wird wieder zu einer Art Schweinsblase, deren kugelrunde Gestalt das Gefühl vermittelt, zum Platzen voll zu sein. In solcher Überfülle wird der Mangel an Erfüllung besonders deutlich, man fühlt sich voll und doch irgendwie leer und scheußlich. Wer zu tief in diese belastenden Ernährungsgewohnheiten zurückfällt, wartet dann oft auf die nächste Fastenperiode, so er sich dazu entschließen kann, und damit auf die nächste Chance, seine natürlichen Instinkte wiederzufinden.

I Entgiftung – die Konsequenz wachsenden Bewußtseins

Wie vergiftet sind wir?

In dieser Frage schwingt auch eine gewisse Bedrohung mit. Nun entspricht es nicht unserer Absicht, bedrohende Szenarien heraufzubeschwören. Unsere innere und äußere Umwelt so zu sehen, wie sie sich heute darstellt, halten wir aber dennoch für legitim und wichtig. Denn erst indem man eine Bedrohung klar erkennt, hat man die Freiheit, für sich eine Entscheidung in eine andere Richtung zu treffen. Mit der Einstellung »es wird schon nicht so schlimm sein« lebt es sich zwar gemütlicher und grundsätzlich auch gar nicht so ungesund – ist doch nichts schlimmer, als sich ständig von Giften umgeben zu sehen. Man kann es mit dem Untertreiben aber auch übertreiben: wenn man den Moment versäumt, zu erkennen, daß es an der Zeit ist, allgemein übliche Gewohnheiten für sich zu hinterfragen und gewisse Bereiche zu ändern. Darum wollen wir aufzeigen, wie es mit der Vergiftung unserer Innenwelt heute steht, nachdem über die Vergiftung der Außenwelt kaum noch Zweifel bestehen können. Nach Paracelsus' Auffassung, die auch diejenige der Antike und der Weisheitslehren widerspiegelt, entsprechen sich Mikrokosmos Mensch und Makrokosmos Erde. Demnach wird es uns so ergehen wie unserer Erde. Das ist in bezug auf die Vergiftungssituation nicht besonders aufbauend. Wir sind aber nicht auf die Philosophie der Antike angewiesen, um festzustellen, daß unsere Körper inzwischen ähnlichen Giftbelastungen ausgesetzt sind wie unsere Erde. Der Körper als Haus der Seele ist wie der Planet als Heimat des Menschen in eine bedrohliche Lage geraten. Umweltmedizin und Ökologie sind gleichermaßen in der Lage, mit exakten Daten ein grausiges Szenario darzustellen. Der Grundsatz der esoterischen Philosophie »wie oben so unten – wie innen so außen« gibt dem noch eine weltanschauliche Dimension, macht aber letztlich nur deutlich, daß das, was die Umweltmedizin immer besser zu belegen lernt, in der Natur jener grundlegenden Gesetzmäßigkeiten liegt, die das Leben in dieser Schöpfung bestimmen.

Unser Anliegen ist es nun nicht, Angst zu machen, sondern aufzurütteln und diejenigen zu motivieren, die nur noch einen kleinen Anstoß brauchen, um aktiv etwas in Richtung Entgiftung und Entschlackung zu unternehmen. Nur durch das Loslassen von Altem kann überhaupt erst Neues ins Leben treten. Schließlich geht es bei einem praktischen Ratgeber wie diesem darum, neue Sichtweisen anzuregen und Mut zu Schritten in ein gewisses Neuland zu machen.

Allerdings sehen wir weder eine glückliche Lösung darin, »gegen den Strom schwimmend« seine Erfüllung im Außenseitertum zu suchen, noch missionierend andere unter Druck zu setzen. Im Gegenteil gehen wir davon aus, daß nur derjenige, der im Fluß des Lebens ist, intuitiv spüren kann, was ihm guttut. Er kann seiner inneren Stimme folgen und wird das Richtige für sich tun. Er wird seine Erfahrungen anderen vermitteln können und dabei nicht verbissen und zwanghaft auftreten, sondern seine Lebensfreude mitschwingen lassen. Was einem selbst geholfen hat, kann oft auch anderen guttun, muß es aber nicht unbedingt. Es zeichnet einen Menschen, der aus seiner eigenen Mitte gefunden hat, aus, daß er anderen die Freiheit läßt, selbst herauszufinden, was zu ihrem Weg gehört. Selbstverständlich aber wird er seine eigenen Erfahrungen anbieten und helfen, wo es gewünscht wird, vor allem aber wird er Mut machen durch sein Beispiel.

Wenn es im Folgenden nun ganz konkret um Gifte geht, dann sicher nicht, um Angst auszulösen, und Ohnmachtsgefühle bezüglich übermächtiger Bedrohungen, sondern vielmehr, um sich die zu Frage stellen: Will ich das hinnehmen, oder will ich das nicht haben und mich wehren? Ist dieses Gift meine Welt, oder sieht meine Welt anders aus? Wenn wir uns alle dazu entschließen, daß unsere Welt anders aussieht, wenn jeder von uns diese Entscheidung fällt, dann wird sie über kurz oder lang auch für alle anders aussehen. Wir haben das Kapitel »Entgiftung - die Konsequenz wachsenden Bewußtseins« genannt, und so wollen wir das Thema auch verstanden wissen. In erster Linie geht es eben um wachsendes Bewußtsein - um unseres, um Ihres, um ansteckendes, neues Bewußtsein, und das beginnt immer beim einzelnen. Wachsendes Bewußtsein wird sich gegen wachsende Giftspiegel wenden. Reduzierte Giftspiegel werden ihrerseits das Bewußtsein leichter wachsen lassen.

Zuerst muß Bewußtsein geschaffen und eine Entscheidung gefällt werden, sozusagen der innere Auftrag erteilt werden, damit der Körper nachziehen kann. Wer dann im Einklang mit den Gesetzen der Natur schwingt, wird ganz von selbst beginnen, auch seinen Körper von dem zu befreien, was ihn von der Verwirklichung seiner Möglichkeiten trennt. Lebensumstellung wird dann zur Selbstverständlichkeit und hat nichts Zwanghaftes, Eiferndes mehr.

Die konkreten Gifte

Es gibt Giftstoffe, die den Körper relativ kurz belasten, weil sie vom Organismus rasch wieder ausgeschieden werden. Sie stehen hier nicht im Mittelpunkt der Betrachtungen, weil ohnehin keine besonderen Maßnahmen nötig sind, um mit ihnen fertig zu werden. Daneben gibt es aber auch die Gruppe der Speichergifte, die der Körper nicht sofort wieder los wird, und die er – je nach Art des Giftes – in Geweben und Organen endlagert. Sie sind weitaus bedenklicher, da sie zu einer Art Zeitbombe werden können, von der niemand genau weiß, wie viele Jahre es dauern wird und wieviel Gift angesammelt sein muß, bis sich erste Symptome zeigen. Die Zunahme der Giftstoffe in den letzten Jahrzehnten geht aber bereits mit einem steten, nicht mehr unter den Tisch zu kehrenden Ansteigen der Zahl der Menschen einher, die unter schwer definierbaren Gesundheitsstörungen leiden. Die Symptome, die der Körper dabei zeigt, passen meist in kein bekanntes Krankheitsbild und werden daher oft fehldiagnostiziert. Eigentlich könnte man auch meinen, daß das menschliche Abwehrsystem, indem es auf diese Bedrohung mit Allergien und anderen Beschwerden reagiert, durchaus Stärke im Sinne eines Sich-Wehrens gegen disharmonische Einflüsse zeigt. Es ist vielleicht sogar als weniger krank zu bezeichnen als das industrielle Wirtschaftssystem, das uns derlei Belastungen aufzwingt. Dennoch wird immer selbstverständlicher davon ausgegangen, daß sich der Mensch dem

Fortschritt zu unterwerfen und, Beschwerden hin oder her, alles in Kauf zu nehmen hat, seien es zunehmende Belastungen durch elektromagnetische Felder oder den Organismus schwächende Giftstoffe. Da die Anzahl der täglich aufgenommenen Toxine schneller zunimmt als die körpereigenen Entgiftungsmechanismen arbeiten können, stellt sich zunehmend die Frage, wie all das Aufgenommene wieder loszuwerden ist. Daß es prinzipiell gelingt, wollen wir jedenfalls glauben, selbst wenn wir über viele Gifte noch viel zu wenig wissen.

Hinzu kommt, daß wir bei einigen Belastungen, die durchaus Giftcharakter haben, als einzelne hilflos sind. Die Belastung durch radioaktive Substanzen ist erst viel zu spät bemerkbar, und die einzelnen Menschen können sich kaum dagegen schützen. Hätten wir rechtzeitig von der Katastrophe von Tschernobyl erfahren, hätte das in gewisser Weise genützt, aber ein völliger Schutz wäre doch kaum denkbar gewesen. Wir hätten Jodtabletten nehmen können, damit unser Körper kein radioaktives Jod einbaut, wir hätten uns im Haus verbarrikadieren können, aber irgendwann hätten wir doch wieder herauskommen müssen. Nicht ganz so bedrohlich, aber doch im Auge zu behalten, sind die an Einfluß gewinnenden elektromagnetischen Felder. Natürlich kann man das eigene Schlafzimmer durch Netzfreischalter vom gröbsten Elektrosmog säubern, aber den vielen anderen gesundheitlich völlig ungeklärten Feldern sind wir doch ziemlich ausgeliefert. Hier ist zu bedenken, daß sich die Effekte in Körper und Seele addieren, und es jedenfalls sinnvoll ist, sich in den Bereichen, wo es leicht möglich ist, fit zu halten, um andere, die außerhalb unseres Einflusses liegen, leichter kompensieren zu können. Also lieber rechtzeitig tun, was getan werden kann und damit die Summe der Belastungen so gering wie möglich halten!

Bevorzugte Sondermüllhalden in unserem Körper sind fett- und fettähnliche Gewebe, Narben, auch Nerven, während Haare und Nägel wesentlich weniger betroffen sind. Die Haaranalyse kann daher nur unzureichend Auskunft geben und genausowenig wie etwa Blutproben kaum etwas Konkretes über diverse lokale Giftkonzentrationen aussagen. Möglicherweise liegt im Problem der Nachweisbarkeit der Grund dafür, warum mit Giften gar so großzügig umgegangen werden darf. Außerdem sind alle Ausscheidungsorgane beliebte Giftdepots. Die Leber wird vornehmlich von fettlöslichen Giften wie Chloroform und vielen chemischen Medikamentensubstanzen belagert. Wasserlösliche Gifte wie Glykol, Oxalsäure, Terpentinöl, Konservierungsstoffe und Medikamentenrückstände lassen sich bevorzugt in der Niere nieder. In Magen und Darm lagern sich beispielsweise Fluoride, Chlor, Phosphor, Kupfer, Blei, Quecksilber oder Thallium ein. Auch andere Schwermetalle, die wir allein schon durch die Nahrung zu uns nehmen – vor allem Fisch, aber auch konventionell erzeugtes Obst und Gemüse sind belastet, von Innereien ganz zu schweigen –, richten Schäden bis in die Zelle an. Selbst die Blutbildung wird durch Gifte beeinträchtigt, das Herz und sogar das Gehirn werden belastet. Bekannt ist des weiteren, daß Alkohol die Aufnahme von fettlöslichen Giftstoffen steigert und Nikotin auf beinahe alle Gifte im Körper verstärkend wirkt, wohl über den schon erwähnten Summierungseffekt. Der extrem belastete Organismus eines Rauchers kann somit wesentlich schlechter andere Giftbelastungen kompensieren.

Alle im Körper lagernden Speichergifte wirken kontinuierlich schädigend, unterbrochen lediglich durch Phasen geringer Stoffwechselaktivität wie etwa Schlafphasen. Aktiviert man nun die Organe, weil Entgiftung gewünscht wird, dann werden die gespeicherten Gifte mobilisiert. Aber auch Infekte, Streßsituationen und andere Belastungen können Gifte in Bewegung bringen. Bisher wurde festgestellt, daß etwa die Zerstörung der Zellstrukturen, die Störung der Enzymaktivität oder die Behinderung der Zellatmung auf ihr Konto gehen. Schwermetalle können, bildhaft ausgedrückt, wie eine Störquelle wirken, die die Telefonleitung, über die die Zelle Befehle erhält, hin und wieder unterbricht. Dreimal läutet das Telefon, zweimal nimmt dies die schwermetallbelastete Langerhans'sche Zelle der Bauchspeicheldrüse nicht wahr und kommt so der Aufforderung, Insulin zu produzieren, nicht nach. Sind nur wenige Zellen betroffen, wird das nicht weiter ins Gewicht fallen. Doch da Schwermetalle gespeichert werden, wird es irgendwann zu einer Funktionsminderung kommen.

Eine Zeit des Giftes im Konkreten wie im Übertragenen verlangt abgesehen von Entgiftung auch nach geschicktem Umgang mit dem nun einmal vorhandenen Gift. Wir werden uns hier vor allem mit dem konkreten Gift beschäftigen, das unser körperliches Leben erschwert und damit auch die Seelen belastet. Dabei wollen wir trotzdem nicht übersehen, daß Gift nicht nur im Mikrokosmos des Körpers ein Thema ist, sondern auch im Makrokosmos, der Erde, eine wachsende Rolle spielt. Gift blockiert nicht nur die Gewebe des Körpers, sondern auch die der Gesellschaft. Es macht wenig Sinn, auf eine dieser Ebenen zu projizieren, aber es ist sehr sinnvoll, sich klarzumachen, daß jede mit jeder anderen zusammenhängt. Projektionen sind lediglich Schuldzuweisungen, die niemandem weiterhelfen und eben nur das hinlänglich bekannte klägliche Unschuldsgefühl vermitteln nach dem Motto: Wir, wir können nichts dafür, aber die anderen, die sind schuld. Auch wenn es noch so plausibel klingen mag, gibt es auf diesem Weg keine Lösung. Für wenig mutige Menschen jedoch, die weder an ihrer Innen- noch an ihrer Außenwelt etwas ändern wollen, ist die einschlägige Drückebergerei trotzdem verlockend. Das Strickmuster solcher Argumentation ist immer ähnlich: Das Gift der Presse vergiftet die öffentliche Meinung, und deren Gift führt zur Entsolidarisierung in der Gesellschaft. Das Gift der Entsolidarisierung führt zum Gift der negativen Emotionen und zum Kampf jeder gegen jeden. So entsteht Ohnmacht, aber sicher keine Gemeinsamkeit etwa im dringend notwendigen Kampf gegen Umweltgifte und Nahrungsmittelverunreinigungen. Von da ist es nicht mehr weit zu der verbreiteten Resignationshaltung »Gegen die Luftverpestung und die Weltklimaverschiebung kann man sowieso nichts machen, höchstens die Großindustrie und die Politiker könnten, aber die wollen eben nicht«, und so bleibt alles beim alten in der gewohnten hochgiftigen Atmosphäre.

Es wird sich im großen Organismus Gesellschaft nichts ändern, wenn nicht die Einzelwesen, die ihn formen, bei sich anfangen, und jeder einzelne ist hier gleichermaßen gefragt. Diese Selbsthilfe allerdings sollte – unter Verzicht auf Projektionen – immer auch das Große und Ganze im Auge behalten. Amalgam, das ganz konkrete Gift in unserem eigenen Mund, zu beseitigen, ist sicher als individuelle Maßnahme richtig, aber es reicht nicht. Wichtig wäre noch, zu erkennen, daß dieses Gift im Zusammenhang mit der allgemein giftigen Situation steht und auch nur so zu verstehen ist. Warum brauchen wir denn überhaupt so viele Plomben? Warum haben wir (fast) alle statt gesunden Gebissen solch mühsam restaurierte Zahnfriedhöfe?

Diese Frage führt uns wieder zurück zu den Ernährungs- und Eßgewohnheiten, zum Verlust des Einfachen, Natürlichen und dem hohen Preis, den wir für diesen Verlust zu zahlen haben. Wir akzeptieren, daß unsere Kinder schon im Vorschulalter kariöse Zähne haben, daß Amalgam, das doch bestenfalls Sondermüll sein kann und als solches vom Zahnarzt per Gesetz auch entsorgt werden muß, in die zahlreichen Löcher unserer Zähne gestopft wird. Ist das Stopfen von Löchern im konkreten wie im übertragenen Sinn nicht auch schon ein Anzeichen für so manche Fehlentwicklung des Gesamtsystems? Wir füllen auf billigste Weise, wo Löcher entstanden sind, weil wirtschaftlichen Interessen nun einmal nicht im Wege gestanden werden darf. Es ist ja kaum zu glauben, wieviel wirtschaftliche Interessen hinter Dingen stehen, die man gar nicht braucht. Man schalte nur einmal den Fernseher ein und sehe sich die Werbung an. Was von dem Beworbenen ist nützlich? Die Chips, die Süßigkeiten, die Weichspüler, die Limonaden, die hundertste »light« Margarine? Von solchen Produkten lebt aber ein großer Teil der Wirtschaft vom Hersteller, Vertreiber, der Werbebranche selbst, bis hin zu den Fernsehanstalten und zum Supermarkt. Letztlich lebt sogar noch die Medizin davon. Ob nützlich oder nicht, ob mit gesundheitlichen Konsequenzen oder nicht, wir kaufen eben Kindermilchschnitten und Vitaminbonbons und lassen uns einreden, daß das zur Lebensqualität schlechthin und Amalgam zum notwendigen Übel in dieser Welt gehört. Jeder, der versucht hat, aus schon liebgewonnenen Gewohnheiten (oder sollte man eher Süchten sagen?) auszusteigen, weiß wie hart das ist. Wer sich gesund ernähren will und im normalen Berufsleben mit seiner Mobilität steht, ist heute gezwungen, sich damit zu beschäftigen, wie er zu seiner nächsten Mahlzeit kommt. Man muß nur einmal versuchen, in einem Supermarkt vernünftige Lebensmittel zu finden - und wird oft kläglich scheitern. An Autobahntankstellen, in Kantinen und zahlreichen Restaurants ergeht es einem nicht besser. Früher waren Menschen, die auf dem Land lebten, gesünder als die Städter. Auch das hat sich geändert. Große Supermarktketten bieten billiger an, was man früher selbst angebaut, eingekocht, milchsauer vergoren oder auch nur im eigenen Erdkeller richtig gelagert hat. Heute gibt es dagegen »Frischware«, mit viel Chemie von Schädlingen freigehalten und gedüngt, begast, bestrahlt und vielleicht auch noch genmanipuliert, oder es gibt als Alternative Fertig- und Halbfertigprodukte tiefgekühlt, gefärbt, stabilisiert, emulgiert, verdickt, geschmacksverstärkt oder sonstwie industriell bearbeitet. Die Liste der Zusatzstoffe, auf die wir zunehmend allergischer reagieren, wird immer länger. Zum Glück gibt es die Biobauern und -läden. Ob man dort einkauft, ist allerdings für viele weniger eine Frage der Überzeugung als des Budgets. Organisiert man seinen Einkauf hingegen gemeinsam und wenigstens einmal pro Monat direkt beim Biobauern oder wenn möglich auch öfter, dann ist der finanzielle Aufwand kein Thema mehr, dann geht es eher um neu zu schaffende Gewohnheiten. Statt täglich das Nötige zu besorgen, wird man sich auf das Anlegen von Vorräten und die richtige Lagerung einstellen. Damit denkt man automatisch planvoller, und genau das erfordert die Naturküche ja auch in verstärktem Maße. Sie ist nicht unbedingt mit mehr Aufwand, aber mit mehr Auseinandersetzung verbunden. Man widmet dem Essen einfach mehr Aufmerksamkeit, als wenn man sich irgendwo schnell etwas holt, sobald man Hunger hat. Offensichtlich liegt dort auch für viele die geistige Hürde, denn abends Hülsenfrüchte oder Getreide einzuweichen, kann nicht wirklich eine Überforderung darstellen. Wer aus der Giftküche aussteigt, steigt jedenfalls bald aus mehr aus, als aus der verführerischen Welt schnell verfügbarer, aber minderwertiger Nahrungsmittel.

Wir leben also in einer recht giftigen Zeit, die geradezu nach Entgiftung schreit. Die Zahl der einschlägigen Bücher jedenfalls läßt dies ebenfalls vermuten. Stets werden neue Wundermittel zur Entgiftung entdeckt und angepriesen. Aber leider hält die Zahl der Gifte und ihre Verbreitung beängstigend Schritt mit dem Auftauchen dieser neuen Wundermittel. Gerade wegen dieser Fülle scheint es uns angebracht, eine gewisse Ordnung in die Vielfalt der Angebote zu bringen und auch eine gewisse Hierarchisierung vorzunehmen. Vor allem scheint es uns wichtig, aufzuzeigen, was für wen wann in Frage kommen könnte. Dieses Konzept muß notgedrungen mit »alleinseligmachenden« Ansprüchen vieler Hilfsangebote aufräumen. Obwohl wir durchaus eine große Offenheit für Wunder und wundervolle Heilungen haben, erscheint es uns von zentraler Bedeutung, darauf hinzuweisen, daß sich nicht mit jedem Mittel von jedem jedweder gewünschte Erfolg erzwingen läßt. In dem einheitlichen Gefüge unseres Organismus aus Körper, Seele und Geist sind bestimmte Ebenen zu unterscheiden, und ihr Zusammenspiel ist sorgfältig zu beachten, um zum Ziel zu kommen. Entgiftung und Entschlackung sind uns wichtige Vorstufen, aber eben auch nur Vorstufen zu jenem großen Thema Loslassen, das in diesem Konzept an dritter Stelle kommt, weil alles andere darauf hinausläuft und nicht, weil es etwa drittrangig wäre.

Umweltgifte – die Dosis macht das Gift

Ein weiteres Problem ist, daß wir zunehmend erkennen, daß alles zu Gift werden kann. *Die Dosis macht das Gift,* wußte schon Paracelsus. Heute bekommen wir von immer mehr zuviel. Und so kann uns alles zum Gift werden, selbst Dinge wie Salz bei einer mißverstandenen Makrobiotik oder sogar Essen allgemein, wenn es zur Unterhaltung einer Fettsucht mißbraucht wird. Sogar Wasser kann Giftqualität entwickeln für den Lungenemphysempatienten, der daran zu ersticken droht. Unter dem Zuviel leidet ganz besonders unsere Leber. Für sie als Organ wie für uns als Menschen läuft das Problem auf das Finden der Mitte hinaus, um dort in Balance zu leben. Das kann sie freilich schwer, wenn wir aus Unwissenheit oder wider besseres Wissen in Eigenregie für Giftproduktion sorgen. Das berühmte Gebot »Abends nichts Rohes mehr« soll verhindern, daß der Darminhalt über Nacht zu gären beginnt. Gärung verursacht Fuselalkohole und diese schädigen wiederum die Leber, die, ob sie will oder nicht, die schmutzigen Teller waschen muß, die wir ihr hinstellen. Genausowenig freut sie sich über Eiweißbomben in Form von Eiern, Fleisch, Fisch oder auch größeren Mengen von Milchprodukten, die wir meist am Abend so reichlich essen. Während erstere im warmen und abends trägen Darm vor sich hinzufaulen beginnen und Fäulnisgifte in Form von – geruchsintensiver – Schwefelsäure und Phosphorsäure freiwerden, setzt bei Milchprodukten ebenfalls Gärung ein. Besonders halbvergorene Milchprodukte mit Früchten und Zucker machen aus dem Darm eine »Jauche-Grube«, wie der Darmreinigungspionier F. X. Mayr seinerzeit schon feststellte. Das Darmmilieu kippt dabei in den sauren Bereich. Die entstehenden Säuren sind aber Gift für den meist schon reichlich übersäuerten Körper. Sie wirken recht heimtückisch, denn über viele Jahre hinweg merkt man die Selbstvergiftung überhaupt nicht und wird oft erst durch Schmerzen hier und da, später im ganzen Körper, darauf aufmerksam. Das liegt daran, daß die im Körper entstehenden Gifte das Nervensystem in seiner Empfindungsfähigkeit lahmlegen. Die Reizschwelle der Gehirnnerven wird genauso herabgesetzt wie beim fraglos qualitätsvolleren Genußalkohol, den man freiwillig, gern und reichlich zu sich nimmt. Ebenso »verstoffwechseln« die meisten fabrikbehandelten und denaturierten »Lebensmittel«, soweit sie diese Bezeichnung überhaupt noch verdienen, säurebildend. Die aus dieser Übersäuerung entstehenden Gifte werden durch die Darmwand aufgenommen und gelangen in die Leber. Ist die Leber ohnehin schon überlastet, wandern die Gifte auch wieder zurück in den Darm, der sich auf diese Weise selbst vergiftet. Auch im Bindegewebe und bis ins kleinste Blutgefäß werden durch unzureichende Verstoffwechselung anfallende Gifte abgelagert. Darunter leidet wiederum das Immunsystem, das wesentlich im Bindegewebe beheimatet ist. Die Gefäßwandzellen werden von sauren Stoffwechselprodukten ummauert, das Bindegewebe quillt auf und wird mit Fett ausgepolstert. Ganze Krankheitsbilder entstehen so als Ausweichmanöver des Organismus, um die anfallenden Gifte unterzubringen.

Daß die Dosis das Gift macht, sehen wir aber noch an einer anderen Form ständiger Selbstvergiftung, die dem darmassoziierten Immunsystem – es erbringt immerhin 80 Prozent der Immunleistung des Körpers – ständig schwächende Schläge versetzt und Entzündungsstoffe freisetzt. Dazu wird auch zusätzlich der Stoffwechsel blockiert, und man nimmt zu, auch wenn man wenig ißt. Eine Reihe von Beschwerden, wie ständige Müdigkeit, Kopfschmerzen oder Hauterscheinungen, hängen damit zusammen. Die Rede ist von versteckten Nahrungsmittelallergien oder Unverträglichkeiten auf durchaus gesunde Nahrungsmittel. Neben der Belastung mit Umweltgiften, die das Immunsystem schwächen, werden unsere einseitigen Ernährungsgewohnheiten als Ursache für das Auftreten dieser versteckt ablaufenden Reaktionen angegeben. Versteckt deshalb, weil man mitunter überhaupt nicht bemerkt, daß man auf Nahrungsmittel – meist ausgerechnet auf seine Lieblingsspeisen – negativ reagiert. Im täglichen Konsum liegt angeblich der Kern des Problems. Trotz größter Vielfalt im Nahrungsangebot essen wir immer wieder dieselben Nahrungsmittel, vor allem zum Frühstück, aber auch abends, ein Leben lang. Naturvölker verhalten sich zwar ebenso, aber ihnen bekommt es offensichtlich besser. Jedenfalls geraten, wenn es um Nahrungsmittelallergien geht, auch in Gesundheitsfragen bestens Informierte in Argumentationsnotstand. Nun leuchtet meist ein, daß Weizen und Milch nicht vertragen werden. Sie zählen zu den bei uns am häufigsten gegessenen Nahrungsmitteln, und wir wurden oft schon zu einer Zeit damit gefüttert, als wir außer Muttermilch nichts gebraucht hätten und unser Darm auch noch nichts außer Muttermilch so richtig vertragen hat. Hinzu kommt die Theorie, daß Milchunverträglichkeit etwas mit einer Mutterproblematik und Weizen etwas mit Vaterproblemen zu tun hat. Nachvollziehen können wir vielleicht auch noch, daß Ungesundes, Denaturiertes, mit Zusatzstoffen Versehenes zu Allergieauslösern wird. Was aber, wenn der gesund Lebende plötzlich auf Zucchini aus dem Biogarten, auf die basische Kartoffel, auf das kaltgepreßte Sonnenblumenöl, den nach der Hildegard-Medizin so empfohlenen Dinkel oder den nach chinesischer Typenlehre ausgewählten Hafer mit Unverträglichkeit reagiert, und das nicht etwa durch einen kinesiologischen Test, sondern im Labor, im unbestechlichen Bluttest ermittelt. Wahrscheinlich müssen wir uns daran gewöhnen, daß nicht zu jeder Zeit alles für jeden gleich bekömmlich ist, und daß die Dinge, die wir gerade erst als gut und richtig akzeptiert haben, morgen schon wieder anders aussehen können. Vielleicht steckt auch eine Aufforderung dahinter, das neu Erfahrene wieder loszulassen und regelmäßig die innere Stimme zu bemühen, um aufzudecken, was nun nicht richtig läuft bzw. was der jeweilige Augenblick erfordert.

Im Falle der versteckten Nahrungsmittelunverträglichkeiten gibt es verschiedene Lösungsansätze. Der Körper braucht drei Tage, um alle Nahrungsmittelbestandteile völlig abzubauen. Ißt man sie am nächsten Tag wieder, kann es zu einer Anhäufung von bestimmten Stoffen im Organismus kommen, die bei entsprechender Neigung ein Zuviel an Belastung darstellen. Also sollten alle Nahrungsmittel aus einer Familie komplett aus dem Körper ausgeschieden sein, bevor der Organismus damit wieder in Berührung kommt. Diese Form der Ernährung wird Rotationsprinzip genannt. Der Stoffwechsel soll damit entlastet werden, die Verdauung verbessert und der Körper entschlackt werden. Gespeichertes Wasser und sogar das Gewicht werden leichter abgebaut, weil nun keine Stoffwechselblockaden durch Unverträglichkeitsreaktionen mehr entstehen. Warum aber, so fragt man sich, setzte der Körper nicht rechtzeitig Signale, um sein Unbehagen diesen Lebensmitteln gegenüber erkennen zu lassen? Wie soll man seiner inneren Stimme, die sich ja auch im Verlangen nach Nahrungsmitteln ausdrückt, noch vertrauen können? Die Antwort läßt sich im Selbstversuch herausfinden: Der Körper setzt anfangs Signale, um die Unverträglichkeit aufzuzeigen, hört aber auf damit, wenn man das Nahrungsmittel weiter ißt, weil man die Signale übersieht oder nicht in richtiger Weise deutet. Kopfschmerzen, Völlegefühl, Durchfall, Hautunreinheiten, Erregung können Anzeichen sein. Erst nach einer bewußten Abstinenz – wie sie beispielsweise beim Fasten erfolgt – ist der Körper wieder bereit, erneut Signale zu setzen und damit auf die Unverträglichkeit hinzuweisen. Durch Weglassen der kritischen Nahrungsmittel über längere Zeit legt sich die Unverträglichkeit wieder. Im allgemeinen fällt der Verzicht aber schwer, weil es offenbar in der Natur der Sache liegt, daß man auf diese unverträglichen Nahrungsmittel nahezu süchtig reagiert und bei Karenz durchaus »Entzugserscheinungen« erleben kann. Als Therapie wird die Rotationsdiät unter Verzicht auf die unverträglichen Lebensmittel über einen bestimmten Zeitraum empfohlen.

Entgiftung hat die Körperebene einzuschließen, aber nicht bei ihr zu enden. Alles spricht dafür, daß Entgiftung im übertragenen Sinne ebenso wichtig ist. Das Gift der Geschwätzigkeit etwa oder der Achtlosigkeit richtet ebensoviel Schaden an. Hier berühren alltägliche Probleme schnell Themen des spirituellen Weges, und wir werden uns bemühen, diese weitreichenden Konsequenzen im Ansatz mitschwingen zu lassen. Das Allergiftigste sind sicherlich giftige Gedanken, und Sondermüll findet sich folglich auf allen Ebenen.

Entgiftung zielt auf Sauberkeit und Reinheit und das auf allen Ebenen unserer Existenz. Wir wollen von Anfang an davor warnen, eine Ebene zu bevorzugen und mit Fanatismus zu bearbeiten. Körper und Seele gehören so eng zusammen, daß sie auch immer parallel gesehen und behandelt werden müssen. Es gilt, die Mitte zu finden zwischen jener in alternativen Kreisen anzutreffenden Position, die nur noch überall im Körper Gift sieht, und jener systematischen Blindheit, mit der manche Schulmediziner Schlacken übersehen. Die Grabenkriege zwischen diesen beiden Fronten haben in der Vergangenheit niemandem genutzt und werden wohl auch in Zukunft nur den Betroffenen schaden, wobei beide Positionen gleichermaßen die Bedeutung des Seelischen übersehen. Wer Patienten als nicht behandlungswürdige »Ökochonder« abqualifiziert, wiederholt nur denselben Fehler, der in der Inneren Medizin eine traurige Tradition gegenüber den Hypochondern hat. Wer aber vor lauter Gift den Lebenskampf aufgibt, gibt sich und die Welt auf.

Bei aller Entgiftungsleidenschaft müssen wir auch lernen, mit Giften zu leben und fertig zu werden. Zu sensibel und sauber zu werden, scheint sogar gefährlich zu sein, weil wir offenbar ein gewisses Maß an Konfrontation brauchen, um fit für den täglichen Lebenskampf zu bleiben. Der Organismus muß heutzutage mehr denn je in die Lage versetzt werden, sich mit Giften auseinanderzusetzen. Das tägliche Leben ist diesbezüglich unser Übungsfeld. Genauso wie es wenig Sinn macht, ganz auf Kuren zu verzichten, ist es wenig lebensfördernd, von einer Entgiftungs- zur nächsten Entschlackungskur zu wechseln.

Amalgam – Sondermüll in unseren Zähnen

Amalgam ist eine Quecksilbermischung und wie kein anderer Stoff in der Medizin ins Gerede geraten. Bis vor kurzem noch gänzlich unbestritten als das beste Material zum Stopfen unserer Zahnlöcher angesehen, gilt es inzwischen als das Übel schlechthin, weil es sich auch wirklich überall findet. Selbst im Follikel, also dem frühesten Stadium des Menschen, läßt sich Quecksilber nachweisen. Im Augenblick ist die Medizin gespalten, und besonders unter Zahnärzten gibt es noch eine ganze Reihe, die dem Amalgam die Stange halten. Tatsächlich ist das Amalgamproblem im Einzelfall durchaus kritisch zu betrachten. Aus unserer Sicht ist völlig zweifelsfrei, daß Quecksilber als starkes Gift weder in den Mund noch in unser Gewebe gehört. Andererseits ist aber auch unbestreitbar, daß nicht jedes Gelenkproblem und erst recht nicht jede multiple Sklerose ursächlich mit Amalgam zu tun hat. Ich habe zu viele Patienten erlebt, die sich ihr Gebiß unter großen finanziellen Opfern amalgamfrei sanieren ließen, und deren Symptome trotzdem nicht wie erwartet nachließen. Amalgamgegner, die sich intensiv mit der Thematik auseinandersetzten, führen das auf unsachgemäße Ausleitung des Amalgams zurück. Möglicherweise liegt hier tatsächlich die Wurzel der Verunsicherung. Es gibt verschiedene Meinungen darüber, wie das Amalgam am besten ausgeleitet werden kann. Während auf der einen Seite die Methode, mit

Homöopathie und Aufschwingen der Quecksilberinformation aus den Plomben auf Globuli, etwa mit dem Mora-Gerät, für optimal erachtet wird, behaupten andere wiederum, damit werde nur die Information des Quecksilbers im Bindegewebe gelöscht, so daß es nicht mehr zu testen sei (sowohl Bioresonanz als auch Kinesiologie testen über die Ebene des Bindegewebes). In den Zellen bleibe es aber nach wie vor, und es belaste auch die Nervenganglien weiterhin. Unsachgemäße Ausleitungen – und die kommen häufig vor, weil einfach noch die Erfahrungen und der Überblick fehlen beziehungsweise ständig neue Erkenntnisse gewonnen werden, die alles bisherige wieder über den Haufen werfen – führen nur zu einer Verlagerung der Schwermetalle im Körper. Oft wandern sie, einmal mobilisiert, nur noch tiefer ins Nervensystem, ins Rückenmark und ins Gehirn. Außerdem sei noch erwähnt, daß vor allem erstgeborene Babys die Schwermetallbelastung der Mutter schwer trifft, indem sie bis zu 60 Prozent der mütterlichen Schwermetalle übernehmen. Das gibt dem Sprichwort »Für jede Schwangerschaft ein Zahn« auch im umgekehrten Sinn Bedeutung. Wird das Baby gegen Tetanus geimpft, erhält es mit der Impfung übrigens gleich die nächste Quecksilberdosis.

Auch die Pilzerkrankungen im Darm, die in letzter Zeit enorm hochgespielt werden und am Rande zu unserem Thema gehören, werden aus verschiedenen Richtungen durchaus völlig verschieden gesehen. Nach Erkenntnissen des Neurologen Dr. Klinghardt, der sich besonders der Vergiftungsproblematik durch Schwermetalle widmet, sind Pilze zu vernachlässigen, solange sich noch Schwermetalle wie Amalgam im Körper befinden. Er ist der Meinung, Candidaprobleme seien ein typisches Schwermetallsyndrom. Schwermetalle würden durch Pilze gebunden, und darum sei die Pilzerkrankung eine Lösung des Organismus, Schwermetalle an ihrer Wanderschaft ins Gehirn zu hindern. Töte man den Pilz ab, ist nach Klinghardts Überzeugung der Weg für die Schwermetalle frei – sie gelangen direkt in unsere Steuerungszentralen, ins Gehirn und ins Rückenmark. Er plädiert also zuerst für eine Schwermetallausleitung. Wenn das Pilzproblem dann überhaupt noch existiert, könne man es nachträglich leicht in den Griff bekommen. Über die Möglichkeiten der Ausleitung, die dem momentanen Wissensstand entsprechen, werden wir im Praxisteil berichten. Gleich betont sei aber: Zwei bis drei Wochen vor der Ausbohrung ist eine homöopathische Stärkung der Nieren, der Leber und der Lymphe (etwa mit Solidago D4 für die Niere, Mariendistel Urtinktur oder mit einem homöopathischen Kombinationspräparat mit Mariendistel für die Leber und etwa Lymphomyosot für die Lymphe) angeraten, um die Ausscheidungsorgane auf die erhöhte Belastung vorzubereiten.

Gründe, sich vom Amalgam befreien zu lassen, gibt es mehr als genug. Davon zu sprechen, ist aber nach wie vor ein heißes Eisen, denn solange die Krankenkassen keine kostengünstige Alternative kennen, die ebenso haltbar und leicht zu verarbeiten ist, wird Amalgam kein »offizielles« Gesundheitsproblem sein dürfen. Man stelle sich vor, nur jeder zweite nähme die Liste der bekannterweise quecksilberassoziierten Erkrankungen her und brächte seine Beschwerden damit in Zusammenhang. Die Krankenkassen müßten sich konsequenterweise gegen solche Ansprüche wehren, sonst geriete das ganze, sowieso recht wackelige Kassensystem in Gefahr. Und die Zahnärzte selbst? Es gibt einige Privatärzte, die mit

Amalgam nichts mehr zu tun haben wollen und es nicht mehr anwenden. Für viele andere gehört Amalgam jedoch weiterhin zum Alltag. Diese hoffen weiterhin, daß das Ganze nicht so schlimm ist, wie es aussieht und möglichst wenig Wind um das Thema gemacht wird.

Jedenfalls würden wir niemandem zu Amalgamfüllungen raten, zumal es inzwischen durchaus eine Reihe von Alternativen gibt. Goldfüllungen wirken sich allerdings manchmal negativ aus, denn Gold ist niemals reines Gold, sondern eine Legierung mit bis zu zwölf verschiedenen Metallen und noch mehr Spuren weiterer Metalle. Dadurch können sich Allergieprobleme ergeben. Gold enthält sowohl Nickel als auch Kupfer, und beide können für Allergiker eine Gefahr darstellen. Über den Speichel wandern sie langsam erst in den Darm und dann ins Blut bis zu den Zellen. Dort wird Metall samt Zelle vom Immunsystem des Allergikers als Feind erkannt. Autoimmunerkrankungen nehmen also nach dieser Theorie Ausgang von Metallen im Mund. Gewarnt sei unbedingt vor der Kombination von Amalgamplomben und Goldfüllungen. Durch die Batteriewirkung werden noch mehr Quecksilber aus dem Amalgam und noch mehr Metalle aus dem Gold gelöst als beim normalen Kauvorgang.

Will man das bereits mit Amalgam ausgebesserte Gebiß nachträglich davon befreien lassen, ist besonders darauf zu achten, daß bei der Sanierung nicht die große Vergiftung einsetzt. Der Zahnarzt müßte in dieser Hinsicht Erfahrung haben. Die Ausscheidungsorgane sollten vor dem Ausbohren – wie erwähnt – gestärkt werden. Vor allem die Nieren sind durch den beim Bohren entstehenden Quecksilberdampf extrem gefährdet. Er zählt zu den giftigsten Gasen überhaupt, ist weder zu sehen, noch zu riechen, noch zu schmecken. Es sind Fälle bekannt, wo Kinder an Nierenversagen starben, nachdem sie den Quecksilberdampf aus zerbrochenen Thermometern eingeatmet haben. Auch ein Kofferdamm, der vor dem Verschlucken von Quecksilberpartikeln schützt, nützt nichts gegen den freiwerdenden Dampf. Ideal wäre eine Dampfabsaugung, die die giftigen Amalgamdämpfe beseitigt, bevor sie eingeatmet werden können. Der Zahnarzt sollte zudem keinesfalls einen Airrotorbohrer verwenden, durch dessen hohe Drehzahl die Entstehung von Quecksilberdämpfen zusätzlich forciert wird. Mit einem grobkörnigen Fräser wird die Amalgamplombe hingegen in Teile geschnitten und läßt sich herausheben.

Auch vor übertriebenem Ehrgeiz ist zu warnen. Die jahrzehntelangen negativen Einflüsse sind nie in kürzester Zeit zu beheben. Wer glaubt, er könne sich in wenigen Stunden das Amalgam aus dem Mund herausbohren lassen, irrt meist, denn dies muß zwar nicht Stück für Stück, aber doch Quadrant für Quadrant geschehen, bis schließlich alle vier Quadranten des Zahnkreises davon befreit sind.

II Entschlackung – die Basis gesunden Lebens

Wie verschlackt sind wir?

Wenn wir uns mit Themen wie Giften, Schlacken und Ablagerungen beschäftigen, ist es nötig, sich über diese Begriffe klarzuwerden. **Gifte** richten direkt und aktiv Schaden an. Oft reichen schon kleine Mengen, um große Probleme zu verursachen. Ein typisches Beispiel ist das im Autoabgas vorhandene Kohlenmonoxid, das unsere innere Atmung blockiert und auf diesem Weg schnell zum Tod führt. Als **Schlacken** bezeichnen wir dagegen Stoffwechselprodukte, die bei der normalen Arbeit des Organismus oder bei dessen Überlastung anfallen. Zum Problem werden sie, wenn sie nicht ausgeschieden werden können. Als **Ablagerungen,** wie wir sie etwa in Form von Rheumaknoten kennen, werden sie dann über kurz oder lang Funktionsabläufe stören und den reibungslosen Fluß der Energie behindern. **Ballaststoffe** dagegen sind notwendige Nahrungsmittelbestandteile, die zwar dem Organismus das Aufschließen der Nahrung erschweren, die ihn damit aber auch trainieren. Außerdem geben sie dem Stuhl das notwendige Volumen, um die Austreibungsbewegungen, die sogenannte Peristaltik, anzuregen.

Über die Entgiftung hinausgehend ist es sinnvoll, Stoffwechselschlacken und für unsere Gesellschaft ganz »normale« Ablagerungen beizeiten auszuscheiden. Einen Teil dieser Arbeit verrichtet der Körper Tag für Tag selbst.

Täglich gehen Billionen Zellen zugrunde und Billionen werden neu gebildet. Die abgestorbenen Zellen müssen ebenso entsorgt werden, wie die täglich anfallenden Gifte, die durch das Zersetzen der Nahrungsstoffe entstehen. Erst durch einseitige oder übermäßige Ernährung, durch Streß und die zusätzliche Giftwirkung von Alkohol, Nikotin oder belasteten Nahrungsmitteln bilden sich Schlackenablagerungen, die wiederum eine gewisse Giftwirkung auf den Körper ausüben. Ein Teil davon besteht aus Neutralisierschlacken, die durch zuviel Säuren in der Nahrung entstanden sind. Schon Paracelsus erkannte, daß Übersäuerung ein Grundübel bei vielen Erkrankungen ist. Statt Medikamente zum Ausgleich der Säurenbelastung zu verabreichen, wie es heute durchaus üblich ist, sollte man daran denken, wie man diese Schlacken auf natürlichem Wege wieder aus dem Körper ausscheiden und wie man die dafür zuständigen Organe bei diesem Vorhaben unterstützen könnte. Diesen Themen werden wir uns später noch widmen.

Als vorläufige, und für jene vielen, die sich für eine Entschlackung nicht erwärmen lassen, tatsächliche Schlakken-Endstation müssen Gewebe, Organe, Blutgefäße und Gelenke herhalten. Verschlacktes Gewebe kann seiner eigentlichen Aufgabe, die Zellen zu ver- und entsorgen nicht in ausreichendem Maß nachkommen. So wird die Zelltätigkeit verlangsamt, weil das übersäuerte Gewebe mit dem Überangebot an Nährstoffen nicht mehr fertig wird, eindickt und letztlich durch die »versumpfte« Transitstrecke zuwenig Sauerstoff und Nährstoffe zu den Zellen gelangen. Trotz Überernährung hungern die Zellen also. In den Blutgefäßen wird durch Verschlackung der Blutfluß verlangsamt, und in den Gelenken behindern

Ablagerungen die Beweglichkeit und verursachen Schmerzen. In den Muskeln entsteht Spannungsschmerz, wenn sich übersäuerte Gewebeflüssigkeit ansammelt. Sie muß nicht immer von Muskelkater herrühren, also von Überanstrengung, sondern ist vor allem auf zuviel Streß zurückzuführen, der auch säurefördernd wirkt. Wird Säure nicht sofort als Treibstoff für Bewegung verbraucht, wird sie - nach Meinung einiger Naturheilkundler - von den Muskeln in die Nerven geleitet, um sie so loszuwerden, was schließlich Schmerz auslöst.

Ein weiteres Schlackendepot wird im Darm angelegt. Wie bei jeder Verbrennung fallen auch im Darm Rückstände an, die bei mangelhaftem Abtransport zum Problem werden. Die vom Darmspezialisten F. X. Mayr so eindrucksvoll beschriebenen Bauchformen zeigen, was die Zivilisation aus uns gemacht hat: ein Volk mit deformierten Bäuchen. Was mag sich da, gut versteckt unter einer Fettschicht in den Gedärmen ansammeln? Die Darmzotten mit einer Oberfläche so groß wie ein Fußballfeld werden durch dicke Ablagerungen an ihrer eigentlichen Aufgabe, der Aufnahme von Nährstoffen, gehindert. Darum kann auch unter Mangel leiden, wer gut genährt aussieht. Mit zunehmendem Alter wird die Passage für den Darminhalt immer enger, und die Ablagerungen aus sauren und zum Teil giftigen Stoffwechselzwischen- und -endprodukten werden immer härter, es sei denn, man bemüht sich darum, sie regelmäßig durch Entschlackung loszuwerden.

Eines der größten Probleme in diesem Zusammenhang ist sicher die heute übliche Eiweißmast. »Keine Mahlzeit ohne Fleisch«, ist zum Leitsatz unserer Überflußgesellschaft geworden. Der Preis dafür ist hoch. Eiweiß ist der am schwersten zu verdauende Grundstoff unserer Nahrung und neigt schon von daher am ehesten dazu, sich abzulagern. Kohlenhydrate und Fett werden zu Wasser und Kohlendioxid abgebaut, und beides wird komplett ausgeschieden – ersteres über die Nieren, letzteres über die Lungen. Eiweiß aber muß vergleichsweise mühsam in Einzelbausteine zerlegt werden, die vor allem als Harnstoff ausgeschieden werden, aber leider auch dazu neigen, sich abzulagern, insbesondere wenn sie in übermäßigen Mengen anfallen. In diesem Sinne sind die Eiweißmastdiäten zum Zwecke bequemen Abnehmens besonders gefährlich. Schon vor der Managerdiät gab es solche vordergründig erfolgreichen Versuche, durch das Essen großer Berge von magerem Fleisch zum Beispiel in Form von Steaks, bei ständig gut gefülltem Bauch abzunehmen. Dazu in großen Mengen genossener Salat bringt zusätzlich den Anschein von Gesundheit mit ins gefährliche Spiel. Mit solchen Eiweißmengen überforderte und gequälte Körper nehmen tatsächlich meßbar ab, weil der Organismus die Eiweißberge nicht verarbeiten kann und dann dazu neigt, die unbewältigten Reste abzulagern. Bei den Eiweißmastdiäten handelt es sich also um im doppelten Sinne erfolgreiche Verschlackungskuren. Es spricht vieles dafür, daß unser hoher Eiweißkonsum weit gefährlicher ist, als es das Cholesterin je war. Zumal wir heute davon ausgehen müssen, daß die Arteriosklerose mit dem Einbau von Eiweißgerüsten in die Gefäßinnenwände beginnt und erst sehr viel später Cholesterin[2] und andere Blutfette hinzukommen, bevor der Kalk das harte Werk vollendet.

Die Verschlackung durch Ablagerungen wird bei Krankheitsbildern wie Rheuma und Gicht besonders deutlich, betrifft aber neben den Gelenken auch die Gefäße. Schon vor dem 20. Lebensjahr beginnt bei uns die Arteriosklerose. Sie ist das mit Abstand unangenehmste Zeichen des Alters, führt sie doch zu nachlassender Gehirn-, aber auch Herz- und Skelettmuskelleistung. Eigentlich könnten wir auf Grund der genetischen Ausstattung unserer Zellen 130 bis 140 Jahre alt werden. Die vorzeitige Verschlackung, vor allem der Gefäße, verhindert dies aber bzw. nähme uns die Freude daran. Die verschiedenen vielfach angepriesenen Methoden, die das Altern und damit letztlich die Verschlackung aufzuhalten versprechen, haben Hochkonjunktur. Auch hier wollen wir den Versuch unternehmen, zumindest dort ein wenig Ordnung in das Dickicht der Vorschläge zu bringen, wo sie unsere Themen direkt berühren.

Leicht ist dabei die Beurteilung der Flut der schulmedizinischen Durchblutungsmittel, die einen hohen Anteil am Verdienst der Pharmaindustrie ausmachen. Man kann nicht unbedingt behaupten, daß sie nicht nützen. Sie bringen der Industrie viel, nur leider nicht denjenigen, die sie schlucken. Dabei macht es offenbar Spaß, sie einzunehmen, denn bereits über ihre bunten Farben suggerieren sie einen wirksamen Schutz gegen das Grau(en) des Alters. Wirklichen Nutzen unter den schluckbaren Gefäßverjüngungsmitteln scheinen die Zubereitungen aus dem Gingkobaum zu bringen, wenn auch wohl leider nicht in einem so wundervollen Sinne, wie oft behauptet und gewünscht wird. Interessant wird in diesem Zusammenhang in Zukunft neben energetisiertem Wasser auch noch das Medikament Padma 28 aus der tibetischen medizinischen Tradition, auf das wir später noch eingehen werden. Unbestreitbaren Erfolg, der sich in vielen eindrucksvollen Lebensgeschichten dokumentieren läßt, haben auf alle Fälle jene Maßnahmen, die eigenen Einsatz erfordern, wie Bewegungstraining für Muskeln und Gehirnstrukturen, Fasten und andere Darmsanierungen, Schwitzen aus eigener Kraft und eine Ernährung, die Ablagerungen erst gar nicht entstehen läßt.

Vom Verlust der Instinkte

»Ich esse, was mein Körper verlangt«, ist so mancher überzeugt und baut dabei auf seine natürlichen Instinkte. Diese an sich richtige Einstellung funktioniert nur leider nicht immer problemlos. Die Dinge sehen ab dem Moment anders aus, wo ein energetisches Ungleichgewicht vorliegt, das wir mit der Schwingung des Nahrungsmittels unbewußt aufrechterhalten. Wie die chinesische Medizin in jahrtausendelanger Beobachtung herausfand, kann die Gier nach bestimmten Geschmacksrichtungen Störungen in bestimmten Organen anzeigen, genauso, wie bestimmte Emotionen auf Störungen in Organenergien hinweisen, wovon später noch die Rede sein wird. Mit den Geschmacksrichtungen ließe sich sogar wieder ein energetischer Ausgleich schaffen, vorausgesetzt man beachtet die richtige Thermik und Menge der Nahrungsmittel. Leider funktioniert dies in der Realität nur selten, denn wir identifizieren uns mit unseren Störungen offensichtlich unbewußt so stark, daß wir zwar zum richtigen Geschmack, aber zum falschen Nahrungsmittel greifen und dies noch dazu meist im Übermaß. Jemandem mit einer Störung im Nieren/Blasen-Bereich kann das Essen gar nicht salzig genug sein. Der salzige Geschmack gehört wie die Organe Nieren und Blase zum Wasserelement im chinesischen System. In kleinen Mengen ist Salz günstig, gierig in größeren Mengen gegessen schadet es dagegen und bringt das Wasserelement noch mehr aus dem Lot, denn Salz entzieht Yin, was leicht zu Hitze in Nieren und Blase, aber auch in den nachfolgenden Organen Leber und Galle sowie im Herzen führen kann. Noch mehr Gereiztheit oder Unruhe sind die Folge, aber gereizt und unruhig war man schon vorher, weshalb man ja zum Salz gegriffen hat. Ein Mißstand wurde also aufrechterhalten bzw. verstärkt. Dasselbe gilt für manche saure Speisen, die auf eine Störung im Holzelement, in den zugeordneten Organen Leber und Galle, hindeuten. Die Lust auf Essiggurken beispielsweise ist ein Alarmsignal der Leber und zeigt ihre Anspannung oder die des sie versorgenden Lebermeridians an. Hier ist ohnedies schon zuviel Hitze vorhanden. Will man auf den Hilferuf in richtiger Weise reagieren, muß man schon ein bißchen über die energetische Wirkung der Nahrungsmittel Bescheid wissen. Gibt man der Essiggurken-Gier nach, wird man seinen angespannten Zustand durch die erwärmende Wirkung des Essigs noch weiter untermauern. Lebt man dagegen sein Verlangen ersatzweise durch saures Obst aus, wird die Leber dadurch entspannt und genährt. Sogar Emotionen wie Ärger und Zorn, die stets mit einer Leberanspannung zusammenhängen, werden dadurch gemildert.

Ein anderes typisches Beispiel ist die Gier nach Süßem, die eine Störung in Milz und Magen anzeigt. Menschen, die viel grübeln und sich über andere Sorgen machen, die mit wenig Geborgenheit und wenig Selbstwertgefühl leben, sind dafür besonders anfällig. Der süße Geschmack könnte diese Organe stärken und nähren. Wir greifen aber ausgerechnet zum Falschen. Der Körper ist zwar durch seine Lust auf süß in der Lage, uns auf seinen Energiemangel hinzuweisen, durch Schokolade und andere Süßigkeiten wird sein Zustand nur noch weiter verschlimmert. Im Gegensatz zum thermisch kalten Zucker, der die ohnehin schwache Milz noch weiter abkühlt und in ihrer Funktion einschränkt, würde sie durch ebenfalls dem süßen Geschmack zugeordnete Kartoffeln, Kürbis, Kastanien oder Fenchel Energie erhalten.

Gibt man der Gier immer sofort und im Übermaß nach, gerät man leicht in Extreme und versucht die Effekte auf den Körper unbewußt durch das Essen von Nahrungsmitteln mit entgegengesetzter Wirkung wieder auszugleichen. Erst ißt man Chips, dann Schokolade, oder nach einem recht salzigen Mahl schmeckt Alkohol besonders gut. Die Zusammenhänge sind zwar auf den ersten Blick nicht ganz einfach zu verstehen, im Sinne einer Ausgewogenheit lohnt es sich aber, seine Ernährungsgewohnheiten aus der Sicht der chinesischen Ernährungslehre zu überdenken. Man kann damit so manchem fast schon mit Sucht nach bestimmten Nahrungsmitteln verbundenem Ungleichgewicht im eigenen Körper auf die Spur kommen und endlich einen Ausgleich erreichen. Die chinesische Medizin weiß aus Erfahrung – wie übrigens auch die ebenso traditionsreiche ayurvedische Medizin –, daß sich Nahrungsmittel nicht nur aus Eiweiß, Kohlenhydraten, Fett und kalorischem Brennwert zusammensetzen, sondern, daß sie eigene, subtile Qualitäten und Energien aufweisen. Mit unseren Begriffen sind sie allerdings nur schwer zu definieren. Für die Chinesen ist Essen Medizin, wenn die Speisen richtig ausgesucht werden. Sie erkannten durch Beobachtung, daß bestimmte Nahrungsmittel bestimmte Funktionskreise und Organe beeinflussen. Zusätzlich unterscheiden sie die Nahrungsmittel nach ihrer thermischen Wirkung, also danach, ob sie erhitzende, wärmende, neutrale, erfrischende oder abkühlende Wirkung haben. Letztlich ist auch die Geschmacksrichtung Indiz dafür, welche eigentliche Qualität dem Nahrungsmittel innewohnt und welche Wirkung sie auf den Körper hat. Oft ist generell eine Ernährungsumstellung notwendig, denn unausgewogene Menschen haben nun einmal hartnäckige Eßgewohnheiten, die ihre Schwächen zusätzlich verstärken. Um die dahinterstehende Konstitutionsschwäche langfristig auszugleichen, reicht es nicht, nur kurzfristig Disharmonien zu beseitigen. Bei schweren Störungen empfiehlt es sich, einen Ernährungsberater aufzusuchen, der mit der traditionellen chinesischen Ernährungslehre vertraut ist und sich mit der energetischen Wirkung der Nahrungsmittel auskennt.[3] Ein einfaches, praktikables System auf der Basis der chinesischen Medizin ist das von dem Taiwanesen Cheng auf Kräuterbasis entwickelte Sunrider-System.[4] Es läßt sich ohne großen Aufwand in eigener Regie durchführen. Die allermeisten Menschen werden damit schon nach wenigen Tagen deutliche Verbesserungen spüren. Ein noch weit darüber hinausgehender Ansatz ist der über die Psyche, der den Disharmonien auf den Grund geht[5], wobei sich wie immer beide Ansätze wunderbar ergänzen.

In diesem Sinne sei auch folgender Rat weitergegeben: Es wächst immer die Nahrung in einer Region zu einer bestimmten Jahreszeit, die der Mensch, der dort lebt, gerade zu dieser Zeit braucht. Ernährt man sich also von saisonalem Obst und Gemüse, ist man bereits auf dem richtigen Weg. Daß winterliche Vitaminorgien mit Orangen, Kiwis, Mangos und anderem exotischen Obst für gesund erachtet werden, aber nicht unbedingt trotz vermeintlichem Vitamin-C-Überangebot vor Erkältungen schützen, hat so mancher vielleicht schon am eigenen Leib erfahren. Eine logische Folge der kühlenden Wirkung dieser Früchte aus heißen Regionen, meinen die Chinesen, deren Medizinsystem gerade auch im Westen so erfolgreich ist, weil es eben die Wirkungen von Lebensmitteln auf die Konstitutionen und die klimatischen Verhältnisse zu unterscheiden weiß. Verallgemeinernde Empfehlungen à la »fit for life« sollte man daher immer auch vor dem Hintergrund der Leserschaft sehen, für die so ein Bestseller geschrieben wurde, nämlich: Kalifornier, die in einer warmen Klimazone leben und sich mit *fast food* ernähren. Für einen Großteil von ihnen ist dieses Buch goldrichtig. Für uns ist es im Winter viel ratsamer, zu Kraut und Kohl, Kartoffel und Wurzelgemüse zurückzukehren. Dadurch erhalten wir obendrein auch mehr vom begehrten Vitamin C als aus zu früh geernteten und transportgeschwächten Südfrüchten.

Natürlich ist auch das chinesische System für Mitteleuropäer mit Vorsicht zu genießen, es scheint aber, daß es so ausgewogen ist, daß es für uns auch positive Auswirkungen hat. Das gilt jedenfalls so lange, wie wir uns auf unsere eigenen Instinkte nicht ausreichend verlassen können. Diese gut übertragbare Wirkung mag daran liegen, daß die Chinesen ihren Erfahrungsschatz über Jahrtausende zusammentrugen und er somit nicht zeitgeistabhängig ist. Zum anderen war das Reich der Mitte so riesig, daß man genötigt war, die Individualität der einzelnen Regionen und ihrer Bewohner von Anfang an mit in Rechnung zu stellen, wollte man allgemeingültige Aussagen treffen.

Vom Verlust der wesentlichsten Instinkte in unserer

Bevölkerung kann man wohl ausgehen, wenn man sich die Eßgewohnheiten hierzulande näher betrachtet. »Normale« Menschen gönnen sich kaum Geschmack und Genuß. Weder schauen sie ihr Essen intensiv an, noch riechen sie daran oder behalten es lange genug im Mund, um es überhaupt auskosten zu können. Im Gegenteil, sie scheinen alles zu unternehmen, um es so schnell wie möglich zu verschlingen, damit sie nur ja nichts davon schmecken. Wenn sie nicht aufstoßen müssen, haben sie vom Geschmack praktisch nichts. Der nämlich läßt sich nur wahrnehmen, solange die Speise im Mund ist. Geschmacksknospen haben wir nur auf Zunge und am Gaumen, nicht aber im Schlund, wo der Schluckvorgang stattfindet. Das Aroma können wir nur wahrnehmen, wenn die Speisen angerichtet vor uns stehen. Eine *Mahlzeit* wäre also nicht nur gesünder, sondern auch genußreicher als jede *Schlingzeit.*

Interessant ist hier die Beobachtung, daß Menschen, die dazu übergehen, gern und häufig an den Speisen zu riechen und so die Aromen zu kosten, dazu neigen, ihr Gewicht ohne große Anstrengung und über längere Zeiten gesehen zu normalisieren. Sie verlagern offenbar ihren Genuß vom Schlucken zum Schmecken und damit von der Quantität zur Qualität. So *haben* sie *mehr vom Essen* und brauchen materiell nicht soviel, um denselben Grad an Befriedigung zu erreichen. Fast automatisch und offenbar mühelos können sie die Nahrungsmengen reduzieren. Durch ihr vermehrtes Riechen werden sie zusätzlich von minderwertigen Nahrungs- auf hochwertige Lebensmittel, die wirklich dem Leben zugute kommen, umstellen und so mit insgesamt geringeren Mengen ungiftiger leben. Durch ausgiebiges Riechen kann man sich manches Gift von vornherein ersparen.

Zusätzlich beschert diese zugegebenermaßen unkonventionelle Methode das, was der Volksmund einen *guten Riecher* nennt. Es entwickelt sich ein Gespür dafür, was man braucht und was einem guttut und das geht schon bald über das Essensthema hinaus. Auf der anderen Seite ist diese Maßnahme natürlich etwas gewöhnungsbedürftig. Wer als Gast zuerst einmal am Essen riecht, wird sich damit kaum Freunde machen, sondern als mißtrauisch und heikel eingestuft werden. Ein bißchen mißtrauischer und heikler aber könnten wir bei unseren Lebensmitteln und ihrem Verzehr ruhig werden.

Eine ebenso einfache, wenn auch kaum populärere Möglichkeit, der Vergiftung und Verschlackung des Körpers vorzubeugen, ist gutes Kauen. Was unseren Magen flüssig erreicht, ist bereits so gut aufgeschlossen, daß all die Probleme, die sich etwa aus Gärungsprozessen ergeben, wie etwa Blähungen, kaum mehr auftreten. Die gute Durchmischung mit Speichel tut ein übriges zur restlosen Verdauung der Speisen. Kauen regt darüber hinaus auch den Bauchspeichel an, der für die auf tieferen Ebenen ablaufenden Verdauungsvorgänge von so ausschlaggebender Wichtigkeit ist. Es ist also durchaus zu begrüßen, wenn uns das Wasser im Munde zusammenläuft, denn ähnliches passiert zugleich und wie von selbst im ganzen Darmbereich. Mund- und Bauchspeichel bilden sich bekanntlich schon, wenn wir nur an Essen denken, oder auch, wenn wir gute Nahrung riechen oder sehen. Folglich ist es sinnvoll, vor dem Essen an die Speisen zu denken und nicht an irgendwelche Probleme, die die Entwicklung von Speichel auf der oberen und unteren Ebene eher behindern. Daß uns Essenskultur in diesem Zusammenhang weitgehend verlorengegangen ist, zeigen eine Reihe von neuen Gewohnheiten rund ums Essen. Viele können und wollen gar nicht essen, ohne dabei ihre Aufmerksamkeit auf etwas ganz anderes zu richten: Auf die Weltnachrichten, auf eine Seifenoper, auf Schulprobleme der Kinder oder auf Geschäfte. Wie auch immer man sich beim Essen vom Essen ablenken muß – dahinter steht das Gefühl, daß Essen es nicht wert ist, die volle Aufmerksamkeit zu erhalten. So gesehen kann man den Koch nicht mehr würdigen, wie das der Fall ist, wenn man schweigend und in Ruhe ißt. An dieser Stelle mag nochmals deutlich werden, wie gesund und sinnvoll es ist, das Essen vor dem Genuß auf sich wirken zu lassen. Zu Zeiten, als das Beten vor dem Essen noch zu jeder Nahrungsaufnahme dazugehörte, war das die natürlichste Sache der Welt. Statt sich blindlings aufs Essen zu stürzen, wurde zunächst einmal das Bewußtsein auf den Wert der Speise gerichtet. Im Dank dafür schuf man eine positive Einstellung dazu und sendete unbewußt Impulse an Körper und Geist, die Verarbeitung und Verdauung vorbereiteten. Zusätzlich kamen die Sinne zu Hilfe: Der Duft der Speise machte Appetit, und ihr Anblick ließ uns das Wasser im Mund zusammenlaufen, es war also genug Speichel vorhanden, um die nötige Vorverdauung im Mund zu leisten.

Das Bedürfnis, die Nahrung lange im Mund zu behalten und gut zu kauen, um sie voll zu genießen, macht aus Obst Fruchtsaft, aus Gemüse Suppe, aus Körnern Brei, aus dem typischen Muskelfleisch aber eine recht unangenehme, faserige und unappetitliche Angelegenheit. So kann sich schon durch die richtige Weichenstellung im Mund die Frage nach der Art der Nahrung weitgehend klären. Wer einen guten Riecher entwickelt, seine Geschmacksknospen aufleben läßt und gut kaut, kann getrost auf alle Kalorientabellen verzichten und braucht sich nicht mit den Ergebnissen chemischer Analysen aufzuhalten.

Fleisch beispielsweise steht man nach einer längeren Fastenzeit oft ablehnend gegenüber; meist mag man es gar nicht mehr riechen geschweige denn lange kauen. Gutes Kauen macht bei Fleisch nämlich wenig Spaß, obwohl es gerade hier besonders nötig wäre. Wenn wir frisches Fleisch bevorzugen, wird das recht zäh sein und aggressives Kauen erfordern. Frisch geschossenes Wild ist praktisch ungenießbar, weil es zu zäh ist. Der Jäger läßt es liegen, die Hausfrau legt es ein, der Kenner spricht beim späteren Genuß vom sogenannten »Hautgout«. Das aber ist nichts anderes als der beginnende Verwesungsgeruch. Tatsächlich ist es ja die beginnende Zersetzung, die das Fleisch mürbe macht und die Leichenstarre löst. Sich solches einzugestehen, fällt dem Fleischesser natürlich nicht eben leicht. Dabei fragt doch die Hausfrau ganz unschuldig, ob das Rindfleisch auch gut abgehangen sei. Daß sie dabei die beginnende Verwesung im Auge hat, wird nur zu gern übersehen. Das Fleisch im Einkaufskorb ist praktisch immer am Verderben, sonst würden wir es gar nicht essen können. Unter diesem Aspekt bekommen die sich häufenden Fleischskandale etwas Relatives.

Unsere Art von Fleischkonsum ist der eigentliche Skandal. Das Fleisch ist dagegen immer im Übergang zur Verwesung begriffen. Was die Bevölkerung anläßlich der regelmäßigen Fleischskandale so erschüttert, ist jeweils nur eine graduelle Frage: Wie weit verdorben ist es bereits? Beim Wild sind wir da großzügiger als beim Schwein, aber eine gewisse »Schweinerei« bleibt es immer. Fleischskandale wecken folglich sogar noch Illusionen. Denn wenn es heißt, über 60 Prozent der kontrollierten Ware sei verdorben gewesen, so scheinen ja fast 40 Prozent in Ordnung gewesen zu sein. In Wahrheit sind aber 100 Prozent am Verderben, über 60 Prozent aber so, daß es bereits in konkreter Hinsicht »zum Himmel stinkt«. Unsere sehr frühen Vorfahren waren anfangs sicher eher Aasfresser, als daß sie Fleisch von frisch erlegten Tieren essen konnten. Im großen und ganzen ist der Mensch jedoch ein Allesfresser. Vergleicht man sein Gebiß und Gedärm mit denen anderer Säugetieren, ist er allerdings den Vegetariern viel näher. Würde er - gerade umgekehrt wie heute üblich - zu seinen Mahlzeiten nur ab und zu ein kleines Stück Fleisch essen, läge das im Sinne seiner anatomischen Verdauungsmöglichkeiten. Er könnte also ruhig eine große Menge Himbeeren essen und müßte sich um ein paar unbemerkt mitverspeiste Würmchen nicht weiter sorgen. Zu großen Fleischscheiben nur wenig Beilage, ist dagegen gesundheitlicher Irrsinn und auch in Anbetracht der Ernährungssituation von Millionen von Menschen auf diesem Planeten eine Verrücktheit sondergleichen. Immerhin verbrauchen wir riesige Mengen hochwertiges pflanzliches Eiweiß, etwa wie Soja, um relativ kleine Mengen minderwertiges Eiweiß in Form von Schweinen zu »produzieren«.

Obwohl von seinen Därmen und Zähnen her ein ausgewiesener Allesfresser, braucht der (gesundheits-)bewußte Mensch aber nicht alles in sich »hineinzufressen«. Auch beim Essen gäbe es die wundervolle Chance, sich einzugestehen, daß wir nicht alles tun müssen, was wir können. Nach einer Fastenzeit ergäbe sich eine besonders gute Gelegenheit, anzufangen zu schmecken, zu spüren und zu genießen. Das würde vermutlich nach einigen Fastenzeiten dazu führen, daß man nur noch Dinge zu sich nimmt, die einem munden, die der Magen mag, und die einem folglich auch bekommen. Solch ein Esser wird allmählich nicht nur auf die schädliche Eiweißmast verzichten, die der übermäßige tägliche Fleischkonsum darstellt, sondern auf jede Art von Mast und Hast beim Essen.

Um der Ausgewogenheit willen sei hier noch angemerkt, daß sich der »Pudding-Vegetarier« gesundheitlich in keiner besseren Lage befindet als der »Eiweißmäster«. Er ist zumeist ein Ideologe, der nicht weit genug gedacht und der Stimme seines Magens und seiner Geschmacksknospen nicht lange und tief genug zugehört hat. Wer sich dagegen auf die eigenen Sinne verläßt und letztlich ein gutes Verhältnis zu seiner inneren Stimme oder seinem inneren Arzt entwickelt, ist vor solchen Gefahren bewahrt.

Saures Essen – saures Leben: zu wenig Basen in unserer Ernährung

Unsere Zeit ist geprägt von der Überbewertung und dem daraus sich ergebenden Überwiegen des männlichen Poles. Insofern brauchen wir uns auch nicht zu wundern, wenn wir sowohl im Mikrokosmos unseres Organismus als auch in dem des Makrokosmos unserer Erde eine Dominanz der männlichen Kräfte finden. Auf der Ebene der Körpersäfte von Mensch und Erde sprechen wir in diesem Zusammenhang von Übersäuerung. Die Säure zeichnet sich dadurch aus, daß sie Protonen abgibt und dadurch zum Beispiel Metalle zerlegen kann; die Base fängt sich umgekehrt Protonen ein und laugt auf diesem Weg Metalle aus. Das abgebende Prinzip nennen wir nach dem Modell der Sonne männlich, das aufnehmende nach dem Vorbild des Mondes weiblich. Beide Prinzipien sind normalerweise in unserer Natur und der der Erde im Gleichgewicht oder lediglich ein bißchen zum weiblichen Pol hin verschoben. In unserem Blut müßte der pH-Wert, der den Säuregrad mißt, ungefähr bei 7,25 liegen. 7 wäre die genaue Mitte der bis 14 reichenden Skala. Im Blut kann und muß unser Organismus diesen leicht zum Weiblichen hin tendierenden Zustand um jeden Preis aufrechterhalten, weil wir bei größeren Verschiebungen in beide Richtungen ins Koma sinken würden. Nun gibt es aber neben dem Blut noch andere Flüssigkeitsräume im Körper und in diesen, zum Beispiel im Zwischenzellgewebe und in den Zellen, neigen wir zur Übersäuerung. Darunter leiden Mikro- und Makrokosmos gleichermaßen. Daß saurer Regen die Bäume schädigt, weil er den weiblichen Mutterboden belastet, ist inzwischen hinlänglich bekannt. Daß es vielen Menschen unter ihrer Übersäuerung ähnlich schlecht ergeht wie den Bäumen, ist leider immer noch ein auf Außenseiterbereiche der Medizin beschränktes Thema.

In einer so sehr männlich dominierten Welt gibt es kaum noch Menschen, die die Mitte zwischen den extremen Polen halten. Eine Nahrung, die uns zurück in die Mitte in Richtung des basischen Poles bringen würde, müßte vor allem aus Früchten und Gemüse bestehen. Unter letzteren wäre nur der relativ seltene Chicoree als säuernd zu meiden. Unsere Nahrung ist aber eher säuernd mit all den Süßigkeiten, dem Fleisch, und selbst an sich gesunder Frischkornbrei bildet noch Säuren. Schauen wir uns einmal einen allgemein üblichen Speisezettel an. Es beginnt am Morgen mit frischem Gebäck, welches säurebildend ist. Dasselbe gilt für Brot. Dazu gibt es Marmelade, die dank des raffinierten Zuckers obendrein noch Basen entzieht. Oder darf es etwas Käse sein? Hier sind nur wenige Sorten, wie etwa Weißkäse (auch Quark oder Topfen genannt), nicht säurebildend. So mancher greift gern zu Schinken oder Wurst, die ebenfalls säurebildend sind. Kaffee oder (schwarzer) Tee – zeichnen sich beide gleichermaßen als Säurebildner aus. Wer glaubt, mit Früchtetee besser dran zu sein, irrt leider gewaltig, denn dieser ist geradezu eine Säurebombe. Lediglich Kräutertees sind als Alternative zu empfehlen. Selbst das »gesunde« Müsli bildet oft Säuren und ist dazu noch schwer aufschließbar; nur Rohköstler mit absolut gesundem Darm vertragen es problemlos. Biochemisch kommt es bei der Verarbeitung von rohem Getreidebrei oft zur Gärung, wobei neben Fuselalkoholen, die die Leber belasten, auch Essigsäure entsteht. Durch schonendes Aufkochen wird Getreide hingegen leichter verdaulich. Auch Joghurt ist säurebildend. Beim gängigen Frühstück ist eigentlich nur die Butter neutral, was die »light«-Fans vielleicht doch zum Umsteigen von der wesentlich ungesünderen Margarine bewegen könnte.

Weiter geht es dann zum »sauren« Mittagstisch. Darf es eine Rinderbrühe als Vorspeise sein? Saurer geht es schon nicht mehr. Danach gibt es eine säurebildende Fleischspeise und dazu eine kleine Gemüsebeilage, vielleicht Kartoffeln und etwas Alibi-Salat. Im Verhältnis zu den Säurebildnern ist ein solches Menü aber zuwenig basisch. Übrigens zählen auch Nudeln, wie alle Getreide außer Hirse, Quinoa und Amaranth, die relativ neutral wirken, zu den Säurespendern, es sei denn, sie werden durch intensives Kauen mit dem basischen Speichel gut durchmischt und auf diese Weise schon im Mund neutralisiert. Munter geht's dann mit Kaffee und Kuchen weiter zur nächsten »Säurerunde«. Abends gibt es dann Fisch oder auch Aufschnitt, eine Käseplatte oder zumeist mit Säurebildnern belegte Brote. Zum Fernsehen gereichte Knabbereien vervollständigen die »Säureorgie«.

Nun ist aber jede Verschiebung des Säure-Basen-Gleichgewichts ein Angriff auf die Gesundheit. Säuren sind zwar für die Energiegewinnung notwendig, doch zuviel Säuren können über Nieren und Darm nicht ausgeschieden werden und brauchen Basen, um neutralisiert zu werden. Kein Problem für den Körper, solange es noch Basenreserven gibt und sich der Betroffene nicht durch »saure« Gedanken noch weiter in den sauren Bereich hineintreibt. Saure Gedanken und jede Art von Streß, auch Lärm, Schlafen auf Wasseradern oder bei Elektrosmog, viele Medikamente und akute Krankheiten bewirken noch mehr Säureüberschuß, als man sich im Normalfall schon durch Nahrungsmittel antut. Wie überleben wir das nur alles, mag sich so mancher fragen. Überleben tun wir's über längere Zeit, sehen wir einmal davon ab, daß Herzinfarkt und Schlaganfall die gefährlichsten Folgen von Übersäuerung sind. Die Frage ist nur: Zu welchem Preis? Denn um die aggressiven Säuren zu neutralisieren und den PH-Wert des Blutes stabil zu halten, betreibt der Körper Raubbau und bedient sich bei sich selbst. Er holt sich das basisch wirkende Kalzium aus den Zähnen, mit den bekannten Kariesfolgen. Er löst es ebenso aus den Knochen. Osteoporose findet hier ihren biochemischen Ursprung, vor allem in der Zeit nach den Wechseljahren, wenn die Frau nicht mehr über die Menstruation einen Anteil der belastenden Stoffe verliert. Er opfert basisches Magnesium aus den Muskeln –

Krämpfe und Migräne sind die Folge –, und verschont auch den Herzmuskel nicht, der noch des basisch wirkenden Kaliums beraubt wird und sein Unbehagen häufig mit Herzrhythmusstörungen ausdrückt. Wenn die Neutralisation nicht gelingt, ist das unter Mineralstoffmangel leidende Herz dem Schlimmsten ausgesetzt. Ist kein Puffer mehr vorhanden, um den Säureüberschuß abzufangen, bringt ein plötzlicher Säureanstieg das Blut tendenziell zum Stocken; verstockte Menschen sind das unleidliche Ergebnis. Denn Säure hat die Eigenschaft, eiweißhaltige Flüssigkeiten – man denke etwa an Milch – zum Gerinnen oder Gelieren zu bringen. Aber auch wenn die Neutralisation gelingt, ist das Problem noch nicht aus der Welt. Die Neutralisationsschlacken können nur zum Teil sofort ausgeschieden werden; der Rest wird, wie bereits beschrieben, dort abgelagert, wo er keine lebenswichtigen Körperteile beeinträchtigt. Der Gesamtorganismus wird aber trotzdem belastet, und sogar Schmerzen können hier ihre vordergründige körperliche Ursache finden. Mit Schmerzen schreit das betroffene Gewebe letztlich um Hilfe, und diese müßte in der Entsäuerung bzw. Neutralisation des Säurenüberschusses bestehen.

Um all das zu vermeiden, werden wir nicht umhin können, unsere Ernährungsgewohnheiten nicht nur zu überdenken, sondern auch in Richtung mehr Gemüse und mehr Obst bei gleichzeitiger Reduktion der sauren und säurebildenden Nahrungsmittel zu ändern. (Eine Tabelle zur Säuren- und Basen-Wirkung von Lebensmitteln finden Sie im Anhang S. 281 f.) Noch wichtiger ist aber eine Lebenshaltung, die die chronische Überforderung, die wir heute als Streß bezeichnen, abbaut und zu einem ausgeglichenen Lebensstil führt. Wer in Harmonie mit seinen seelischen Bedürfnissen lebt, ist viel besser in der Lage, auch im Körper die Harmonie aufrechtzuerhalten.

Träger Mensch, langsamer Stoffwechsel

Ohne Sauerstoff geht in unserem Organismus gar nichts. Mit wenig Sauerstoff geht alles langsam und träge. Also brauchen wir uns nicht zu wundern, wenn wir, unseren sitzenden Tätigkeiten nachgehend, immer träger und verschlackter werden. Die meisten haben tiefes Atmen bis in den Bauch hinunter verlernt, so sie es denn je beherrschten. Beim Sitzen ist es ja auch nicht unbedingt notwendig, und bewegen ist für viele nur noch Mühe, verursacht es doch Atemnot und Seitenstechen. Wer mit hochgezogenen Schultern flach atmet und Sauerstoff höchstens bis zur Hälfte des Brustkorbes vordringen läßt, der hat ein Problem. Meist sogar mehrere, denn auf diese Weise werden auch viele Emotionen kaltgestellt und eingepanzert. Mit der geringen Sauerstoffaufnahme geht aber auch wieder eine Übersäuerung einher. Obwohl im Sauerstoff das Wort »sauer« steckt, wirkt er doch genau gegenteilig, d. h. basisch. Wer nicht tief atmet, bekommt nicht nur weniger Sauerstoff, er gibt auch weniger Kohlensäure ab. Überwindet man sich, nur zehn Minuten täglich zu joggen, atmet man die gleiche Menge Kohlensäure aus, wie jemand, der den ganzen Tag nur sitzt, ganz abgesehen von der darüber weit hinausgehenden Entschlackungswirkung des Schwitzens aus eigener Kraft. Um aber einen merkbaren Trainingseffekt für das Herz-Kreislaufsystem zu erreichen, müßten es mindestens 20 Minuten sein.

Allerdings muß »Sport« langsam angegangen werden. Erst eine regelmäßige (!) vermehrte Sauerstoffzufuhr schützt vor dem anderen Extrem, der Übersäuerung in Form eines Muskelkaters. Er entsteht, wenn die untrainierten Zellen zu rasch ermüden, und die Zirkulation, die Sauerstoff anliefern und die natürlichen Abfallprodukte wie Milchsäure und Brenztraubensäure in Energie umwandeln soll, zu langsam vor sich geht. Nicht restlos umgewandelte Abfallprodukte bleiben als Säure im Körper zurück. Das gilt sowohl für Milchsäure und Brenztraubensäure, die durch die Muskelaktivität entstanden sind, als auch für die Kohlensäure, die beim Sport ausgeatmet wird, beim Sitzen hingegen im Körper verbleibt. So gesehen ist beides gleichermaßen schlecht und verursacht Übersäuerung: zuviel unvorbereitete Bewegung und zuwenig. Spürbar wird die Überlastung mit Säure durch Müdigkeit und Schmerzen in den Muskeln. Wird ein ohnehin übersäuerter Körper plötzlich sehr beansprucht, entsteht noch mehr Säure, die mitunter in Form von Fieber verbrannt werden muß. Die Idee, einmal im Jahr auf sportlich zu »machen«, schadet mehr als sie nützt.

Letztlich sollte man auch beim Essen säurebildender Nahrungsmittel daran denken, daß Säure Energie liefert. Diese Energie will aber auch verbraucht werden. Bewegung ist also etwas, was zum Leben dazugehört, wenn man in Balance bleiben und nicht verschlacken will. Außerdem ist Muskelaktivität eine der wirksamsten Möglichkeiten, um Fett abzubauen. Diäten hingegen verringern oft vor allem den Wassergehalt im Körper und führen dazu, daß der Körper, seit Jahrtausenden auf Hungerperioden entsprechend vorbereitet, den Gürtel enger schnallt und seinen Grundumsatz, also seinen Energieaufwand, drosselt. Ist der Grundumsatz jedoch niedrig, werden Fettdepots nicht angerührt! Nach der Diät nimmt man dann erst recht zu, denn der Grundumsatz bleibt im Keller, und die Muskeln, die man für den Fettabbau bräuchte, haben sich zurückgebildet. Statt Diät hilft also viel besser regelmäßiges Training, das so angelegt sein soll, daß man dabei noch durch die Nase atmen bzw. sich dabei noch mit jemandem unterhalten kann, ohne außer Atem zu kommen. Schnelles Gehen, Joggen, Radfahren, Steppen (Stufensteigen), Langlaufen sind am geeignetsten für ein Ausdauertraining, das außerdem, wie schon beschrieben, die Sauerstoffaufnahmefähigkeit des Körpers langsam erhöht und Herz und Kreislauf trainiert. Ein Belastungstest bei einem Arzt oder Sportwissenschaftler hilft, die richtigen Daten für den persönlichen Fitneßplan zu ermitteln.[6] Da man bekanntlich auf Dauer nichts durchhält, was keinen Spaß macht, geht es vor allem darum, genußvolle Trainingsmöglichkeiten für sich zu entdecken. Das kann zum Beispiel ein schneller Spaziergang in einem bestimmten Waldstück sein oder eine Laufstrecke über Felder. Die Natur bietet zusätzlich Anregung über alle Sinne – man denke nur an die vielfältigen Gerüche, Farben und Lichtstimmungen –, abgesehen davon, daß hier mehr Sauerstoff vorhanden ist, als in jedem noch so exklusiven Fitneß-Club. Eine ganz besondere Bedeutung kann man seinem Training auch dadurch verleihen, daß man es als eine Art Meditation betreibt. »Nach innen laufen« kann sehr befreiend wirken, innere Spannungen abbauen und den zusätzlichen nicht zu unterschätzenden Effekt psychischer Stabilisierung, Steigerung der Lebensenergie und Stärkung des Immunsystems mit sich bringen. Loslassen im Kopf ist nämlich für viele leichter in der Bewegung zu erreichen als im Stillsitzen. Egal, in welchem Trainingszustand man sich befindet, ob man durch Gehen oder durch Laufen trainiert, mit der Zeit entspannt man sich, man hört nur noch auf seinen Atem, und es entstehen automatische Bewegungsabläufe, die in sich rund und kraftvoll werden. Wer seinen eigenen Rhythmus findet, gewinnt damit einen unschätzbaren Zugang zu seinem Körper. Er freut sich an der Leistungssteigerung, die nicht als Mühe wahrgenommen wird, sondern als Herausforderung. Dadurch bekommt man auch ein stärkeres Vertrauen in sich selbst und in das, was man erreichen kann.

Alles hat jedoch auch eine zweite Seite. Der zugeführte Sauerstoff ist nur zum Teil Lebenselixier. Trifft er auf unterversorgtes Gewebe, kann der Anteil an »Freien Radikalen«, das sind aggressive Abkömmlinge des Sauerstoffs, über die Zellen herfallen und Proteine, die Zellmembran und sogar das Erbgut angreifen. Dagegen helfen Antioxidantien, auf die in einem eigenen Kapitel eingegangen wird. Auch hier muß also die Mitte das Ziel sein und das rechte Maß zum Maß aller Dinge werden. In der Antike bedeutete das Wort »ratio« unter anderem auch noch das rechte Maß. In diesem alten umfassenden Sinne müßten wir also »nur« wieder vernünftig werden und zum rechten Maß in allem zurückfinden.

III Loslassen – die Chance sich zu befreien

Die geistigen Voraussetzungen körperlichen Loslassens

Loslassen ist zum Zauberwort auf vielen Ebenen geworden. Selbst die Politik empfiehlt inzwischen notgedrungen das Loslassen von alten Ansprüchen und Mustern. In der Bewußtseins- und Gesundlebeszene gilt Loslassen seit eh und je als Dreh- und Angelpunkt allen inneren Fortschritts. »Wenn ich nur loslassen könnte von der alten Beziehung, dem alten Job oder welcher alten Geschichte auch immer«, ist ein vielgeklagter Satz. Sogar, was die großen Übergänge des Lebens angeht, hängen wir krampfhaft am alten, können es nicht loslassen und sind so nicht offen für den nächsten Schritt. Beim herrschenden Jugendkult ist es kaum verwunderlich, daß wir die Jugend immer weniger loslassen und so kaum noch erwachsen werden. Beim noch schwierigeren Übergang in der Lebensmitte gelingt es uns noch weniger, rechtzeitig loszulassen und umzukehren, um in Würde zu altern. Das letzte Loslassen schließlich, das Sterben, wird für moderne Menschen zum größten Problem überhaupt. Wenn es nicht gelingt, das Leben loszulassen, wird das Sterben elend und die Zeit danach oft schrecklich. Das Buch »Lebenskrisen als Entwicklungschancen« bietet eine Fülle von Hinweisen, wie mit den großen Krisen des Lebens von den beruflichen über die partnerschaftlichen bis hin zu spirituellen Krisen umzugehen bzw. wie durch Rituale des Loslassens und Umpolens eine neue Richtung im Leben zu finden ist.

Auch auf dem spirituellen Weg ist Loslassen das letzte und damit wichtigste Ziel. So wie wir beim Sterben die materielle Welt, die der »Sensenmann« erbarmungslos abschneidet, zurücklassen, muß auch bei der Begegnung mit dem sogenannten Hüter der Schwelle alles Überflüssige losgelassen werden. An ihm, der den Übergang zur jenseitigen transzendenten Welt bewacht, gibt es kein Vorbeikommen ohne völliges Loslassen auf allen Ebenen. Solch totales Loslassen muß bereits im Leben geübt werden und läuft letztlich darauf hinaus, die Verirrung in der Zeit loszuwerden, um ganz im Augenblick des Hier und Jetzt anzukommen. Das meint auch allen Widerstand loszulassen, der ja im wesentlichen aus Zeitverirrung resultiert. Der so erstrebenswerte Zustand des Fließens setzt naturgemäß ständiges Loslassen voraus. *Pantarhei* - alles fließt, wußte bereits Heraklit. Umgekehrt endet alles Festhalten im Leid. Selbst Versuche das Glück festzuhalten, führen bekanntlich ins Unglück. Loslassen wird damit zum Schlüssel schlechthin auf dem Entwicklungsweg, es ist die Voraussetzung für das letzte Einswerden mit allem.

Dieses große Loslassen ist zum Glück wunderbar bei vielen kleinen Gelegenheiten zu üben. Im übertragenen Sinne loszulassen, solange man noch im Konkreten festhält, ist kaum zu schaffen. Ganz drastisch zeigen uns das Erfahrungen der Psychotherapie. Es ist zum Beispiel unendlich schwer, Patienten zum Loslassen zu bewegen, die unter Verstopfung leiden. Wird dagegen der Darm saniert und Loslassen auf dieser Ebene in die Wege geleitet, gelingt es auch viel leichter, die dunklen Bewußtseinsinhalte abfließen zu lassen. Die Unterwelt des Bewußtseins hat viel mehr mit der des Körpers zu tun, als wir uns heutzutage klarmachen. Den Menschen der Antike waren dagegen diese Zusammenhänge weitgehend bekannt, ihnen war Hades-Pluto, das Prinzip dieser Sphäre, besser vertraut. Milton Erickson, der Vater der Hypnotherapie, riet einer frigiden Patientin einmal, sich vor den Kühlschrank zu setzen und in einem stundenlangen Ritual mitzuerleben, wie er Tropfen für Tropfen abtaute. Das Ergebnis soll sehr bemerkenswert gewesen sein. Das sinnliche Erlebnis dieses tropfenweisen Loslaßprozesses förderte das Loslassen des inneren Eispanzers und damit ihr eigenes Auftauen gegenüber dem inneren erotischen Feuer.

Ähnliches kann man bei geführten Meditationen erleben. Solange Meditierende zum Beispiel etwas in der Hand halten, können sie auch im Bewußtsein nicht wirklich loslassen. Gelingt es aber, sie zu bewegen, die Handtasche oder das Tonbandgerät loszulassen, geschieht es auch im Bewußtsein spürbar leichter. Ganz ähnlich verhält es sich mit der Haltung der Beine beim Meditieren auf dem Stuhl. Werden sie auf Grund von Erziehungskonventionen zusammengehalten, ist Loslassen erschwert bis behindert. Im Moment aber, in dem die Beine losgelassen werden, lösen sich auch auf anderen Ebenen alle möglichen Anspannungen, und Loslassen geschieht wie von selbst.

Diese Parallelität der Ebenen von der konkreten bis zur übertragenen kann man sich gut zunutze machen und so von jedem Punkt aus alle anderen mit beeinflussen. Wer nicht schwimmen kann, hat meist ein Loslaßproblem in bezug auf das Seelische, denn es verkörpert sich im Wasserelement. Wer sich also dem Wasser nicht hingeben will, zeigt damit häufig, wie wenig er sich seelischen Gefilden anvertrauen kann. Schwimmen ist damit vorrangig keine Frage der Technik, da alle Menschen im Wasser bewegungslos schweben können. Wir brauchen nur die Arme über den Kopf zu nehmen und uns ohne Angst hinzugeben. Das wäßrige Element trägt uns ganz ohne unser Dazutun. Natürlich können Menschen ertrinken, aber das liegt vor allem an ihrer Angst und unkontrollierten Bewegungen, und am wenigsten daran, daß das Wasser sie in die Tiefe ziehen würde. Das tut es nachweislich nicht, aber die eigene Angst kann einen hinunterziehen und umbringen. So kann Wasser zu einem idealen Partner werden bei Loslaßübungen. Schon bewußtes Schwimmenlernen bekommt Qualitäten einer Psychotherapie, wenn man sich den Zusammenhang klarmacht. Wer schwimmen kann, aber den Kopf dabei immer über Wasser haben muß, könnte als nächsten Schritt richtig schwimmen lernen und vom frisurschonenden Stil der englischen Königin zu dem der Delphine oder wenigstens Frösche wechseln.

Wer sich im Wasser bewußt frei schwebend wohl fühlen lernt, ist ein gutes Stück ausgesöhnt mit der seelischen Welt und kann in bezug auf einen (lebens)wichtigen Punkt loslassen. So groß der Effekt ist, so einfach ist das Vorgehen, denn die Übung ist in jedem Thermalbad innerhalb kurzer Zeit zu bewältigen. Für ein Übergangsstadium kann man sich auch mit Schwimmflügeln helfen, die an den Fesseln der Füße schwach aufgeblasen als Vertrauensstützen dienen können. Wasser ist natürlich auch ein ideales Auffangmedium für alle Übungen des Fallenlassens, das ja auch nichts anderes als Loslassen meint. Hier geht es wohlgemerkt nicht um springen, sondern darum, sich ganz bewußt und langsam kippen zu lassen, um das Fallen wirklich zu spüren und vor allem den Punkt, ab dem es keine Umkehr und damit keine Sicherheit mehr gibt. Die Höhe, von der das Fallen geübt wird, ist dabei gar nicht so wichtig, und man kann gut am Beckenrand beginnen. Schließlich wird vielleicht sogar der freie Fall genossen, wie es Turm- und Fallschirmspringer im Extrem so genußvoll vormachen.

Natürlich kann man Loslaßübungen auch sehr schön auf dem Trockenen durchführen, zum Beispiel in Form von geführten Meditationen. Da diese im Zusammenhang mit der Entschlackung eine wichtige Rolle spielen, werden wir später noch darauf zurückkommen. Eine der tiefstgehenden Loslaßübungen ist sicher das Erleben des verbundenen Atems, auf den noch einzugehen ist, da er auch wesentlich zur Entschlackung beitragen kann. Ganz konkrete Loslaßübungen machen schon kleine Kinder mit Genuß, wenn sie sich von Mäuerchen herab in die Arme der Eltern »stürzen«. Ähnliches geschieht, wenn sie sich in die Luft werfen und vom Vater wieder auffangen lassen. Kinder, die solche Spiele genießen, verraten damit ein gesundes Urvertrauen und die Fähigkeit loszulassen von der Angst, vom Leben nicht aufgefangen zu werden.

Erwachsene üben dieses Thema heute bei entsprechenden Seminaren bei vielen ähnlichen Übungen. Etwa wenn sie sich in ein aus einer Decke gebildetes Sprungtuch kippen lassen oder gleich aus dem Flugzeug in der Hoffnung, daß der Fallschirm aufgeht. Zu dritt kann man das etwas harmloser spielen, wenn zwei Fänger sich die Arme reichen, um den dritten darin aufzufangen. Auch solch kleine Übungen können, wenn der Punkt des Umkippens nur bewußt genug erlebt wird, große und befreiende Ergebnisse bringen. Eine Gruppe kann ebenfalls zu einem geeigneten Umfeld werden. Ein Teilnehmer stellt sich ganz steif in die Mitte eines aus den übrigen Gruppenmitgliedern gebildeten Kreises und läßt sich in irgendeine Richtung fallen, in der hoffentlich begründeten Erwartung, daß die Gruppe sie oder ihn schon auffangen wird. Natürlich haben Gruppen auch im Übertragenen die Möglichkeit, ihre einzelnen Mitglieder aufzufangen, wenn die sich ausliefern und entsprechenden seelischen Prozessen hingeben. Von dieser Hoffnung lebt jedenfalls die Gruppenpsychotherapie.

Selbstverständlich läßt sich dieses große Thema auch in der Praxis des Lebens üben, etwa wenn es darum geht, Beziehungspersonen loszulassen oder Angehörige. Bei den Übergängen des Lebens muß – wie schon erwähnt – ebenfalls das jeweilige alte überlebte Lebensstadium losgelassen werden, denn ohne Loslassen von Kindheit und Jugend ist Erwachsenwerden nicht möglich. Insofern beruht jede geistig-seelische Entwicklung immer auf Loslaßprozessen. Eine gute Hilfe können bei großen Herausforderungen an unsere Loslaßfähigkeiten Rituale und geführte *Reisen nach Innen* bieten.

Wenn ich nur loslassen könnte – das Hängenbleiben im Problem

Das wohl größte Problem beim Loslassen ist, daß man es oft auch bei bestem Willen einfach nicht kann. Man will loslassen, etwas in einem will gleichzeitig aber auch festhalten. Das geschieht fast zwanghaft. In Beziehungen ist das sehr gut zu beobachten. Die Entscheidung »Das ist nicht gut für mich, hier bin ich nicht glücklich und gehe lieber« wird vom Kopf getroffen. Das Herz aber bleibt unerschütterlich in Verbindung mit dem anderen und ist eher bereit zu leiden, als von ihr oder ihm zu lassen. Man laboriert an einer Art Reiseverstopfung und schafft den Übergang zum neuen Lebensabschnitt nur unter Mühen nach etlichen mißglückten Befreiungsversuchen irgendwann, meist, wenn man schon gar nicht mehr damit rechnet. Dasselbe ist auch bei Todesfällen und dem damit anstehenden Abschiednehmen von nahestehenden Menschen zu beobachten. Im Extremfall hängt man in der Vergangenheit, erlebt sich selbst immer noch in Verbindung mit der oder dem Verstorbenen und hat aufgehört, sich als eigenständiges Wesen mit einer Gegenwart und Zukunft wahrzunehmen. Viele spüren sich nicht mehr wirklich, weil das Leid über den Verlust alles andere überdeckt.

Oft ziehen sich Beziehungskrisen über Jahre hin, und es gibt auch für die Betroffenen eigentlich keine vernünftige Erklärung dafür, warum sie sich nicht aus der unbefriedigenden Situation lösen. Man hat das Gefühl, da ist doch noch etwas, was nicht eingelöst wurde, etwas, was noch offen ist, nicht gelebt, nicht geklärt, nicht versucht. Vielleicht lebt man auch in dem unbestimmten Gefühl, den Partner retten zu müssen, mischt sich in das Leben des anderen ein und versucht als Nichtschwimmer einen vermeintlich Ertrinkenden aus dem Wasser zu ziehen. Gehen wir davon aus, daß leben lernen bedeutet, dann kann ein Hängenbleiben in so einer Situation nur bedeuten, daß der dahinterstehende Lernschritt noch nicht gemacht wurde. Hier helfen oft Astrologie oder noch weitergehender auch Psychotherapie. Für uns hat sich diesbezüglich die Reinkarnationstherapie, wie wir sie seit 20 Jahren durchführen, besonders bewährt, weil es mit ihr leichtfällt, die Verstrickungen über die Zeiten hinweg zu durchschauen.

Das wiederum kann die endgültige Lösung erleichtern. Aber auch Methoden, die über den Körper arbeiten, um Unbewußtes ins Bewußtsein zu heben und bewältigbar zu machen, können hilfreich sein, weil auch sie die Ebene der *Auseinandersetzung* wechseln.

Nicht selten kommt man darauf, daß Situationen aus der Kindheit wiederholt werden, indem man den Vater oder die Mutter auf den Partner projiziert und auf diese Weise eine alte Wunde wiederaufleben läßt. In diesem Fall ist es tatsächlich sinnvoller, die Vergangenheit zu verarbeiten, statt blindlings aufzubrechen, in eine neue Beziehung zu stolpern, um nach einiger Zeit darauf zu kommen, daß man sich die alte Situation in etwas veränderter Form neu geschaffen hat. Eine Therapie kann aufzeigen, daß etwa im Drang, retten zu wollen, die Wiederholung des kindlichen Versuchs steht, die Beziehung der Eltern zu kitten oder einem Elternteil den Partner zu ersetzen. Das Trauma aus dieser Überforderung schleppen nicht wenige ein Leben lang mit sich herum und wundern sich, warum ihre Beziehungen immer wieder Neuinszenierungen desselben Stückes sind. Wiederholungen bekannter Muster beschränken sich aber nicht nur auf dieses Leben, wie die Reinkarnationstherapie zeigt. Unbewältigtes wird zum Schatten, nicht bewußt, aber unterschwellig immer da. Das kann so weit gehen, daß man dem Partner diesen Schatten »umhängt«, indem man an ihm eigene, nicht gelebte Eigenschaften und Verhaltensweisen erkennt. Das betrifft auch nicht gelebte Prinzipien, die auf unangenehme Art so doch zu ihrem Recht kommen. Daß Schuldzuweisungen und Bewertungen den Partner betreffend zu keiner Lösung führen, muß wohl nicht extra betont werden. Projektion im Sinne der Schuldverschiebung und Sündenbocksuche ist zwar das gängigste Modell dieser Gesellschaft, schafft aber trotzdem in Wirklichkeit keinerlei langfristige Erleichterung. Sie ist allerdings ein gutes, wenn auch schreckliches Beispiel dafür, wo Nichtloslassen hinführt.

Wenn man in verfahrenen Situationen wirklich loslassen will, aber nicht kann, kommt man nicht umhin, herauszufinden, was einen am Loslassen hindert. Der Schlüssel dazu liegt immer in einem selbst. Das schreibt sich nun so leicht. Aber wo fängt man an, wenn man vor lauter Wald die Bäume nicht mehr sieht? Die Astrologie als Hilfsangebot wurde bereits kurz erwähnt. Sie bietet in vielerlei Hinsicht ein Erklärungs-, aber auch ein Lösungsmodell. Einiges scheint hier zumindest erwähnenswert. Im Horoskop ist (für einen guten Astrologen) erkennbar, welche (Ur-)Prinzipien bzw. Archetypen man zu leben hat. Dabei geht es nicht um eine Wertung, um die Frage nach einem »guten« oder »schlechten« Schicksal an sich, sondern darum, wie man mit seinen individuellen Bedingungen, mit seinen Stärken und Schwächen umgehen und den bestmöglichen Entwicklungsweg wahrnehmen kann. Mit zu diesem Weg gehört zum Beispiel oft, daß Kinder das leben, was die Eltern sich versagt und nicht gelebt haben. Ein Teil der Lebensaufgabe ist es, diesen ererbten Anteil zu erfüllen. Schwierig wird es zum Beispiel, wenn dieser Anteil mit dem übrigen, das es da zu erleben und bewältigen gilt, nicht harmoniert. Dann wird man von vornherein mit größeren Anforderungen konfrontiert. Auch was die »Begabung« zum Loslassen angeht, ist einiges aus dem Horoskop herauszulesen. Anhand der Planetenverteilung in den Häusern ist der »Ego«-Anteil der Persönlichkeit zu erkennen. Das Ego ist von vornherein mehr an die sichtbare Welt gebunden und geneigter, etwas auch im Realen festzuhalten. Die Kehrseite ist, daß man sich mit dem Loslassen schwerer tut. Stehen viele Planeten in den Häusern eins bis sechs, das heißt in der »unteren Hälfte« des Geburtshoroskops, dann bedeutet das viel Auseinandersetzung im realen Bereich – und der ist nun einmal stärker vom Ego bestimmt als die Häuser sieben bis zwölf, die mehr ins Spirituelle tendieren. Je mehr man in diesen Sphären lebt, desto stärker wird man in seinem Vertrauen in größere Zusammenhänge und in die Sinnhaftigkeit in einem höheren Sinn, desto leichter fällt Loslassen bezüglich konkreter Dinge.

Daneben ist zu beachten, daß Plutoaspekte das Festhalten fördern. Das Urprinzip Pluto steht für das Unbewußte, Verdrängte, nicht Gelebte. Pluto legt einen Schleier über das, was wir wirklich wollen, und läßt zu, daß wir einer falschen Vorstellung folgen. Wenn sich jemand beispielsweise einbildet, er braucht zu seinem Glück eine Villa mit zehn Zimmern und alles daransetzt, um dieses Ziel zu erreichen, dann wird er möglicherweise irgendwann vor dem realisierten Ziel stehen und nur noch gestreßt sein. Warum? Weil Pluto einen anderen Aspekt verdeckt und ins Unbewußte abgedrängt hat. Dieser andere Aspekt könnte beispielsweise mit Neptun zu tun haben. Dieses Prinzip verkörpert das Loslassen schlechthin. Aus dem zwölften Haus kommend, den Fischen zugeordnet, ist er das Prinzip der Auflösung des Realen. Steht er im Horoskop in einem der ersten Häuser, dann erleichtert er dort in der Domäne des Ego das Loslassen. Steht der Neptun zum Beispiel im dritten Haus, dann kann er dort Nomadentum bedeuten. Dieser Mensch wäre glücklicher, wenn er zwei oder mehr Wohnsitze hätte, zumindest aber öfter wegfahren könnte. Sitzt er statt dessen in seiner großen Villa, und ist er vielleicht auch noch finanziell belastet, so daß er sich Reisen nicht mehr leisten kann, wird er sich schwertun, das Riesenhaus zu beleben und sich glücklich zu fühlen. Er könnte sein Nomadentum vielleicht ausleben, indem er von einem Zimmer ins nächste zieht, aber auch das wird ihn nicht wirklich zur Ruhe bringen. Jetzt kommt in einem Lebensabschnitt – meist um das 38. bis 40. Lebensjahr – ein starker Aspekt (zum Beispiel Pluto-Pluto) auf ihn zu, und alles Verdrängte dringt an die Oberfläche. Dann wird das Leben umgekrempelt, die Villa wird aufgegeben. Je mehr Verdrängtes da war, um so intensiver und umfassender wird dieser Umwälzungs-Prozeß sein und ins Bewußtsein heben, was für das eigene Leben wirklich wichtig ist. Ob jemandem das Loslassen dann leicht- oder schwerfällt, ob sich der Verkauf der Villa länger hinzieht und der innere Druck immer größer wird, läßt sich in gewissem Maße von der Stellung des Neptun im Horoskop ablesen. Dieses eine von vielen denkbaren Beispielen kann vielleicht aufzeigen, welche Erkenntnishilfen die psychologische Astrologie bezüglich des Loslassens zu bieten hat.

Erkenntnis ersetzt das Loslassen aber natürlich nicht. Wie viele Menschen kreisen ewig um ihr Problem, baden ständig im eigenen Sumpf und geben ihr Leben lang den Eltern, der traurigen Kindheit, dem Karma oder wem auch immer die Schuld an ihrem Unglück, das letztlich darauf basiert, daß sie sich dem Fluß des Lebens verweigern? Annehmen lernen, das ist der nächste Schritt nach der Erkenntnis. Was hier ungemein erleichternd wirken kann, sind die homöopathische und die Behandlung mit Bach-Blüten. Beide können helfen zu akzeptieren, was ist (Näheres ist in den entsprechenden Kapiteln nachzulesen). Wenn wir uns nicht mehr wehren, dann brauchen wir eigentlich nur noch mit der nächsten Wellenbewegung aus dem Wellental nach oben zu schwimmen, und gleich fällt es leichter, sich selbst und anderen zu verzeihen. Die Wellenbewegung nach oben kommt so sicher, wie das Leben ständige Veränderung, ständiger Fluß ist. Es gibt nichts Statisches in dieser Schöpfung. Was heute ist, wird morgen vielleicht nicht mehr, übermorgen sicher nicht mehr sein. Sich festzuhalten, im Schönen wie im Schmerzvollen, kann nicht funktionieren. Wer unter Angst festhält, was er im Leben erreicht und liebgewonnen hat, scheitert genauso wie jemand, der im Schmerz verharrt und glaubt, nie wieder Glück empfinden zu können. Wir müssen lernen, das Leben im Moment zu leben, im Hier und Jetzt anzukommen, uns jetzt zu freuen, jetzt zu trauern, und stets bereit sein, mit Vertrauen und Hingabe alles, was kommt, anzunehmen. Sprachlich ist das so einfach zu umschreiben: Statt unser Glück daran zu binden, daß wir alles bekommen, was wir wollen, bräuchten wir nur alles zu wollen, was wir bekommen, und wären automatisch und im selben Moment glücklich. Das aber setzte Vertrauen und Hingabe voraus. Bei diesen beiden Worten stellt sich natürlich sofort die Frage: Vertrauen in wen oder was? Hingabe an wen oder was? Die spirituelle Dimension des Vertrauens und der Hingabe in und an eine größere Ordnung sind letztlich die höchsten Qualitäten des weiblichen Pols. Es geht also um Loslassen in diesem höchsten Sinn und Hingabe an den jeweiligen Augenblick.

Anregungen aus der chinesischen Medizin

Der Taoismus ist die geistige Grundlage der traditionellen chinesischen Medizin. Er lehrt, daß Wechselbeziehungen zwischen verminderter Funktion eines Organs und bestimmten negativen Seelenzuständen bestehen. Wenn wir also von Entgiften und Entschlacken sprechen, dann werden auch Seelenzustände eine Rolle spielen, die das Loslassen auf der körperlichen Ebene behindern bzw. beeinflussen. Gehen wir davon aus, daß Gesundheit und volle Funktionsfähigkeit mit energetischem Gleichgewicht im Organ gleichzusetzen ist, dann ist alles, was dieses Gleichgewicht stört, generell nicht gut für uns, im besonderen aber beim Entgiften und Entschlacken kontraproduktiv. Die Chinesen argumentieren, daß die Lebensenergie Qi nicht mehr ungehindert fließen kann, wenn die inneren Kräfte Yin und Yang nicht im Gleichgewicht sind. Bestimmte Seelenzustände oder Emotionen sind nun förderlich für das Energiegleichgewicht im Organ, bestimmte stören es. Es gibt fünf Hauptemotionen, die in der chinesischen Medizin von vorrangiger Bedeutung sind, weil sie einerseits die bei Krankheitsprozessen wichtigeren Organe – das sind die Yin-Organe – in ihrer Funktion beeinträchtigen bzw. aus dem Vorhandensein dieser Emotionen auf eine Störung im Organ geschlossen wird. Diese Sicht der Wechselwirkungen zwischen Körper und Seele ist etwas, was traditionelle Medizinsysteme, so übrigens auch die ayurvedische Medizin, auszeichnet. Gerade deshalb geben wir der chinesischen Medizin hier soviel Raum. Ansonsten fragt höchstens noch ein Homöopath oder ein Therapeut, der sich mit der Bedeutung der Krankheitsbilder beschäftigt, nach seelischem Befinden, um daraus unmittelbare Schlüsse für die Therapie zu ziehen. Käme sonst überhaupt jemand auf die Idee, vom emotionalen Zustand ganz konkret auf den körperlichen zu schließen? Nach der Sicht der chinesischen Medizin schädigt Zorn die Leber, Sucht nach immer wieder neuen Reizen das Herz, Grübeln die Milz, Traurigkeit die Lunge und Angst die Nieren bzw. es treten diese Emotionen gerade dann auf, wenn die Organenergie gestört ist.

Um in dieses Denksystem weiter vorzudringen, sei vorausschickend erklärt, daß immer ein Yin- und ein Yang-Organ samt zugehörigen Meridianen einen Funktionskreis bilden, also beispielsweise die Leber als Yin-Organ und die Galle als Yang-Organ zusammengehören. Meridiane sind Energiekanäle, die das Organpaar untereinander und die Organpaare miteinander verbinden. Insgesamt ergeben sich so fünf Funktionskreise, die in einem sich nährenden und kontrollierenden Zyklus angeordnet sind. Jeder der fünf entspricht einem Element – einem Prinzip – aus der Natur: Leber und Galle dem Holz, Herz und Dünndarm (dem Feuer ist als einzigem Element neben Herz und Dünndarm noch ein dritter und vierter Meridian, der Kreislauf-Sexus- und der Dreifacherwärmer-Meridian angeschlossen) dem Feuer, Milz (zur Milz gehört immer auch die Bauchspeicheldrüse, die beide von einem Meridian versorgt werden und daher immer in ihrem Zusammenwirken gemeint sind) und Magen der Erde, Lunge und Dickdarm dem Metall und Nieren und Blase dem Wasser. Die Elemente stehen also für je ein Organpaar im körperlichen Sinn. Sie stehen aber eben auch für Seelisches, da jedem bestimmte Emotionen zugeordnet werden. Und sie stehen für Geistiges, für die großen Themen, Einstellungen und Qualitäten, mit denen wir uns im Leben auseinanderzusetzen haben. In körperlichem, seelischem und geistigem Sinn sollen diese Elemente in uns ausgeglichene Prinzipien darstellen. Dann ist unser Leben in seiner Gesamtheit in Ordnung. Dieser Fünf-Elemente-Zyklus, auch Zyklus der Wandlungsphasen genannt, symbolisiert in seinem ständigen Ablauf den Fluß des Lebens in geordneten Bahnen, dem alles im Universum folgt, die Jahreszeiten ebenso wie die Abläufe im Körperinneren oder die Lebensalter. Und damit sind wir wieder beim Loslassen. Was ist Loslassen anderes, als im Fluß sein? Die Wandlungen sind es, die das Leben erst lebendig machen, ohne sie würde es zu einem Stillstand bzw. Zustand verkommen. Diese Wandlungen vollziehen sich im Außen, in unserer Lebensreise von Lebensabschnitt zu Lebensabschnitt, von Thema zu Thema, durch alle Lebensalter. Sie vollziehen sich aber auch im Körperinneren: in der Abfolge der hintereinandergeschalteten Meridiane, die das Qi von einem Organ zum nächsten durch unseren Körper führen. Je nach Element, in dem sich das Qi gerade befindet, wird es mit anderen Bedingungen und Qualitäten konfrontiert und vollendet schließlich, unserer großen Lebensreise vergleichbar, Tag für Tag einen ganzen Zyklus. Dabei erfüllt es bei jeder Organ-Station unsere Lebensfunktionen, ganz genau so, wie wir in dieser Welt von einer Etappe zur nächsten gehen und bei jeder unsere Lebensaufgaben erfüllen sollen. Wie innen so außen, wie oben so unten, heißt das große kosmische Gesetz in der westlichen Esoterik, das auch hier beispielhaft wirkt.

Bleiben wir etwa in einem Zustand negativer Emotionen verhaftet, halten bei einer Station unserer Reise inne, ohne die erforderlichen Qualitäten zu entwickeln und unsere »Lektion« zu bewältigen, wird der Fluß blockiert. Auf der körperlichen Ebene wird aus dem unbewältigten Thema ein Krankheitsbild, zumindest aber eine Konstitutionsschwäche. Wenn uns also ein negativer Zustand plagt, ist damit mehr ausgesagt, als wir uns dabei üblicherweise überlegen, aber auch mehr, als die chinesische Medizin üblicherweise in Betrachtung zieht. Er zeigt an, wo wir dem Fluß unseres Lebens gerade Widerstand leisten, bei welchen Themen wir anstehen im Leben. Dieser Stau auf allen Ebenen dauert bis zu dem Moment, wo wir wieder zur Entwicklung bereit sind und uns wieder dem Fluß des Lebens überlassen – loslassen und in Harmonie kommen.

Die Wechselwirkung zwischen Emotion und Organfunktion mit dem geistigen Prinzip als Überbau mahnt zu einem bewußteren Umgang mit Gefühlslagen und Lebensthemen allgemein. Ein sich Hineinsteigern in eine Emotion, ein sich immer tiefer Verstricken in eine Problematik, wird vom Körper mit einem Verlust des inneren Gleichgewichts beantwortet und stört den Meridianfluß, die energetische Pipeline zum Organ. Wird man beispielsweise beim geringsten Anlaß ärgerlich, dann schädigt man dadurch seine Leber, da Zorn den Energiefluß in der Leber verändert. Andererseits wird man aber umgekehrt durch den auftretenden Ärger darauf hingewiesen, daß gerade in diesem Organ ein energetisches Ungleichgewicht, ein Füllezustand, vorliegt. Letztlich wird aber die Ursache für das Ungleichgewicht im Geistigen liegen: Das Prinzip des Holzelementes, nämlich Wachstum, Planung, Organisation, Erweitern von Grenzen, wird nicht in entsprechender Weise gelebt. Das Problem dabei ist, daß man Emotionen wie Ärger oft nicht »loslassen« kann und der Teufelskreis zwischen energetischer Schwäche und negativen Emotionen nur schwer zu durchbrechen ist. Eines bedingt das andere. Ist man sich der Zusammenhänge aber bewußt, kann man gezielt für energetischen Ausgleich - etwa über ausgleichende Ernährung oder meridianstärkende Maßnahmen - sorgen und vor allem seelisch am Thema arbeiten. Die Themen der einzelnen Organe finden sich - aus westlicher Sicht beleuchtet - in dem Nachschlagewerk »Krankheit als Symbol«.[7]

Natürlich gehören unangenehme emotionale Zustände genauso zum Leben wie angenehme. Jeder ist einmal traurig, jeder ärgert sich hin und wieder, und es wird auch einmal eine Situation angstauslösend sein. Das bringt uns zwar energetisch ins Wanken, wird jedoch im Idealfall vom Körper selbst wieder ausgeglichen. Zu Auswirkungen auf der körperlichen Ebene kommt es erst bei einem Übermaß oder dem plötzlichen Überwältigtsein von einer Emotion. Kinesiologische Muskeltests arbeiten auf der energetischen Ebene. Mit ihrer Hilfe kann der energetische Zustand eines Meridians getestet werden. Ist er energetisch gut versorgt, widersteht der Muskel dem vom Therapeuten ausgeübten Druck mühelos. Denkt man an die dem Meridian entsprechende negative Emotion, wird der Muskel hingegen schwach. Dabei ist es egal, ob sich die Emotion auf die eigene Person bezieht oder auf eine andere. Sich schuldig zu fühlen beispielsweise, stört die Energie des Dickdarms. Ob ich mich nun schuldig fühle oder einem anderen Schuld zuweise, wirkt sich auf die gleiche ungute Weise aus: Ich schwäche damit meinen Dickdarmmeridian. Dauert das Schuldgefühl an, wird schließlich auch die Funktion des

Dickdarms und möglicherweise irgendwann der Dickdarm selbst geschädigt. Man erntet also im wahrsten Sinne, was man sät, und auch was man anderen gedanklich antut, fällt auf einen selbst zurück. Darin liegt offensichtlich ein wesentlicher Lernschritt.

Bevor wir uns nun den fünf Elementen im einzelnen widmen, sei noch darauf hingewiesen, daß es sich bei den Prinzipien tatsächlich um Wandlungsphasen und nicht um starre Bausteine der Welt handelt, wie wir beim Begriff »Element« vielleicht vermuten könnten. Wie Wong Kiew Kit in »Die Kunst des Qi Gong« (Knaur) schreibt, haben sie mit dem Ablauf von Prozessen zu tun, die zu fünf »Archetypen« werden. Jeder Archetypus hat typische Verhaltensmuster, die von den Meistern mit den Bezeichnungen Holz, Feuer, Erde, Metall und Wasser belegt wurden. Wirken diese Prozesse aufeinander ein, dann beeinflussen sie einander in charakteristischer Weise: Holz nährt Feuer, Feuer nährt Erde, Erde nährt Metall, Metall nährt Wasser, Wasser nährt Holz. Das ist der Fütterungszyklus. Habe ich viel Holz, wird das Feuer groß sein, bekomme ich viel Asche (= Erde) daraus, kann ich Metall gewinnen, dadurch wird das Wasser lebendig, damit das Holz wachsen kann. Daneben gibt es auch einen Kontrollzyklus. Holz kontrolliert Erde, Erde kontrolliert Wasser, Wasser kontrolliert Feuer, Feuer kontrolliert Metall, Metall kontrolliert Holz. Holz verbraucht die Erde, um zu wachsen, Erde nimmt Wasser auf, Wasser löscht Feuer, Feuer schmilzt das Metall, Metall spaltet das Holz.[8] Damit ist stete Entwicklung, aber auch Bewahrung vor Extremen und somit Gleichgewicht innerhalb des Zyklus gewahrt. Für uns sind diese Bedingungen wichtig, um zu verstehen, warum ein Element zu stark oder zu schwach ausgeprägt sein kann. Die wahre Ursache für eine Störung liegt mitunter ganz woanders als dort, wo sie sich äußert – also zum Beispiel im Element, das nährend wirken oder in dem, das kontrollieren soll.

Die fünf Wandlungsphasen oder Elemente

Jedes Element müßte man gut entwickeln und leben, ausgewogen halten und seine Themen letztlich auch wieder loslassen können, damit alle Elemente gleichmäßig gelebt werden können, selbst wenn man vom Typ her wohl immer seine Stärken in dem einen oder anderen Element haben wird. Versteht man die Prinzipien dahinter und erfährt sie, besteht kein Grund für Krankheit oder Funktionsschwäche oder auch anhaltende negative Seelenzustände. Was man als Prinzip lebt, braucht also nicht auf Umwegen im Körper zu seinem Recht zu kommen. Wir haben zu alldem die Chance und aus spiritueller Sicht sogar die Aufgabe, ob wir sie allerdings nützen, steht auf einem anderen Blatt.

Das **Holzelement** mit den zugehörigen Organen Leber und Gallenblase steht für den Frühling, für das Wachstum – und was wächst, braucht Freiraum. Es ist dem Lebensalter der Kindheit zugeordnet, in der sich entscheidet, ob aus einem einmal ein Baum oder ein Bonsai wird – gut entfaltet, im körperlichen wie im geistigen Sinn, kreativ, mit Vorstellungskraft und der Fähigkeit, Visionen und Pläne zu entwickeln, sowie mit Toleranz und Großzügigkeit ausgestattet oder zu früh beschnitten, verkümmert, frustriert, einfallslos, engstirnig, stur. Wie man am schnellen Wachstum in der Kindheit sieht, verkörpert das gesunde Holz in erster Linie das Potential zur Aktivität, im Sinne von Bewegung und Selbstverwirklichung. Statt aber mit Gelassenheit die Bereitschaft zu wachsen und zu planen zu entwickeln, kreativ zur Entfaltung zu drängen, entsteht bei jemandem mit einem unausgeglichenen Holzelement schnell Hektik, noch häufiger Aggressivität bzw. die Vorstufe davon, Frustration. Die Betroffenen wittern hinter allem Druck, der sie belastet, und auf den sie heftig reagieren – oft sogar mit Wutausbrüchen. Ist ihnen *eine Laus über die Leber gelaufen,* wirken sie gereizt und sauer. Dabei sind nicht die Emotionen prinzipiell das Problem. Zorn und Aggression sind ursprünglich dazu da, Grenzen aus dem Weg zu räumen, etwas vorwärtszutreiben im positiven marsischen Sinn. Problematisch wird es erst, wenn jemand zur Übertreibung neigt, immer wieder und zu schnell in bestimmte Verhaltensmuster fällt, die auf Aggressivität und Zorn hinauslaufen. Zum Beispiel kann die Ursache für die Überreaktion darin liegen, daß das Holz zu trocken ist, beim geringsten Widerstand birst und eine Eingrenzung wirklich als Gefahr empfunden wird, die dann Ärger auslöst. In diesem Fall wird das Holz vom vorangegangenen Wasserelement nicht gut genährt. Zuviel von diesen Emotionen läßt Hitze, und wenn diese blockiert wird, eine Stagnation der Leberenergie entstehen. Ein Ungleichgewicht erwächst auch, wenn das Metallelement seiner Kontrollfunktion nicht nachkommt und das wuchernde Holz nicht im Zaum hält. Dann sind Grenzen nicht bewußt, und man schießt über alle Ziele hinaus. Durch zu starkes Holz wird schließlich die Erde überkontrolliert und das Feuer zu stark angefacht. Man gerät in Gefahr, den Boden unter den Füßen zu verlieren.

Eine ausgeglichene Leberenergie hingegen ermöglicht planvolles Vorgehen im Leben und auch die Erkenntnis des höheren Plans der Schöpfung, dessen Teil wir sind und in der wir unseren Platz finden und ausfüllen müssen. Die Leber steht für die guten Strategen, die mit Visionen im Rucksack mutig und geistesgegenwärtig auf ihrem Lebensweg vorwärtsgehen, während die Gallenblase als Organpartner die Managerqualitäten repräsentiert und für die alltäglichen Schritte dorthin zuständig ist. Die Gallenblasenenergie trifft die Anordnungen und Entscheidungen, setzt im Außen durch, was innen geplant wurde. Ist sie geschwächt, äußert sich das vor allem in Entscheidungs- und Durchführungsschwierigkeiten. Wer zu den beschriebenen Emotionen und damit zu einem Ungleichgewicht im Holzelement neigt, sollte sich vor zuviel Hitze hüten. Wie das geschehen könnte, findet sich im Kapitel »Der Hitzetyp«.

Die Leber ist darüber hinaus der Sitz der Hun-Seele, eines Seelenanteils, in dem die Bilder der früheren Leben gespeichert sind. Da der Leber auch die Augen zugeordnet werden, ist das äußere, aber auch das innere Sehen im Sinne von Hellsichtigkeit mit der Leber verbunden. Wir sagen ja auch, wenn wir zu viel gegessen haben, bekommen wir Alpträume - dann ist die Leber überlastet und überflutet uns mit Bildern.

Abgesehen von einem Überschuß an Holzenergie gibt es auch das Gegenteil, den Mangel und den blockierten Zustand, der Leber-Qi-Stagnation genannt wird. Typisch dafür ist verhaltene Aggression. Die Aggression ist wohl da, hat aber nicht genug Kraft oder wird an einer Stelle des Meridians gestaut, so daß sie sich nicht entladen kann. Gestaute Aggression, die keinen Weg findet, sich auszudrücken, richtet sich gegen die eigene Person und lebt die Marsenergie ersatzweise, zum Beispiel in Autoimmunerkrankungen. Auch die Gallenblase kann davon betroffen sein. Ironie, Zynismus und Depression werden mitunter so beherrschend, daß ein Vorwärtsgehen und die vielen kleinen Schritte, die dazu notwendig und heilsam sind, einfach nicht in Gang kommen können. Nichts geht weiter, weil man sich selbst blockiert. Zum Ausgleich sind Methoden – wie zum Beispiel Encountergruppen geeignet, die diese unterschwelligen oder gestauten Aggressionen hervorholen und zur Entladung bringen. Die Leber kontrolliert nach chinesischem Denken auch Muskeln und Sehnen. Folglich tut Bewegung bei Staus und einem Überangebot an Energie gut. Ekstatischer Tanz, alles was mit Rhythmus und Bewegung zu tun hat, selbst ein Putzanfall sind zu empfehlen und bringen das gestaute Qi wieder in Fluß. Auch bei diesem Ungleichgewicht sollte man meiden, was für den »Hitzetyp« ungünstig ist, denn selbst, wenn noch keine Hitze vorliegt, so kann sie doch leicht entstehen, wann immer Qi sich staut.

Eine große Rolle spielt nach dem amerikanischen Arzt und Psychiater John Diamond[9] auch die Emotion des Glücks, wenn es um die Energie in der Leber geht. Unglückliche Menschen, die die Ursache ihres Nicht-Glücklichseins bei anderen suchen, zeigen bei kinesiologischen Tests stets eine Schwächung des Organs. Es scheint, als wären sie steckengeblieben in der Zeit der Kindheit, die ja der Leber zugeordnet ist, als sie noch abhängig waren und tatsächlich andere für ihre Situation verantwortlich waren. Die Leber braucht also einen Ausstieg aus der Trotzphase und eine Weiterentwicklung zur Eigenverantwortung. Daß sie auf einer Ebene auch von Leber-Gallen-Tees und beim Fasten vom gleichnamigen Wickel profitieren kann, ist kein Widerspruch, sondern betrifft eben körpernähere Ebenen. Tatsächlich wußte ja auch die westliche Medizin früher einmal um den Zusammenhang zwischen Leber und Unglücklichsein, wovon noch der Ausdruck Melancholie zeugt, was sprichwörtlich »Schwarzgalliker« heißt. Galle ist aber die in der Leber produzierte Flüssigkeit. Solcherart unglückliche Menschen neigen in der Regel auch zum »Schwarzsehen«, und so kommen die ebenfalls dem Holzelement zugeordneten Augen auch noch mit ins Spiel.

Das **Feuerelement** wird vom Herzen regiert, dem Kaiserorgan der chinesischen Medizin. Dieses Element ist das einzige, das außer dem Herzen und dem Dünndarm als Organpartner auch noch zwei weitere Funktionskreise, den Kreislauf und den Dreifachen Erwärmer mit einschließt. Das Feuer steht für den Sommer, für die Jugend. Während der Leber das Potential zur Aktivität entspricht, liegt im Feuer die voll entfaltete Aktivität, das Höchstmaß an Lebenskraft. Begeisterung ist eine seiner wichtigsten Qualitäten. Seine Hauptqualität ist aber die spirituelle Erkenntnis. Getragen und bedingt wird die starke Lebensäußerung des Feuers vom *Shen.* Shen nennen die Chinesen den Geist des Feuers, der im Herzen regiert und der mit dem göttlichen Funken in jedem Menschen gleichgesetzt wird. Er bestimmt alle äußerlichen Aktivitäten der Persönlichkeit: ihr Auftreten, ihre Ausstrahlung, ihre Kommunikationsfähigkeit. Shen sorgt auch für klares Denken, für Wissen, Erkenntnis, Intuition, Ausgewogenheit der Gefühle und eine klare, ehrliche Sprechweise. Aus der Erkenntnis, wie unendlich der Geist ist, entsteht beim »Erleuchteten« ohne äußeren Anlaß unendliche Freude und Liebe. Das wäre die eigentlich anzustrebende Freude. Die Verbundenheit mit dem Göttlichen, der Quelle der Liebe, schenkt Seligkeit bar aller egoistischen Motive, aus dem Zustand innerer Harmonie des wahren Seins heraus. Yogis fallen durch ihre leuchtenden Augen auf, die mit der Meditation auf das Stirn-Chakra, dem zweiten Wohnsitz des Shen neben dem Herzen, in Zusammenhang stehen. Ihr starkes Shen zeigt sich über leuchtende Augen, klaren Geist und bewußte Lebensführung, während schwaches Shen durch stumpfen, verwirrten Blick auffällt.

Menschen mit einer schwachen Herzenergie sind abhängig von äußerer Freude, ohne innere Harmonie und leicht pessimistisch, lethargisch, depressiv und desinteressiert. Ein zu starkes Auflodern der Herzenergie wird für das Herz allerdings gefährlich. Übermäßige Freude, überhaupt ein Übermaß an Emotionen, die von außen kommen, schaden ihm am meisten und können zu Herzerkrankungen führen. Zuviel Herzfeuer äußert sich durch eine hastige Sprechweise und eine kaum zu bremsende Redeflut. Nervöse Spannung, der Zwang, alles zu kontrollieren und nichts delegieren zu können, sind mit dem Bild des typischen »Workaholic« assoziiert. Streß im Sinne von hoffnungsloser Überforderung und Zeitdruck schädigen sein Feuerelement nachhaltig; meist beginnen die Anzeichen für eine Störung mit Schlaflosigkeit. Das »Burn out«-Syndrom, bei dem man nichts mehr spürt, nichts mehr will, nur noch abschalten muß, ist eine der Konsequenzen des Raubbaus am Herzen. Dabei haben es »feurige« Menschen nicht einfach. Das Feuer schenkt ja Begeisterung, es will brennen, sucht sich immer neue Aufgaben und geht darin völlig auf. Wer allerdings nicht mit der inneren Quelle verbunden ist, verausgabt sich emotional dabei. Es gibt eine Grenze, wo aus Begeisterung Gier wird. Gier nach mehr Abenteuer, mehr Risiko, mehr Geld, mehr Anerkennung. All das gilt es loszulassen und sein Feuerelement, um mit Erich Fromm zu sprechen, vom Haben-Wollen zum Sein zu kultivieren. Als Unterstützung bei der Entschlackung gilt für jemanden, der zuviel Feuer hat, das im Kapitel »Der Hitzetyp« Angeführte.

Das zweite dem Feuer zugeordnete Organ, der Dünndarm, ist auf der physischen Ebene damit beschäftigt zu bewerten, was vom halbverdauten Nahrungsbrei aufgenommen und was zur Ausscheidung weitergeleitet werden soll. Auch im geistigen Bereich gibt es dazu eine Entsprechung. Die ausgewogene Dünndarmenergie zeigt einen Menschen, der genau beurteilen kann, was von den Umwelteindrücken aufnehmenswert ist und was nicht. Ideale und Gedankenkonzepte werden nicht einfach kritiklos übernommen, sondern klar beleuchtet.

Im Grunde gilt das für alles, was wir aufnehmen. Der Dünndarm prüft es. Vor diesem Hintergrund sind auch die versteckten Nahrungsmittelallergien zu betrachten, die sich im Dünndarm abspielen. Habe ich ein Problem damit, zu unterscheiden, was zu mir gehört und was nicht? Was übernehme ich bereitwillig und gern in mein Inneres, was ruft meine Abwehr hervor? Was kann ich nicht verdauen ohne Abwehrreaktion? Auch bei der Entschlackung spielt der Dünndarm eine ganz entscheidende Rolle, ist doch seine Verschlackung mitbeteiligt daran, daß Nahrung nicht richtig verwertet werden kann. Daß sich hier überhaupt Schlacken ansammeln, scheint vor dem geistigen Hintergrund des Verwertens von Brauchbarem interessant. Was habe ich bei mir behalten, obwohl es nicht verwertbar war? Was wollte ich nicht sofort wieder hergeben, obwohl es nicht brauchbar war?

John Diamond führt in seinem Buch »Die heilende

Kraft der Emotionen« aus, daß der Dünndarm am positivsten auf Freude reagiert, am negativsten auf Leid und Traurigkeit. Mit Freude lassen sich also offensichtlich auch Schlacken leichter loslassen – was für das Schaffen von möglichst angenehmen Begleitumständen bei einer Entschlackungskur spricht.

Während der Dreifach-Erwärmer in erster Linie physische Bedeutung hat, ist der Kreislauf-Sexus-Meridian, der mit dem Herzbeutel in Verbindung steht, als vierter Partner im Feuerelement sehr betrachtenswert. Er ist nicht nur mit der Emotion bedingungsloser Liebe und der Fähigkeit, sich etwas zu Herzen zu nehmen verbunden, er bildet auch eine Achse zur Niere, wo das Triebleben zu Hause ist. Durch die Verbindung zum Herzen ist erfüllte Sexualität mit tiefen Emotionen verbunden, das Geben und Nehmen der Liebe kann in vollen Zügen genossen werden. Ein deutliches Manko in diesem Bereich macht sich auch im Verhalten bemerkbar. Ein kaltes Herz hat hier seinen energetischen Ursprung. Ein verschlossener Charakter, Mangel an Herzlichkeit und ein unterkühltes Liebesleben sind weitere Anzeichen von zuwenig Energie im Kreislauf-Sexus-Meridian.

Eine ganz zentrale Rolle bei der Aufnahme und Verwertung der Nahrung spielt das **Erdelement.** Es bildet nach ältesten Aufzeichnungen aus China und Tibet sogar das Zentrum, die Wurzel aller Lebensvorgänge. Das Erdelement steht für Fülle, für den Spätsommer und die reiche Ernte, die eingebracht wird. Es ist dem Erwachsenenalter und dem Organpaar Milz und Magen zugeordnet. Die Milz wird dabei immer in einem Atemzug mit der Bauchspeicheldrüse genannt, denn die chinesische Medizin sieht beide von einem Meridian versorgt. Die Erde steht für Ernährung und Fruchtbarkeit, für Mütterlichkeit und Geborgenheit. Menschen mit einem starken Erdelement fühlen sich überall zu Hause. Sie sind selbstsicher, bekommen und geben Anerkennung, sind sympathisch und mitfühlend. Sie sorgen für andere aus einem inneren Überfluß heraus. Menschen mit einem schwachen Erdelement sind hingegen immer auf der Suche nach äußerer Sicherheit als Ausgleich zur fehlenden Sicherheit in ihrem Inneren. Das kann daran liegen, daß sie im Kindesalter zuwenig Geborgenheit erlebt haben. Das Kind braucht Freiraum zum Wachsen (Holzelement) und bedingungslose Liebe (Feuerelement), damit es Urvertrauen im Sinn eines gesunden Erdelements entwickeln kann. Im Ernährungszyklus sollte das Feuer die Erde nähren. Tut es das nicht, oder nicht ausreichend, dann kommt es zu einem Mangel an Grundvertrauen, an dem Gefühl, wirklich angenommen und willkommen zu sein. Darum sind diese Menschen in ihrem Innersten unsicher und brauchen besonders viel Zuwendung und Aufmerksamkeit, selbst wenn sie nach außen hin sicher auftreten. Als Konsequenz daraus haben sie große Probleme mit dem Loslassen in Beziehungen. Sie betteln eher um Zuwendung, warten lieber ewig auf eine Verbesserung ihrer Situation, als daß sie sich dem totalen Liebesentzug aussetzen würden. Auch ihr Verhalten in einer Beziehung ist von Verlustangst überschattet (was schon ein Weiterschreiten der Störung im Elemente-Zyklus zur Niere hin bedeutet), von der Befürchtung, daß Wärme und Zuwendung entzogen und verweigert werden könnten. Ihre Gedanken kreisen ständig in einem inneren Monolog, denn das Grübeln ist bei Milzschwäche eine ebenso typische Angewohnheit. Grübeln ist die Übersteigerung des Denkprozesses, der auch der Erde zugeordnet wird. Dieser Denkprozeß bekommt dauernd Nahrung über die Sinneseindrücke. So ist alles, was wir aufnehmen, zunächst eine Angelegenheit des Erdelements. Übertriebener Wissensdrang auf der einen Seite und unablässiges Nachdenken, Sinnieren und In-Frage-Stellen bis zur Kritiksucht auf der anderen sind wie ein übertriebenes Sich-Sorgen Anzeichen einer Milzstörung. Als Unterstützung bei der Entschlackung ist für diesen Typ zu beachten, was unter dem Kapitel »Der Kältetyp« angeführt ist. Diamond sieht bei Milzschwäche vor allem einen Zusammenhang zu mangelndem Vertrauen in die Zukunft. Ein Mensch, der dazu neigt, verhält sich wie jemand, der ein Trapez loslassen soll, um ein neues, das ihm entgegenschwingt, zu ergreifen, ohne daß ihn ein Sicherheitsnetz im Notfall auffangen würde.

Ein schwaches Erdelement kann sich andererseits aber auch in einem recht unsympathischen Erscheinungsbild des ausgeprägten Egoisten, bar jeden (Mit-)Gefühls für andere, äußern. Er versucht hinter einer überkritischen und intoleranten Haltung seine Unsicherheit zu verbergen. Ein weiteres Anzeichen von geschwächtem Erdelement ist Selbstmitleid mit einem Hang zum Märtyrertum. Sich selbst für andere aufzuopfern und weinerlich darauf hinzuweisen, ist typisch für solche Menschen, die dabei sehr überschwenglich sein können, nahezu aufdringlich und fordernd. Wehe, man will sich ihnen entziehen und die geschaffene Abhängigkeit durchbrechen! Außerdem haben fixe Ideen sowie Spleens ihren Ursprung in einem Ungleichgewicht der Milz. *Spleen* heißt auf englisch Milz und meint etwa seltsame Sammelleidenschaften. Der Organpartner, der Magen, ist sehr anfällig für jede Art von Streß. Diamond fand im kinesiologischen Test vor allem Zusammenhänge mit Ekel, Enttäuschung, Verbitterung und Gier. Während diese Emotionen schwächend auf den Magenmeridian wirken, schlägt sich Zufriedenheit höchst positiv auf den Magen.

Das **Metallelement** beherbergt die beiden wichtigsten Ausscheidungsorgane Lunge und Dickdarm. Dem Herbst, dem Abschiednehmen von der Wärme und Fülle des Sommers zugeordnet, steht das Metallelement für die sich konzentrierenden, nach innen gehenden Kräfte, für die Beziehung zum Universum und für die Fähigkeit des Loslassens schlechthin. Der Wechsel zum Alter hin ist bereits voll im Gang, man ist nicht mehr so abgelenkt von äußeren Dingen wie Wachstum, Durchsetzung und Sicherung der Existenz. Aber all das wird im Metallelement wieder einem Wandel unterworfen. Der Atem symbolisiert das Hereinnehmen und Annehmen und das Hergeben und Loslassen. Ist die Fähigkeit aufzunehmen schlecht entwickelt, wird zuwenig Energie da sein und Mangel entstehen, der sich auch in einem Gefühl des Abgeschnittenseins ausdrückt. Das hat Folgen im Geistigen und im Umgang mit anderen Menschen. Man könnte Ungleichgewichte im Metallelement auch als Sende- und Empfangsstörung bezeichnen – einerseits des Drahtes zum Universum, das uns das Vertrauen steten All-Eins-Seins geben sollte, und in dem jede Trennung ohnehin nichts als Illusion ist, und andererseits des Drahtes zu anderen Menschen. Ein Ungleichgewicht im Metallelement kann sich im Mangel an Verbundenheit mit der Umgebung und den Mitmenschen zeigen, also zum Beispiel in der freiwilligen Isolation in Kombination mit innerer Härte. Ein kurzzeitiger freiwilliger Rückzug, etwa in die Meditation, könnte dagegen durchaus im Sinne einer erlösten Rückverbindung wirken. Bei einem Metallungleichgewicht nehmen Menschen wenig Anteil an ihrer Umwelt und haben deshalb den Wunsch, sich zurückzuziehen. Andere wiederum sind auf übertriebene Weise religiös. Von der natürlichen Verbundenheit zum Universum, der Essenz, die es zu gewinnen gilt, getrennt, bekommt ihre religiöse Sehnsucht einen strengen, dogmatischen Charakter. Im Wechselgeschehen des Hereinnehmens und Loslassens geht es wie beim Atmen um Metamorphose, das Umwandeln und Gewinnen der Essenz. Geistig entspricht ihm die Erfahrung einer weiteren Dimension, das Erlebnis von Tiefe, Raum und Ausdehnung des grenzenlosen Bewußtseins. Haben wir sie noch nicht genug entwickelt, bleiben wir vom Außen abhängig. Die typischste Stimmung bei einer Metallschwächung ist die Traurigkeit, die uns erfüllt, wenn wir Abschied nehmen müssen und uns der Übergang vom Hereinnehmen zum Loslassen nicht gelingt. Dann überfällt uns das Gefühl des Getrennt- und Abgeschnittenseins, und wir haben im Extremfall plötzlich auch kein Vertrauen mehr, daß eine positive Zukunft auf uns wartet. Loslassen kann also aus einem diesbezüglichen Mangel heraus erschwert werden. Darunter leidet auch der Dickdarm. Wenn die Fähigkeit loszulassen nicht ausgebildet ist, wird der Organismus in vieler Hinsicht verstopft sein, geistig ebenso wie körperlich. Denn er kann ja nichts Neues aufnehmen, das seinen Mangel beseitigen würde, wenn er Altes nicht vorher hergibt. Damit sei auch Verdrängtes angesprochen, das sich in der Unterwelt des Darmes besonders gern ansammelt. Eine weitere Ausprägung der Metallstörung zeigt sich im übertriebenen Reinigungs- und Hygienewahn. Man will etwas loswerden, aber man kann nicht, und darum will man es immer heftiger und spricht auch immer mehr davon. Hier sind die Gesundheitsfanatiker zu Hause, die strengste Gebote mit Eifer vertreten. Wenn Lunge und Dickdarm zu wenig Energie für gute Ausscheidung bekommen, dann wird die innere Sehnsucht nach Reinigung verständlicherweise groß. Die Kinesiologie erkannte einen Zusammenhang zwischen Depression, Selbstbestrafungswünschen und Schuldgefühlen, die sich in Verstopfung und entzündlichen Darmgeschwüren manifestieren. Dem schwächenden Gefühl, schuldig, beschmutzt zu sein, folgt das körperliche Desaster, wenn der Darm diesem Gefühl Folge leistet und tatsächlich alles mögliche ansammelt und nicht mehr losläßt. Vom Gedanken, beschmutzt zu sein, bis zum Gedanken, es nicht wert zu sein, geliebt zu werden, ist schließlich nur ein kleiner Schritt. Daß dieser Mensch sich auch selbst nicht lieben kann und sein Selbstwert schwach ausgeprägt ist, liegt auf der Hand. Andererseits wird der Dickdarm auch durch existentielle Sorgen irritiert. Während die zuvor beschriebene Verstopfung durch einen Mangel an Energie entsteht, möglicherweise auch auf einem Voranschreiten des Qi-Mangels aus der Milz beruht, sind existentielle Sorgen eher mit Trockenheitssymptomen verbunden. Dazu kommt es durch Überaktivität im Holz- oder Feuerelement, wo ja Workaholics, leicht Erregbare und überhaupt kämpferische Naturen zu Hause sind. Wer durch zuviel »Gas geben« trocken wird, kann auch Materie schwer loslassen und leidet auch im körperlichen Sinn bald unter Verstopfung. Bei Energiemangel ist in bezug auf Entschlackung zu beachten, was im Kapitel »Der Kältetyp« steht, bei Trockenheit gibt »Der Hitzetyp« Empfehlungsrichtlinien.

Dem Metall sind darüber hinaus Riechen und Instinkt

zugeordnet. Wer einen guten Riecher hat, hat sein Metallelement gut entwickelt. Er hat aber auch Sinn für Gerechtigkeit, die eine weitere Metallqualität darstellt. Erfährt man hingegen Ungerechtigkeit, wird dadurch das Metall gestört. Das geht einem dann unter die Haut, die von der Lunge kontrolliert wird und die mit dem Wei-Qi, der Abwehrkraft, eng verknüpft ist. Für die Chinesen bedeutet ein starkes Wei-Qi sowohl gute Immunkraft als auch guten Schutz gegen Unglück von außen wie Unfälle oder Verletzungen.

Das **Wasserelement** entspricht dem Winter, wenn die Lebenssäfte sich tief ins Innere zurückgezogen haben. Es ist den Organen Niere und Blase, dem Alter, der Weisheit und Reflexion zugeordnet. Wer hinter die Dinge schauen kann, dabei Ausdauer, Beharrlichkeit und Hingabe an das Leben entwickelt, erkennt schließlich, wie unzerstörbar der Geist ist, und wird dadurch furchtlos. Anders bei einer Störung im Wasserelement. Sie macht sich vor allem durch Angst bemerkbar, und Angst ist auch die Emotion, die die Nieren am meisten schwächt. Wer Angst hat, hat die Hosen voll – und wird mutlos. Wenn die Blase nicht mehr dem Willen folgt, dann ist das Qi zu schnell nach unten gesunken. Man hat zu schnell losgelassen. Der Angst vorausgehend ist Unsicherheit. Wer unsicher ist, bekommt leichter Angst als jemand, der sich sicher fühlt. Also sind Stabilität, Sicherheit und Halt Zeichen für ein starkes Wasserelement. Da auch unser gesamtes Energiepotential, das »vorgeburtliche Qi« aus dem Erbgut in den Nieren gespeichert ist, hat sie auch viel mit unserer ursprünglichen Lebenskraft zu tun. Auspowern im Sinne von die Nächte durchzechen oder durcharbeiten stört den Energiehaushalt tiefgehend, wird doch durch das Schlafdefizit das vorgeburtliche Qi angegriffen, das nicht regenerierbar ist und für eine ganze Lebensspanne reichen muß. Die Chinesen sind allerdings auch vom Fasten wenig begeistert, da sie es auch als Angriff auf das vorgeburtliche Qi sehen. Der Überlebenstrieb, die Willenskraft und der Wunsch nach Sexualität sind ebenso in den Nieren verankert. Ein Mangel an Nierenenergie führt nicht nur zu Mutlosigkeit, sondern auch zu Zaghaftigkeit, Ängstlichkeit, Phobien und Impotenz. Unglückliche Beziehungen können mit einer Schwächung der Nierenenergie einhergehen. Wieder ist das Loslassen-Können Grundvoraussetzung für einen geglückten Übergang zu einem nächsten – positiven – Lebensabschnitt.

Der Blasenmeridian wird schließlich durch Ruhelosigkeit, Ungeduld und Panik aus dem Gleichgewicht gebracht. Man kann auch vor Schreck in die Hosen machen – eben zu schnell und unkontrolliert loslassen. Gestärkt wird das Wasserelement dadurch, daß man etwas wagt, Mut zeigt und auch einmal seinen Willen dafür gezielt einsetzt, über eine Grenze zu gehen.

PRAXISTEIL

I Welcher Entschlackungstyp bin ich?

Das gesamte Wesen eines Menschen kann sich in seinen Eßgewohnheiten offenbaren. Jemandem, der einen kräftigen Körperbau hat, sehr rege ist, viel schwitzt, rotwangig und schnaufend durchs Leben geht, sieht man geradezu an, daß er ist, was er ißt. Scharfe Gewürze, viel Fleisch, vor allem Gegrilltes und Gebratenes, viel Alkohol gehören sicher zu seinen größeren Freuden. Viel Feuerelement ist da vertreten, zuviel, wie man auch anhand der Hektik und des Stresses erkennen kann. Im Gegensatz dazu sieht man einer Frau mit offensichtlich wenig innerem Feuer an, daß sie ständig friert. Sie bevorzugt Joghurt mit Früchten oder kaut lustlos an einem Salatblatt, denn dadurch erhofft sie sich schlanker zu werden. In erster Linie wird sie aber müde und kalt davon und nimmt obendrein zu, obwohl sie sich das angesichts der wenigen Kalorien gar nicht erklären kann. Auch sie ist, was sie ißt. Die energetisch kalten Nahrungsmittel auf ihrem Speiseplan unterkühlen ihren gesamten Organismus und machen sie – und ihren Stoffwechsel – entsprechend träge.

An diesen konträren Beispielen ist zu sehen, daß es niemals die »richtige« Ernährung für alle geben kann. Ernährung muß an den Konstitutionstyp angepaßt sein. Auf die einzelnen Konstitutionsschwächen und deren Ausgleich hier genauer einzugehen, würde den Rahmen dieses Buches sprengen. Will man in Zukunft zu mehr Ausgewogenheit und damit auch zu einem besseren Ablauf der Körperfunktionen kommen, dann sollte man sich noch zusätzlich mit Literatur versorgen.

Für unser Entgiftungs- und Entschlackungsthema beschränken wir uns auf die Darstellung der beiden extremen Energieungleichgewichte, die sich im Hitzetyp und Kältetyp darstellen. In einem späteren Kapitel wird auch darauf eingegangen, wie welcher Typ aus der Sicht der chinesischen Medizin am besten entschlacken kann (siehe auch das Kapitel »Die Erdtage-Kur«).

Der Hitzetyp

Naturgemäß ist beim Mann das *Yang* stärker ausgeprägt als bei der Frau. Yang, das männliche Prinzip, ist aber auch in der Frau wirksam, nur eben in geringerem Maße. Männer haben dafür auch (unterschiedlich viel) Yin. Durch diverse Einflüsse wie Emotionen, Streß, einseitig dem Yang zugeordnete Ernährung, zuviel Alkohol etc. kann es zu einem Yang-Überschuß kommen und dadurch zu einer Hitzeerkrankung. Erkennbar wird die Hitze an einer rötlichen, trockenen Zunge. Schwitzen, rotes Gesicht, viel Durst, starke Aktivität, starkes sexuelles Verlangen, schneller Pulsschlag und hoher Blutdruck sind weitere Merkmale. Die übermäßige Hitze kann sich nun an verschiedenen Organen bemerkbar machen und dort gewisse Symptome hervorrufen. Am Herzen zeigt sie sich durch Herzjagen, Angina Pectoris und Bluthochdruck, am Leberfunktionskreis durch Bindehautentzündung (die Augen stehen direkt mit der Leber in Verbindung) und seitlichem Kopfschmerz, am Dickdarm durch Verstopfung (Hitze trocknet den Stuhl aus), am Magen durch Magengeschwüre, brennende Magenschmerzen, Zahnfleischbluten, Mundgeruch, Nasenbluten, Aufstoßen, Heißhunger, Durst, an der Niere schließlich durch starke Triebhaftigkeit. Anzeichen können auch Schlaflosigkeit sein, geringe Ausdauer, eventuell schnelles Sprechen, Nachtschweiß, heiße Fußsohlen, speziell nachts, und eine ausgesprochen dominierende Persönlichkeit.

Wer öfter mit dem einen oder anderen Symptom zu kämpfen hat, sollte sich um eine Kontrolle seiner Hitzeproblematik bemühen, denn ein Fortschreiten des Ungleichgewichts kann vom Körper selbst oft nicht mehr korrigiert werden. Unterstützend kann er einiges durch entsprechende Ernährung ausrichten. Zu vermeiden bzw. stark zu reduzieren sind generell Arten der Zubereitung wie grillen, räuchern, scharf anbraten, weil sie die heiße Wirkung verstärken. Energetisch heiße Nahrungsmittel wie viel Fleisch, vor allem Lamm- und Hammelfleisch, stark und scharf Gewürztes (Chili, Pfeffer, Knoblauch und Zwiebel!), Wurst, Kaffee, Alkohol (besonders Schnäpse), Hafer, Fett und Salz würden ebenfalls Öl in die Flammen gießen und sind vom Speiseplan zu streichen.

Ausgleichend wirken dagegen kühlende und befeuchtende Nahrungsmittel. Der Hitzetyp sollte also Salate und erfrischendes Obst essen statt großer Fleischportionen. Wenn schon Alkohol, dann ist ein Pils oder ein Weizenbier kühlender als der wärmende Rotwein. Der Hitzetyp sollte aber die Kühlung nicht übertreiben, denn eiskalte Getränke sind auch für ihn nicht der Weg, um ins Gleichgewicht zu kommen. Gut ist für ihn Getreide als neutrales Nahrungsmittel, das die begehrte Lebensenergie Qi liefert. Getreide hat auch eine entgiftende Wirkung auf den Körper und ist darum gerade für »Fleischesser«

wichtig. Fleisch verursacht giftige Ablagerungen im Körper, wenn zuviel davon gegessen und es nicht ausreichend verarbeitet wird. Der Hitzetyp sollte also Getreide bevorzugen, es gut kochen und nachgaren lassen und zusammen mit Gemüse und Salat essen. Das wichtigste dabei ist gutes Kauen. Erst durch das Einspeicheln wird Getreide basisch. Der schnelle Eßstil des hektischen Hitzetyps ist also in jedem Fall zu überarbeiten. Reis, Gerste, Dinkel, Weizen und Roggen sind kühlender als die wärmenden Sorten Hafer und Grünkern. Die Umstellung auf die neue Kost ist natürlich groß und kann einigen Widerstand hervorrufen. Zunächst - vor allem, wenn Beschwerden noch nicht so massiv sind - wird sich der Hitzetyp eher ablehnend verhalten, wenn man ihm statt Grillteller, Bauernschmaus oder Knoblauchwurst eine Salatplatte zum Dinkelauflauf anbietet. Wie im Kapitel über den Verlust der Instinkte bereits ausgeführt wurde, verlangt der unbewußte Mensch oft genau nach dem, womit er seine Störung verfestigt. Das macht sinnvolle Umstellungen gerade so schwer. Eine weitere liebe Gewohnheit muß aufgegeben werden: das Kaffeetrinken. Kaffee heizt den Hitzetyp noch mehr auf und trocknet ihn zusätzlich aus. Grüner Tee kühlt hingegen. Heimische Kräutertees wie Löwenzahnblätter, Klettenwurzel oder Pfefferminze wirken Hitze ausleitend und zum Teil entschlackend. Wurzeltees sollen allerdings aufgrund ihrer sehr kalten Thermik immer nur kurze Zeit getrunken werden, höchstens drei Tage in Folge. Maisbarttee hingegen kann man öfter trinken. Er entstaut Leber und Galle. Auch eine Handvoll Weizen, 20 Minuten geköchelt, leitet Hitze aus. Der Weizentee erleichtert das Einschlafen, wenn die Hitze überhandnimmt.

Streß und Ärger sind Gift für den Hitzetyp. Für ihn ist

Ruhe in der Freizeit ein wichtiger Ausgleich, denn beruflich wird er sich seinem Typ entsprechend kaum zum Kürzertreten bereitfinden. Bei jeder Form von Entgiftung – die hat der Hitzetyp besonders nötig, denn Hitze macht toxisch, wie die Chinesen sagen – sollte er die Notwendigkeit der Hitzeausleitung (durch Salate, bittere Tees) beachten. Zur Begleitung sind die später angeführten Unterstützungsmaßnahmen wichtig, vor allem ruhige Energieübungen wie Qi Gong oder Hatha Yoga könnten eine grundlegende konstitutionelle Verbesserung herbeiführen. Wissenswertes über die Entschlackung des Hitzetyps findet sich auch im Kapitel »Die Erdtage-Kur«. Der Hitzetyp ist oft identisch mit dem dort genannten Holztyp (Störung in Leber/Galle) oder dem Feuertyp (Störung in Herz/Dünndarm).

Der Kältetyp

Frauen haben naturgemäß mehr *Yin* und neigen eher zur Kältekonstitution. Sehr häufig geht sie von einer Störung aus, die Milz-Qi-Schwäche genannt wird. Typische Symptome des Kältetyps sind Müdigkeit, Konzentrationsmangel, Heißhunger auf Süßes, schwache Abwehr, kalte Hände, blasses Gesicht, Neigung zu blauen Flecken, Fettpolster an Po, Hüfte, Oberschenkeln, Bindegewebsschwäche, Senkungsproblematik, Blähungen, Völlegefühl, breiiger Stuhl oder Verstopfung, Gier nach Kaffee, Depressionen, Freudlosigkeit und Gereiztheit. Dazu kommt es, weil die schwache Milz ihrer Aufgabe, Qi aus der Nahrung aufzunehmen, nicht im notwendigen Ausmaß nachkommen kann. Also läuft der Organismus auf Sparflamme – der Wärmehaushalt genauso wie der

Stoffwechsel. Durch die Gier nach Süßem weist der Körper auf sein Ungleichgewicht hin. Süßes soll ihm Energie schenken. Fabrikzucker ist dafür aber nicht geeignet, denn er gibt nur einen kurzen Energiekick, ohne das benötigte Qi zu spenden, was schließlich zu einer weiteren energetischen Talfahrt führt und wiederum mit der Gier nach Süßem beantwortet wird. Durch den chronischen Energiemangel verlangsamt sich der Blutfluß. Eine Abkühlung an Händen und Füßen ist genauso die Folge wie die Bindegewebsschwäche. Wohin aber mit den Schlacken aus Nahrungsrückständen, die entstanden sind, weil nicht genug Verdauungsfeuer vorhanden ist? Sie werden in die »Problemzonen« geschoben. Im Sinne der deutenden Medizin betonen diese ihrerseits die eigentlichen Aufgabenfelder, also zumeist die unteren archetypisch weiblichen Körperbereiche. Die Aufforderung ihrer Überbetonung durch eingelagerte Pfunde lautet, sich mit dem hier repräsentierten Weiblichen auseinanderzusetzen.[10] Sind die Nieren zusätzlich von der Abkühlung betroffen, wird außerdem Flüssigkeit im Körper zurückgehalten, die allmählich verdickt. Schlacken und Flüssigkeitsrückstände zusammen bilden den Nährboden für Zellulitis, erklärt die chinesische Medizin. Dieses vom Zeitgeist immer mehr in den Mittelpunkt gerückte Phänomen hat zwar keinen wirklichen Krankheitswert, aber inzwischen enorme Bedeutung. Daß es früher geradezu zum Schönheitsideal gehörte, wie noch die Bilder von Rubens in ihrer Fülle zeigen, ändert daran wenig.

Im fortgeschrittenen Stadium wechseln sich beim Kältetyp Völlegefühl und Durchfälle ab. Der Darm erschlafft, folgt der Schwerkraft und zieht Blase und Gebärmutter mit, da ja das Gewebe aufgrund der schlechten Durchblutung und der Wasseransammlungen geschwächt ist. Kann eine schwache Milz nur wenig Qi aus der Nahrung gewinnen, dann werden die Körperflüssigkeiten schlecht verteilt. Neigt man dazu noch zum Grübeln und ißt vielleicht regelmäßig Milchprodukte, Südfrüchte und weißen Zucker, entwickeln sich die Flüssigkeitsansammlungen wiederum weiter zu Schleim. Offenkundig wird das durch Nasennebenhöhlenbeschwerden und Schleim in Hals und Bronchien. Da die Organsysteme nacheinander geschaltet sind, wird in weiterer Folge auch die Lunge geschwächt. Sie ist nach chinesischem Denken für die Immunabwehr und die Versorgung der Haut zuständig. Ständige Infekte und Schweißausbrüche aus Schwäche sind bei dieser Konstitution keine Seltenheit. Schließlich entwickelt sich aus der Milz-Qi-Schwäche nach der Chinesischen Medizin noch ein sogenannter Blutmangel. Es ist zu wenig Substanz aus der Nahrung für die Blutproduktion da. Diesbezügliche Symptome sind Blässe, Lichtempfindlichkeit, Einschlafprobleme, Unausgeglichenheit, Erschöpfung durch geistige Tätigkeit, Muskelkrämpfe, eingeschlafene Gliedmaßen. Daraus entsteht dann leicht »falsche Hitze«, denn das in zu geringem Ausmaß vorhandene Blut kann durch heiße Emotionen wie Ärger oder Zorn schnell überkochen. Das Herz erhält zu wenig Blut und zu wenig Energie, die Aktivität sinkt, man wird geistig träge. Die Nieren kühlen ebenso ab, woraus Unlust, Ängstlichkeit und Depression resultieren. Und all das wird letztlich in entscheidendem Maß von der Ernährung mit verursacht.

Nahrungsmittel, die abkühlen, befeuchten auch. Dazu zählen Rohkost (vor allem Tomaten und Gurken), Milchprodukte (vor allem Joghurt und Dickmilch), Zucker, Südfrüchte (Banane, Ananas, Kiwi usw.), rohes Müsli, Mineralwasser, schwarzer und grüner Tee, zuviel Sojasauce und Salz, eisgekühlte Getränke, tiefgekühlte Speisen, Fett-Salzig- und Fett-Süß-Kombinationen und sämtliche denaturierte Nahrungsmittel (enthalten Emulgatoren). Die Milz leidet unter Feuchtigkeit am meisten und ist nicht mehr imstande, genug Qi aus der Nahrung aufzunehmen. Verschlimmert werden die Feuchtigkeitsproblematik und der Qi-Mangel durch Kochen und Wärmen im Mikrowellenherd, da durch die Mikrowelle das Qi zerstört wird, aber vor allem auch durch zu vieles Grübeln, oder durch Hungern. In keinem guten Ruf steht bei den Chinesen auch das Tiefkühlen und Einfrieren, das ja auch in den Essenerschriften so schlecht wegkommt. Selbst wenn man Speisen nach dem Auftauen brät, bleibt ihre Energiequalität dennoch kalt und Qi-los.

Einen gewissen Ausgleich zu kühlenden Nahrungsmitteln kann man durch die Kombination mit wärmenden Gewürzen und Nahrungsmitteln erzielen. Pfeffer, Chili, Curry, Nelken, Muskat, Zimt, Fenchel, Koriander, Liebstöckel, Lorbeer, Majoran, Thymian, Rosmarin, Schnittlauch, Senf, Basilikum, Kümmel, Kardamom, Knoblauch, Ingwer (frische Wurzel, kein Pulver) und viele andere frische und getrocknete Gewürze sorgen für mehr Wärme und sind zum Teil auch als Tees bekömmlich. Zu den die Milz stärkenden Nahrungsmitteln zählen vor allem Hafer, Karotte, Kartoffel, Kürbis, Fenchel, Hirse, Kastanien, Mais, Rundkornreis, (kleine Mengen) Rindfleisch, Huhn und alles von Schaf und Ziege. Fleisch ist am idealsten als Suppe: Auf kleinem Feuer, bis zu drei Stunden gekocht, mit Petersilie samt ihrer Wurzel, Sternanis und zwei bis drei roten Datteln langsam garen lassen. Diese Kraftsuppe gilt bei den Chinesen als Arzneimittel bei Blutmangel und bei Erschöpfung durch Qi-Schwäche. In der Bouillon ganz zum Schluß frischen Lauch und Karotten kurz mitköcheln lassen.

Gewarnt sei aber vor Übertreibung. Wer nur noch erwärmende Nahrungsmittel zu sich nimmt, läuft Gefahr, in die Symptomatik der »falschen Hitze« hineinzugeraten, die aus einer Kälte heraus entstehen kann. Im Endeffekt liegt die gesunde Ernährung in der Ausgewogenheit der Geschmacksrichtungen mit Betonung neutraler Thermik und je nach Typ mehr kühlenden oder erwärmenden Nahrungsmitteln. Die Extreme kalt und heiß sind lediglich in kleinen Mengen und auch nur als Ausgleich zum Klima sinnvoll.

Der Kältetyp sollte nicht hungern und müßte bei bewußtem Fasten besonderes Augenmerk darauf legen, sein inneres Feuer durch entsprechende Maßnahmen anzuregen. Wie schon erwähnt, befeuchtet ihn Hungern noch mehr, und er gerät in eine immer schwerwiegendere Milz-Qi-Schwäche. Idealer ist für ihn die Erdtage-Kur (siehe eigenes Kapitel). Beim Fasten sind Suppen und wärmende Gewürz- und Kräutertees wichtig und entsprechende energieanregende Übungen. Der Energiehaushalt kann mit Shiatsu und Qi Gong sehr wirksam angekurbelt werden. Vor allem wird Qi aber durch Meditation aufgenommen, und darum ist gerade die Hinwendung zur Spiritualität für Fastende so wesentlich. Grundsätzlich sind alle begleitenden Vorschläge zur Entschlackung und Entgiftung sinnvoll und hilfreich. Im Kapitel über die Erdtage-Kur finden sich noch einige Hinweise für den Kältetyp, der weitgehend mit dem Erdetyp identisch ist.

II Begleitmaßnahmen zur Entgiftung und Entschlackung

Anregung der klassischen Entgiftungssysteme

Wem das vernetzte chinesische Denken zu undurchschaubar ist, der kann auch auf der Basis der westlichen Medizin entscheidende Schritte schaffen. Das herausragende Ausscheidungsorgan ist hier der **Darm,** der in dieser Beziehung bereits besprochen wurde. Alles, was die Darmtätigkeit, natürlich am besten auf natürliche Weise, anregt, unterstützt die Ausscheidung auf sinnvolle Weise. Allein schon am Mißbrauch von Abführmitteln kann man ablesen, welches Ausmaß der Wunsch nach innerer Reinigung inzwischen angenommen hat. Abführmittel sind generell nur als Not- und niemals als Dauermaßnahme zu empfehlen. Selbst Naturprodukte wie etwa die Sennesblätter können dabei in rabiater Weise die Darmschleimhäute reizen und sind bei Dauergebrauch, der immer ein Mißbrauch ist, genauso problematisch bis gefährlich wie chemische Mittel.

Vorzuziehen ist eine ballaststoffreiche Ernährung, wo notwendig, unter Zuhilfenahme von eingeweichten Feigen, Leinsamen oder Flohsamenschalen. Am sinnvollsten sind natürlich Maßnahmen, die nicht nur das akute Problem lösen, wie etwa der Einlauf, sondern die den Organismus anregen, zu seinen natürlichen auf Entleerung zielenden Darmrhythmen zurückzufinden. Sämtliche darmanregende Maßnahmen – sie werden im Kapitel »Darmreinigung als Basis gesunden Lebens« noch ausführlich beschrieben – wirken am besten unter Berücksichtigung der Meridianuhr. Nach Ansicht der Kinesiologie durchflutet das Qi einmal in 24 Stunden als Energiewelle sämtliche Meridiane. Besonders intensiv wirkt es in einem Meridian in einem Zeitraum von zwei bestimmten Tages- oder Nachtstunden. Dann arbeitet das zugehörige Organ am meisten und ist auch am dankbarsten für entlastende Maßnahmen. Der Dickdarm hat das Maximum an Qi und damit seine aktivste Zeit von fünf Uhr bis sieben Uhr morgens. Das ist auch der Zeitpunkt, wo die Darmbewegungen am stärksten sind. Ein Einlauf zu dieser Zeit ist darum besonders effektiv. Übrigens ist laut der Chronobiologie, der Wissenschaft von der inneren Uhr des Körpers, von vier Uhr morgens bis zwölf Uhr mittags generell Entschlackungszeit für den Organismus. Wer also während einer Entschlackungskur in dieser Zeit wenig bis gar nichts ißt, wird schon allein dadurch die Entschlackung fördern. Die Zeit von zwölf Uhr mittags bis 20 Uhr abends gehört dem Aufschließen der Nahrung, deren Bestandteile zwischen 20 Uhr abends und vier Uhr früh ausgewertet werden.

Ein weiteres klassisches Ausscheidungsorgan ist die **Niere,** deren reibungsloses Arbeiten ebenfalls Voraussetzung für eine tiefgehende Entschlackung des Organismus ist. Die Niere läßt sich auf milde Weise mit entsprechenden Nierenblasentees anregen. Ihre Zeit größter Aktivität ist von 17 bis 19 Uhr, wobei der Schwerpunkt des Teetrinkens schon in der Blasenzeit davor (15 bis 17 Uhr) liegen könnte. Auch Phytotherapie in homöopathischer Potenzierung oder spagyrische, d. h. alchimistisch zubereitete Tropfen können hilfreich sein. Ein klassisches Naturheilmittel zur Nierenanregung ist Solidago, die Goldrute. Die wichtigste Hilfe, die wir der Niere aber angedeihen lassen können, ist ausreichendes Trinken. Das bedeutet mindestens zwei Liter pro Tag, bei schweißtreibenden Übungen entsprechend mehr. Oftmals ist während Entschlackungsprogrammen aber noch weit mehr Flüssigkeit im wahrsten Sinne des Wortes notwendig. Wer einen großen Hausputz vor sich hat, sollte sich nicht mit einem kleinen Eimer Wasser bescheiden, denn das kann nur in eine Schmiererei ausarten. Wer nicht genug trinken will, kann die allermeisten Entschlackungsprogramme vergessen.

Unter zu wenigem Trinken leidet auch das **Lymphsystem,** das als Ableitungs- und Reinigungskanal wirkt und gleichzeitig Eiweiß, Hormone und Fett zu allen Körperzellen transportieren kann. Immerhin gibt es doppelt so viele Lymphgefäße wie Blutgefäße und zweimal soviel Lymphflüssigkeit wie Blut im Körper. Durch die Vielzahl der aufgenommenen Toxine und der vom Körper selbst produzierten Stoffwechselrückstände ist dieses System meist überlastet und für Unterstützung empfänglich. Eine Reihe von phytotherapeutischen Lymphmitteln wie Lymphdiaral oder Lymphosot können hier eingesetzt werden. Mit der Lymphdrainage nach Dr. Vodder ist das System darüber hinaus sanft anregbar und kann seiner entstauenden und entgiftenden Funktion wieder besser gerecht werden.

Im weiteren Sinne gehört auch die **Haut** in den Bereich der Ausscheidungsorgane. Sie ist besonders wichtig, wenn Organe wie Niere oder Darm nicht ausreichend arbeiten. Bei Nierenversagen wird die Harnstoffausscheidung über die Haut sogar ruchbar. Beim ganz normalen Schwitzen steht zwar der Kühlungsaspekt im Vordergrund, wir erleben aber auch hier sehr nachhaltig einen Ausscheidungsprozeß und können den Harnstoff auf der Haut riechen. Anzuregen ist die Ausscheidung über die Haut durch alle Maßnahmen, die im Kapitel »Altbewährtes zur äußerlichen Anwendung« angeführt werden. Sobald wir bemerken, daß der Organismus anfängt, verstärkt über seine Hautgrenze zu entgiften, sollten andere und geschicktere Entgiftungsorgane zu vermehrter Anstrengung angeregt werden. Solche Zeichen verstärkter Entgiftung über die Haut, sind zum Beispiel stinkender Schweiß oder auch unreine Haut.

In ähnlicher Weise ist auch die **Lunge** als Ausscheidungsorgan anzusprechen, über die wir neben der in großen Mengen anfallenden Hauptstoffwechselschlacke Kohlendioxid auch eine Reihe anderer Stoffe ausscheiden können, wie man an vermehrtem Geruch der Ausatemluft unschwer feststellen kann. Dies ist ein unangenehmer Hinweis darauf, entsprechende Reinigungsprozesse auf anderen Ebenen zu verstärken, um die Lunge und den Atem diesbezüglich zu entlasten. Beim Sport und der damit einhergehenden Atemvertiefung, aber auch bei den Atemtechniken des Yoga wie Pranayama wird die Entgiftungbereitschaft über die Lungen am effektivsten genützt. Die optimale Zeit dafür ist zwischen drei und fünf Uhr morgens, was wohl nur für wenige Morgenmenschen ein Anreiz sein kann.

Während Darm und Nieren, Haut und Lungen für die Ausscheidung verantwortlich sind, steht bei der **Leber** die Entgiftung im Vordergrund. Sie ist sozusagen das Zulieferorgan für die schon erwähnten Ausscheidungswege. Ihre größte Leistung erbringt sie von ein bis drei Uhr nachts, weshalb abendliche Sünden wie Rohkost als letzte Nahrung, spätes Überessen und nächtliche Alkoholexzesse besonders ins Gewicht fallen. Muß sich die Leber dieser akut entstehenden Gifte im Übermaß annehmen, büßt sie an Leistungsfähigkeit ein. Gifte können dann über die Leberbarriere hinaus in den Organismus gelangen. Übrigens wird behauptet, daß die Leber das einzige Organ sei, das sich nur im Liegen gut regeneriert. Ausreichender Schlaf ist deshalb auch für diesen Aspekt von Vorteil. Der einfache und doch so hilfreiche Leberwickel wird logischerweise auch immer im Liegen angewendet.

Ein wichtiger und häufig übersehener Ausscheidungsweg ist für Frauen während der geschlechtsreifen Zeit auch die **Periode.** Sicher ist dieser natürliche Aderlaß eine gute Möglichkeit, aus dem Bereich des Blutes loszuwerden, was der Organismus nicht mehr brauchen kann. Daß überflüssig gewordene Gewebeteile der Gebärmutterschleimhaut auf diesem Weg ausgeschieden werden, ist selbstverständlich. Es wäre sonderbar, wenn der Organismus, der im höchsten Maße intelligent arbeitet, ausgerechnet eine so günstige Möglichkeit der Entgiftung auslassen würde. Wahrscheinlich liegt in dieser monatlichen Entgiftungsmöglichkeit auch ein wesentlicher Grund für die so deutlich höhere Lebenserwartung der Frauen. Wenn das Menstrualblut auffällige Entgiftungszeichen zeigt, wie zum Beispiel starken Geruch, ist also auch in diesem Fall daran zu denken, die anderen Wege der Entgiftung mehr zu betonen, um in diesem sensiblen Bereich für Entlastung zu sorgen. Die Entgiftung durch die Periode läßt sich mit milden Wärmeanregungen fördern, wie sie etwa warme Wickel oder einfach die Wärmflasche darstellen.

Ein bisher kaum wahrgenommener Entgiftungsweg ist der über die **Muttermilch**. Die hohe Schadstoffbelastung der Muttermilch dürfte von diesem wenig beachteten Mechanismus herrühren. Der Organismus stellt das Leben der Mutter offenbar über das des Kindes, wenn es sogar auf dessen Kosten Gift aus dem mütterlichen Organismus schafft. Folglich könnte eine gesundheitsbewußte Mutter vor einer Schwangerschaft daran denken, über entsprechende Entgiftungsmaßnahmen ihre Giftreservoirs zu entleeren, damit das nicht beim Stillen auf Kosten des Kindes geschieht. Allerdings sei hier, um etwaigen Mißverständnissen vorzubeugen, angemerkt, daß Stillen auf alle Fälle wesentlich gesünder ist, auch für das Kind, als Ersatznahrung. Das aber liegt vor allem daran, daß ein Säugling an der Brust seiner Mutter eben nicht nur Kalorien und Schadstoffe zu sich nimmt, sondern vor allem auch Liebe, die all die anderen Faktoren überwiegt.

Berühren und berührt werden

Berührt werden, sich berühren lassen, berührt sein drückt aus, daß uns etwas nahe (ans Herz) geht. Berührung ist die Überwindung der Distanz zum anderen wie zu uns selbst. Im Berührtwerden im körperlichen Sinn liegt etwas Wunderbares. Es erinnert an die Geborgenheit der Kindheit mit ihrem Umsorgt- und Behütetsein. Wer berührt wird, spürt sich selbst besser. Mit Massage sind also zwei Dinge auf einmal möglich:

Einerseits wird das Bedürfnis nach Berührung gestillt, und andererseits wird die Entschlackung der Haut, des Gewebes und der Muskeln angeregt. Sie sollte sanft genug sein, um sie entspannt genießen zu können, sie sollte aber auch gezielten Druck ausüben, um entsprechende Effekte zu setzen. Eine Ausnahme ist die Lymphdrainage, die mit zartem Streichen entlang der Lymphbahnen zur Entgiftung dieses wichtigen Systems beiträgt.

Eine weitere spezielle Technik ist die Akupunktmassage nach Penzel, die weniger als Massage zu beschreiben ist, sondern als Nachziehen der Meridianverläufe an der Hautoberfläche mit einem Stift. Dadurch werden Blockaden beseitigt und auf das gesamte Körpersystem ausgleichende Wirkungen erzielt – so auch auf die Emotionen, die mit den Ungleichgewichten in den Organenergien zusammenhängen. Diese Technik kann man selbst durchführen, wenn man sich Literatur zu den Meridianverläufen besorgt. Es reicht, dem Meridian mit der ganzen Hand langsam zu folgen (die Fließrichtung beachten!). Eine Aktivierung erfolgt außerdem, indem man den Meridian anfangs und dann den Endpunkt in Sekundenabständen anklopft.

Unter den Reflexzonentherapien ist die bekannteste die Behandlung der Fußreflexzonen. Gelenkige Menschen können diese Massage bei sich selbst durchführen, im allgemeinen wird man dazu aber besser, weil entspannender und tiefergehend, eine Therapeutin aufsuchen. Nebenbei eignen sich die Fußsohlen auch gut zur Diagnosestellung, um herauszufinden, wo Problemzonen liegen, die eine intensivere Behandlung erfordern.

Weniger bekannt, aber ganz besonders wirkungsvoll, ist die Reflexzonenmassage der neurolymphatischen Zonen des Körpers. Jedem Organ ist eine Zone zugeordnet, die man durch Fingerdruck selbst aktivieren kann. Keine Angst, daß die richtige Zone nicht gefunden wird! Wenn der Druck des Fingers weh tut, hat man die richtige Stelle getroffen. Je empfindlicher die Zonen sind, desto behandlungsbedürftiger sind sie. Man muß sich diese Reflexzonen wie ein System von Sicherungen vorstellen, die herausspringen, wenn das Lymphsystem überlastet ist. Dieses Phänomen wird im »Touch for Health«, einer kinesiologischen Technik, genutzt, um Organenergien wieder ins Gleichgewicht zu bringen. Energieblockaden des Lymphflusses sind in zehn bis 20 Sekunden Massage mit mittlerem Druck zu beheben – der Meridian, die Muskelgruppe, durch die er fließt, und das zugehörige Organ werden auf diese Weise aktiviert. Vorher und nachher sollte man unbedingt reichlich Wasser trinken, denn durch diese Methode wird die Entgiftung stark angekurbelt. Ideal ist eine tägliche Selbstmassage – nicht nur, aber besonders während eines Entschlakkungsprogramms. Die wichtigste lymphatische Zone bei der Entgiftung und Entschlackung ist die Dickdarmzone an den Außenseiten der Oberschenkel. Dazu legen Sie sich hin, stellen die Beine angewinkelt auf und massieren mit den Fäusten vom Knie außen beginnend kreisförmig die Oberschenkelaußenseite entlang bis zum Beinansatz. Je verschlackter man ist, desto schmerzhafter ist diese Massage. Auf halber Schenkelhöhe liegt übrigens ein Gallenpunkt, der bei dieser Technik auch gleich mitbehandelt wird. Um dem Dünndarm Gutes zu tun, bearbeitet man die Oberschenkelinnenseite auf die gleiche Weise (Fäuste machen, kreisförmig entlang massieren). Die Leberzone liegt direkt unter der rechten Brust. Wer mit dem Finger dort in den Rippenzwischenräumen nach Schmerzpunkten sucht, wird sicher fündig. Bei Fasten- und anderen Reinigungskuren spürt man sie besonders. Die Zone wird mit den Fingern massiert, bis das unangenehme Gefühl nachläßt. Die Nierenzone liegt einen Zentimeter oberhalb links und rechts des Bauchnabels.

Zwei weitere Punkte spielen bei der Entgiftung und Entschlackung eine besonders große Rolle: Der Nierenpunkt an der Fußsohle (Zone in der Mitte der Fußsohle) ist für die Stabilisierung des Energiehaushaltes und zur Unterstützung bei der Entgiftung zuständig. Der Punkt kann mit dem Ellbogen gedrückt oder mit den Händen massiert, noch besser aber durch eine zweite Person mit »Barfuß-Shiatsu« aktiviert werden, wie im Kapitel »Shiatsu« noch beschrieben wird. Der zweite wichtige Entschlackungs-Punkt ist der Darmpunkt, der zwischen dem Bauchnabel und dem linken Darmbeinkamm liegt. Schaut man auf seinen eigenen Nabel und nimmt die Zone rundherum als Uhr an, dann liegt der Punkt bei halb elf Uhr, zwei Zentimeter vom Bauchnabel entfernt. Der Darmpunkt wird mit drei Fingern gleichzeitig morgens noch im Liegen tief gedrückt. Im Rhythmus eine Sekunde drücken, eine Sekunde lockern. Dadurch werden sofort die Darmbewegungen angeregt.

Eine der einfachsten und am leichtesten durchzuführenden Reflexzonenmassagen ist die der eigenen Ohren. Wie wir aus der Ohrakupunktur wissen, liegt in jedem Ohr noch einmal der ganze Mensch. Gleichsam in Embryohaltung, wie kurz vor der Geburt mit Kopf nach unten, bereit zum Kopfsprung ins Leben, finden wir hier alle Organe und Strukturen unseres Körpers. Am einfachsten beginnt man am Ohrläppchen und damit am Kopf und knetet es richtig durch, bis es sich warm, prall und lebendig anfühlt. Dann wandern die massierenden Daumen und Zeigefinger - je nach Lust und Laune auch gleich beidseits - höher, um den Rücken beginnend mit der Halswirbelsäule zu massieren. Nachdem auch Brust und Lendenwirbelsäule belebt sind, können die Zeigefinger in die Täler und Schluchten des Ohres wandern und so alle Regionen und Organe erreichen. In den Tiefen des Gehörganges findet sich meist sogar eine durchaus ausreichende Menge an »Massageöl«, so daß einer Ganzkörpermassage aus eigener Kraft und eigenen Mitteln nichts mehr im Wege steht.

Ganz abgesehen von der belebenden physischen Wirkung, die die Entschlackungsprozesse unterstützt, ist es auch in übertragener Hinsicht sehr heilsam, sich ab und zu bei den eigenen Ohren zu packen. Würde sich diese einfache Übung zu einem morgendlichen Ritual entwickeln, wäre damit automatisch auch eine ideale eigenverantwortliche Einstellung für den Tag gegeben.

Bei niedrigem Blutdruck, der sich bei Entschlackungskuren, wie etwa dem Fasten, unangenehm bemerkbar machen kann, hat sich diese kleine Massageübung besonders bewährt. Ist der Kreislauf erst einmal angeregt, wird auch die Entschlackung viel besser in Gang kommen.

Mit geführten Meditationen zu innerer Reinigung

Der Wert geführter Meditationen im Zusammenhang mit Reinigungsprozessen hat sich in jahrzehntelanger Erfahrung bei der Betreuung von Fastenseminaren gezeigt. Ganz offenbar läßt der physische Organismus leichter los, wenn auch die Seele dazu bereit ist. Mit kaum einem anderen Mittel läßt sich aber die Mitarbeit der Seele so leicht gewinnen wie mit den geführten *Reisen nach innen.* Es konnte inzwischen auf vielen Ebenen belegt werden, daß Körper und Seele Hand in Hand gehen und sich gegenseitig unterstützen. Wenn ein Krebspatient den Kampf gegen seinen Tumor nicht nur von den Ärzten mit deren aggressiven Mitteln führen läßt, sondern seinerseits auf den inneren Bilderebenen kämpfend Stellung bezieht, wird sich nach Untersuchungen von Carl Simonton seine Überlebenszeit mehr als verdoppeln. Wenn Psychotherapiepatienten ihre Verdauung und damit die Verhältnisse in ihrer physischen Unterwelt in Ordnung bringen, wird die Psychotherapie im Vergleich zu vorher rasante Fortschritte machen. Das Loslassen auf der einen wird jenes auf der anderen Ebene in verblüffendem Maß befruchten.

Fast alle Entgiftungs- und Entschlackungsprozeduren, die hier angeführt sind, brauchen Zeit, und diese ließe sich in idealer Weise für geführte Meditationen nutzen. Wer mit dieser »Technik« vertraut ist, wird sie fast automatisch begleitend anwenden und so die Reinigungsprozesse entscheidend unterstützen. Bei praktisch allen Übungen des Loslassens sind die inneren Bilder ein entscheidendes Moment. Neben der Meditation im Liegen oder im aufrechten Sitzen können natürlich auch so selbstverständliche Dinge wie das morgendliche Duschen durch die Einbeziehung innerer Bilder zu einem viel wirksameren und vor allem tiefergehenden Reinigungsritual werden. Sogar das Händewaschen vor dem Essen kann sich durch die Imagination zu einem wesentlichen Schritt der Reinigung entwickeln, etwa wenn man in die bildliche Vorstellung hineingeht, sich die Hände in Unschuld zu waschen und sich in der kommenden Stunde ganz dem bewußten Essen hinzugeben.

Unsere gesamte Bildung beruht – nomen est omen – auf inneren Bildern. Diese zu nutzen, ist ebenso einfach wie sinnvoll. Jedes Kind kann es, und in jeder Nacht geschieht es, ob wir das nun bewußt bemerken oder nicht. Hier zusätzlich durch mehr Bewußtheit nachzuhelfen, kann den entscheidenden Schritt zum »Inneren Arzt« ermöglichen und damit Zugang zur eigenen inneren Stimme vermitteln. Das könnte uns zu unseren fast vergessenen Instinkten zurückführen und wäre damit der wesentlichste Schritt, um alte Verschlackungen zu lösen und neue zu verhindern. Wer sich auf diese innere Instanz, die uns über unsere inneren Bilder jederzeit erreichbar ist, verlassen kann, wird zukünftige Fehler nicht nur im Hinblick auf die Ernährung vermeiden und sich so Unbehagen und Gift ersparen können.

Einen guten Zugang zur Welt der inneren Bilder ermöglicht das Buch »Reisen nach Innen – geführte Meditationen auf dem Weg zu sich selbst«[11] mit seinen beiden Begleitkassetten. Weiterführende Programme, die sich in diesem Zusammenhang sehr bewährt haben, sind die beiden Doppelkassetten »Elemente-Rituale« und »Heilungs-Rituale.«[12] Wer hier ein bißchen Zeit investiert, wird reichlich belohnt, weil die häufig seit der Kindheit verschütteten oder doch ins Unbewußte abgedrängten Bilderwelten nie ganz erloschen und recht einfach wiederzubeleben sind. Solche »Reisen nach Innen« können Spaß machen und stellen – bei entsprechender Hingabe – sogar äußere Reisen in den Schatten.

Selbst wenn der Anstoß, der diesen Schritt in die inneren Bilderwelten nahegelegt hat, aus dem Leidensdruck von Krankheitsbildern resultiert, bleiben die Seelenreisen doch einer der angenehmsten Therapieschritte in eigener Regie. Zu unserem Thema zu empfehlen sind in diesem Zusammenhang Kassetten wie »Verdauungsprobleme«, »Leberprobleme« oder »Gewichtsprobleme«, die sich direkt mit den Organen und Themen der Entgiftung beschäftigen. Bei entsprechendem Anlaß sind auch die Kassetten »Suchtprobleme« oder »Rauchen« hilfreich.[13] Eigens zu diesem Buch wird die gleichnamige CD bzw. Kassette »Entgiften – Entschlacken – Loslassen« im Bauer Verlag Freiburg erscheinen, die zu praktisch allen vorgeschlagenen körperlichen Maßnahmen eine seelische Ergänzung bietet.

Mit Bach-Blüten das Loslassen erleichtern

Einige psychotherapeutische und naturheilkundliche Mittel haben sich zur Unterstützung der Tiefenreinigung des Körpers besonders gut bewährt, so etwa auch Bach-Blüten. Es versteht sich von selbst, daß der Organismus, der immer als Einheit zu sehen ist, in jeder seiner Funktionen besser abschneidet, wenn auch die anderen Funktionen in Ordnung sind. Tritt dagegen an irgendeinem Punkt eine Störung auf, wird sie sich auf das Ganze negativ auswirken. Die Wechselbeziehungen zwischen Seele und Körper spielen – wie schon mehrfach betont – natürlich ebenso herein. Wer also mittels Bach-Blüten seelisch ins Lot kommt, wird das bis in den Körper spüren. Es gibt verschiedene Möglichkeiten, die entsprechenden Blütenessenzen auszuwählen. So kann man sie etwa nach dem Thema, das ansteht, aussuchen. Oder man greift intuitiv nach dem Fläschchen mit den Blütenessenzen und hofft, so die für den momentanen Zeitpunkt richtigen Blüten zu erwischen.[14] Entsprechende Fähigkeiten vorausgesetzt, funktioniert auch das kinesiologische Austesten und das Testen mit dem Biotensor, einer Art Pendel. Bei intensiven Darmreinigungskuren wie dem »Clean-Me-Out-Programm« oder Fastenkuren werden täglich so viele Darmschlacken gelöst, daß man durchaus täglich andere Bach-Blüten austestet. Es scheint, als ob mit jeder Darmschlacke, die sich unter einer besonderen seelischen Konstellation angesammelt hat, auch das seelische Muster mit festgehalten würde. Bei der Lösung dieser Schlacke »kommt« es wieder mit »hoch«.

Man kann seine Wahl aber auch nach der Meridianstörung treffen, wie Dietmar Krämer in seinem Buch »Neue Therapien mit Bach-Blüten 3« empfiehlt, und mit ganzen Bach-Blütenschienen, das sind eine Reihe von verschiedenen Blüten, elementbezogen arbeiten. **Impatiens** wird etwa dem Leberelement zugeordnet und zwar dem Typus, der immer hektisch ist, schwer abschalten kann und auch zu schnell ißt. Wird Impatiens über längere Zeit eingenommen, kann sich endlich Ruhe einstellen, was nicht nur in einer Phase der Entgiftung und Entschlackung von Vorteil ist. Zur leberassoziierten Impatiens-Schiene zählen noch weitere Bach-Blüten wie **Olive** und **Oak,** die bei Überforderung und Überbeanspruchung helfen sollen. **Vervain** ist die Blüte der Überbegeisterung bis hin zum Fanatismus. Wer in seinem gefühlsbetonten Übereifer keine Grenzen mehr kennt und andere mit seinen glühenden Reden, ohne selbst zuhören zu können, zur Weißglut bringt, übertreibt sein Feuerelement. Zur Vervain-Schiene gehören außerdem **Hornbeam** bei auf den Vervain-Zustand folgender Erschöpfung und **White Chestnut** bei Denkzwang, aus dem man nicht einmal nachts aussteigen kann. **Agrimony** unterstützt den Dünndarm, der durch den typischen Agrimony-Zustand, Wesentliches nicht annehmen zu wollen und statt dessen zu verdrängen, in seiner Funktion gestört wird (seine Aufgabe ist es ja, das Reine vom Unreinen, das Brauchbare – im stofflichen und im geistigen Sinn – vom Unbrauchbaren zu trennen). Zum gestörten Erdelement mit dem Mangel an Sicherheit zählt **Cerato.** Es gleicht mangelndes Vertrauen in die eigene Urteils- und Entscheidungskraft aus, die sich in einer Schwächung des Erdelements und einer damit zusammenhängenden Schwäche im Denken, Werten und Erkennen bemerkbar macht. Dem Grübeln, Sinnieren und Hinterfragen des Negativdenkers wird mit **Gentian** begegnet. **Willow** beschreibt noch eine Steigerung des Zustandes, wenn man sich zusätzlich zu den Sorgen, die man sich macht, auch noch vom Pech verfolgt fühlt. In **Wild Rose** gipfelt der Erdschwäche-Zustand, wenn Müdigkeit und Antriebsschwäche ein Gefühl der Resignation begleiten. Mangelndes Selbstvertrauen braucht hingegen **Larch,** die Blüte des Urvertrauens. **Mimulus** gilt als wasserelementbezogene Angstblüte bei introvertierter Haltung, während **Heather** bei extrovertierter Haltung eingesetzt wird, wenn man andere braucht, um ihnen sein Leid klagen zu können.

Es lassen sich aber abgesehen von diesen Zuordnungen noch weitere Bach-Blüten mit den Elementstörungen in Zusammenhang bringen. Wenn Wut, Mißgunst oder Neid zu Aggression und Ungenießbarkeit und damit zu einem Ungleichgewicht im Holzelement führen, ist **Holly** die Blüte der Wahl. Verbitterung aus dem Gefühl heraus, schlecht behandelt worden zu sein, ist mit Willow zu bessern. Entscheidungsschwierigkeiten, die ja auch eine Schwäche des Holzelements darstellen, wird mit **Scleranthus** begegnet. Wenn man in seiner Selbstverwirklichung behindert ist und im Sinne des weiteren

Wachstums einen Neubeginn braucht, kann **Walnut** unterstützend wirken.

Mustard hilft dem angeschlagenen Feuerelement bei Verlust von Freude und Begeisterung, für den es eigentlich keinen Grund gibt. Wenn sich ein vorübergehend geschwächtes Feuerelement im Gefühl, seiner Aufgabe nicht mehr gewachsen zu sein, äußert, und Tatkraft, Begeisterungsfähigkeit und Zuversicht auf einmal verlorengehen, dann ist **Elm** die richtige Blüte. Auch Pessimismus, die Bereitschaft, immer das Schlimmste anzunehmen aus Mangel an echter Lebensfreude ist ein Feuer-Thema und wird mit **Gentian** begegnet. Ein unter dem Gefühl der totalen Hoffnungslosigkeit geschwächtes Feuer wird mit **Gorse** wieder stärker aufflammen. Ist ein Zustand, in dem es nur noch Dunkelheit gibt, erreicht, wird **Sweet Chestnut** wieder Licht ins Dunkel der verzweifelten Seele bringen. Die Folgen eines Schocks oder unbewältigten Traumas werden mit **Star of Bethlehem** schneller verarbeitet. Will man zuviel Führungs- und Machtanspruch durchsetzen und ist dabei herrisch, streng, fast tyrannisch, ist **Vine** die entsprechende Blüte.

Wer zum übertriebenen Samaritertum neigt, sich stets um andere sorgt und damit eine Erdelementstörung hervorruft, ist mit **Centaury** gut beraten. Diese Blüte wird ihm helfen, seine Grenzen wahrzunehmen und bei aller Gutmütigkeit beizeiten »nein« sagen zu lernen. **Beech** ist bei der ebenfalls milzbelastenden Kritik- und Urteilssucht überhaupt »die« Loslaßblüte. Diejenigen, die andere umsorgen, um sie möglichst abhängig zu machen, werden mit **Chicory** gut beraten sein. Das Hängen am Vergangenen und Nachsinnieren ist ein Fall für **Honeysuckle.** Ständige innere Monologe und kreisende Gedanken, die nicht zu stoppen sind, sind mit **White Chestnut zu** beruhigen.

Der Reinlichkeitswahn des gestörten Metallelements spricht auf **Crab Apple** an und hilft bei Verstopfung, die durch zu frühe Erziehung zur Sauberkeit entstanden ist. **Pine** hingegen befreit von Schuldgefühlen, die für schlechtes Gewissen sorgen, wenn es einem gutgeht. Gegen Isolation, die mit dem Gefühl der Überlegenheit einhergeht, ist **Water Violet** die Blüte, die wieder Kontakt zu anderen finden läßt.

Die ständige Angst um andere wirkt sich negativ auf das Wasserelement aus und ist ein Fall für **Red Chestnut. Rock Rose** hingegen hilft bei extremer Angst und Panik, die in Zustände führen können, wo man alles verloren glaubt. Wenn man nicht weiß, was man anfangen soll und orientierungslos nach dem Richtigen sucht, wird man mit **Wild Oat** weiterkommen. **Rock Water** ist für Menschen mit großer Selbstdisziplin, die sich selbst zu strenge Regeln auferlegen.

Seelische Symptome werden sich durch die Bach-Blütenbehandlung mitunter kurzfristig verstärken. Der Körper könnte der »Tempel« unserer Seele sein, oft ist er allerdings zu einer ziemlichen »Baracke« heruntergekommen und nur noch als Notunterkunft zu bezeichnen. Natürlich wird es sich auf die Seele positiv auswirken, wenn daraus allmählich wieder ein Haus und später einmal sogar ein Tempel wird. Zuerst aber könnte eine ziemliche Baustelle entstehen mit all den Problemen, die Baustellen mit sich bringen. In der Homöopathie und Naturheilkunde spricht man in diesen Fällen von Erstverschlimmerung. Auch bei Bach-Blütengaben läßt sich dieser Zustand immer wieder finden.

Umgekehrt gibt es auch die Situation, wo eine sich recht elend fühlende Seele in einem Palast leben muß, den sie nicht ausfüllen kann und oft auch nicht beleben will. In den mächtig aufgepolsterten Körpern von Bodybuildern hat man manchmal den Eindruck, eine ganz zarte und über die Maßen empfindliche Seele komme nicht zu ihrem Recht. Daß es sich bei den Muskelbergen um Schutzwälle handeln kann, liegt schon optisch auf der Hand, wenn man die solcherart gepanzerten Skelette unverhüllt betrachten muß. Da sind die gelben Fettberge des Übergewichtes oft nur ehrlicher und, je nach Geschmackslage, noch unansehnlicher. Daran, daß Fett bestens isoliert und damit schützt, kann wohl kein Zweifel bestehen.

So ist es naheliegend, bei Reinigungsaktionen immer den ganzen Menschen im Auge zu behalten und auch mitzubehandeln. Der Gesundungsprozeß wird auch seinerseits, ob er im Darm oder im Bindegewebe beginnt, die anderen Regionen bis hin zur Seele mitbetreffen. Mit den klassischen 38 Bach-Blüten des englischen Arztes Edward Bach haben wir ein wundervolles System, der Seele auf die Sprünge zu helfen, wenn der Körper durch Reinigungsmaßnahmen auf neue saubere Wege geführt wird. Bach hatte seine Blüten ursprünglich als Hausmittel angesehen, die in jedem Haushalt sozusagen die seelische Hausapotheke darstellen sollten.

Hatha-Yoga erhöht den Energiefluß

Wer Yoga einfach als Möglichkeit der Körperertüchtigung ansieht, ist am Wesen des Yoga vorbeigegangen, ohne seinen wahren Wert zu erkennen. Yoga macht natürlich gelenkiger und beweglicher, aber es kann noch viel mehr. Bei den *Asanas* genannten Übungen geht es um die Wechselwirkung von Anspannung und Entspannung. Der Effekt tritt ein, wenn Ruhe einkehrt und das innere Ankommen in der äußerlich gewählten Form. Dann reagiert der Körper, öffnet Drüsen und Giftdepots, kurbelt Energien an und setzt Gifte und Energien zu ihrer Entsorgung frei. Yoga wirkt aber nicht nur in Richtung Gesundheit und Schönheit - es ist auch ein geistiger Weg, der eine innere Haltung voraussetzt und fördert. »Wer durch Yoga den Körper beherrschen gelernt und zu einer Wohnstatt für die Seele gemacht hat, wer seine Gefühle, seine Sinne und seinen Geist meistert, der streift die Fesseln der Begierde, der Angst und der Verwirrung ab und gelangt in einen Zustand der Erleuchtung und des Friedens«, beschreibt die Bhagavad Gita, das große Buch indischer Weisheit. Yoga-Kurse, Yoga-Bücher und Video-Kassetten zeigen, wie die einzelnen Asanas durchzuführen sind. Beginnen Sie langsam und steigern Sie das Maß Ihrer Dehnungen und Streckungen von Mal zu Mal! Es ist wichtiger, in die Übungen hineinzuspüren und Energien fließen zu lassen, als um jeden Preis jede Stellung perfekt halten zu können. Mit der Zeit werden die eigentlichen Fortschritte innerlich spürbar und mit Zunahme der Energie, gutem Aussehen, Wohlgefühl und Gesundheit belohnt.

Shiatsu reguliert den Energiehaushalt

Auch Shiatsu strebt Ruhe und inneren Ausgleich an. Es ist der japanische Weg, durch Harmonie und Konzentration auf das Wesentliche die eigene Mitte zu finden. Shiatsu ist eine Körpertechnik, bei der der Therapeut mit seinem Körper, etwa unter Zuhilfenahme der Ellenbogen oder der Füße, an bestimmten Körperregionen des Behandelten arbeitet. Dort, wo zuviel oder zuwenig Energie oder ein Energiestau vorhanden ist, wird gezielt Druck ausgeübt. Shiatsu ist also keine Massage, sie entspricht mehr der Akupressur. Im Gegensatz zur Akupressur fokussiert sich das Körpererlebnis aber nicht nur auf einen Punkt, sondern bringt ganze Körperbereiche zum Schwingen, die vorher höchstens geschmerzt haben. Shiatsu ist in seiner tatsächlichen Wirkung kaum zu beschreiben, man muß es erleben. Am besten mit Therapeuten, die einem sympathisch sind, denn nur dann kann man sich ganz fallen lassen, die Kontrolle aus der Hand geben und richtig loslassen. Voll Vertrauen, sich in guten Händen zu befinden, kann das Denken nachlassen, und die ins Fließen gekommenen Energien werden besser wahrgenommen. Dabei wird der Therapeut die entsprechende innere Haltung des Wahrens des eigenen Raumes und des Respekts vor dem Raum des anderen mitbringen und sich selbst auch auf das Loslassen einstellen - eine Grundvoraussetzung, so wird erklärt, damit sich auch tatsächlich etwas bewegt. Es kommt bei energetischer Arbeit immer zum Resonanzphänomen zwischen Behandeltem und Behandler. Darum ist die Haltung und das entsprechende Fühlen und Denken dabei für den Erfolg so ausschlaggebend. Zwischen Therapeut und Behandeltem beginnt Energie zu fließen. Deshalb kann bei Energie-Leerezuständen Chi gezielt übertragen werden. Manche Menschen (Kältetyp) erfahren dadurch einen wesentlichen Beitrag zum energetischen Ausgleich bei Fastenkuren. Wer ohnedies schon eine Chi-Schwäche aufweist, müßte nach chinesischem Denken, aber auch nach Ansicht des Ayurveda, sehr vorsichtig mit dem Fasten sein. Um seinen positiven Effekt dennoch nützen zu können, kann man sich mit Shiatsu helfen.

Mit Unterstützung von Shiatsu stabilisiert sich der Energiehaushalt schnell, außerdem werden sämtliche Meridiane und zugehörigen Organe gestärkt und die Ausleitung von Giften und Schlacken gefördert. Hilfreich ist auch Barfuß-Shiatsu, das sich selbst Laien gegenseitig geben können. Der eine legt sich am Boden auf den Bauch. Die Füße liegen ganz entspannt und, wie es der Entspannung entspricht, nach innen gedreht auf einem dünnen Polster. Der andere beginnt erst vorsichtig, dann mit dem gesamten Gewicht auf den Fußsohlen des Behandelten am Stand zu gehen. Dabei wird der Nierenmeridian stark aktiviert. Die Energie wird aus dem Kopf hinunter gelenkt (gut bei Kopfweh durch Entgiftung und Überlastung), Wärme erzeugt und die Entgiftung über die Niere angekurbelt, da in der Mitte der Fußsohle ein besonders wichtiger Nierenpunkt liegt.

Qi Gong bringt Harmonie ins Leben

Wenn der Energiefluß in den dafür vorgesehenen Bahnen im Sinne seines natürlichen Fließens angeregt wird, fühlt sich der Mensch wohler in seinem Körper und dieser kann leichter loslassen von Dingen, die er nicht mehr braucht. Sind Meridiane blockiert, wird auch die Übertragung lebenswichtiger Informationen gestört und damit die Effizienz des Rückkoppelungssystems unseres Körpers beeinträchtigt. So können Gefäßkrankheiten entstehen, »wenn zum Beispiel die Meridiane, die vom Herzen zum Zentralnervensystem gehen, nicht die entsprechenden Informationen über die Cholesterinablagerungen weitergeben oder wenn die in Gegenrichtung verlaufenden Meridiane vom Zentralnervensystem zum Herzen nicht die entsprechenden Anweisungen über die herzustellenden Hormone weitergeben«, erklärt Wong Kiew Kit in seinem Buch »Die Kunst des Qi Gong« und unterstreicht die besondere Stärke von Qi Gong in der Vorbeugung und Heilung von organischen und degenerativen Erkrankungen. Um die Energie und damit die Gesundheit in Schwung zu halten, braucht man keinen Arzt. Die Chinesische Medizin ist nämlich gar nicht das, wofür sie im Westen oft gehalten wird. Sie ist weit mehr Prävention als Reparatur und will schon im Vorfeld der Erkrankung wirken. Das bei uns so bekannte Heilen mit Nadeln, die Akupunktur, steht erst an vierter Stelle der Bedeutung der Therapiemethoden und wird in China an Kliniken durchgeführt. Bewegungstherapie wie Qi Gong oder Tai Chi, Kräuterheilkunde und Ernährungslehre sind hingegen die Basis des chinesischen Gesundheitssystems und Bestandteil des Alltagslebens. Daß sie erst viel später als die Akupunktur ihren Weg in den Westen gefunden haben, liegt an der geringeren Faszination, die präventive Maßnahmen auf uns ausüben. Jetzt, da sie auch uns offenstehen, sollten wir den Wert dahinter erkennen und sie nicht einfach für langweilige, langsame Bewegungen halten. Jahrtausendealte positive Erfahrung steckt dahinter, wenn in China oder Korea morgens in den Parks Millionen Menschen aller Altersgruppen Qi Gong üben.

Wir haben auf Grund wissenschaftlich gesicherter Erkenntnisse keine Zweifel, daß ein funktionierender Fluß im Blutgefäßsystem für die Entsorgung der Stoffwechselschlacken entscheidend ist. Wir wissen auch, daß ein intaktes Lymphgefäßsystem für den Abfluß von Gewebewasser von zentraler Bedeutung ist. Daß das Nervensystem funktionieren muß, um den Körper in Schuß zu halten, ist eine Binsenweisheit. Aus dem Osten könnten wir nun lernen, daß auch der Energiefluß in den Meridianen oder den *Nadis* nach dem indischen Sprachgebrauch von größter Bedeutung für ein reibungsloses und vor allem lustvolles Funktionieren der Körperfunktionen ist. Alle Übungen, die in diesem Sinne harmonisierend wirken, wie neben dem Qi Gong auch Tai Chi, können die Entschlackungsprozesse in angenehmer und sehr wirksamer Weise unterstützen. Wer in diesem Bereich beginnen möchte, sei auf das gerade erschienene Buch »Auf den Schwingen des Drachens« von Nikolaus Klein hingewiesen, der aus jahrelangen Erfahrungen mit östlichen Kampfkünsten, Tai Chi und Qi-Gong-Übungen eine Art westliches Qi-Gong-System entwickelt hat.

Die reinigende Wirkung des Wassers

Nichts ist uns näher als das Wasser, bestehen wir doch im wesentlichen daraus. Symbolisch ist Wasser in der westlichen Elementelehre das weiblichste der vier Elemente. Es steht für die fließenden seelischen Qualitäten, die reinigende und erneuernde Kraft dieses anpassungsfähigen Stoffes, der zu Anfang unseres Lebens über drei Viertel unseres Körpergewichts ausmacht. Aber selbst noch gegen das Lebensende, wenn wir nicht nur hinter den Ohren, sondern in vieler Hinsicht trockener geworden sind, bestehen wir noch immer zu über zwei Dritteln aus Wasser. In der polaren Struktur des Wassers finden wir auch unseren engen Bezug zur Polarität, der Welt der Zweiheit, ausgedrückt. Die beiden Wasserstoffatome bilden mit dem Sauerstoff einen Winkel, der das ganze Molekül in polarer Spannung hält. Wahrscheinlich ist es dieses Spannungsverhältnis, das für viele uns lebenswichtige, aber nichts desto weniger unerklärliche

Phänomene in der Wasserwelt verantwortlich ist. Hier dürfte das Geheimnis der Homöopathie liegen, aber auch all die wundervollen Fähigkeiten des Wassers bei der Aufnahme von Mustern, die für unser Leben entscheidend sind. Letztlich dürften auch noch im Zellwasser Geheimnisse liegen, denen wir mangels Interesses der naturwissenschaftlichen Forschung nur erstaunlich langsam zu Leibe rücken. Bis heute kann kein Forscher erklären, was jeder Installateur weiß, daß nämlich Warmwasserrohre schneller einfrieren als Kaltwasserrohre und was dergleichen Ungereimtheiten mehr sind.

Die Tatsache, daß wir aus Wasser bestehen und aus ihm kommen, sagt auch viel über unser Verhältnis zum und unser Angewiesensein auf den weiblichen Pol. Das Leben kommt aus dem Urmeer, wissen die Biologen. Wir Menschen kommen ganz eindeutig aus dem Fruchtwasser und aus der weiblichsten Höhle der Frau, der Leibeshöhle unserer Mutter. Interessant, daß das Fruchtwasser in seiner Zusammensetzung sehr weitgehend derjenigen des Urmeeres entspricht. Als Wasserwesen sind wir obendrein auf Wasser als flüssige Nahrung viel mehr angewiesen als auf feste Stoffe und würden innerhalb von Tagen verdursten, wohingegen wir wochen- ja monatelang fasten können, vorausgesetzt wir bekommen genügend Wasser dabei.

Wasser birgt wahrscheinlich neben dem Geheimnis der Homöopathie auch das der Bach-Blüten und liefert so die Basis weiterer in unserem Zusammenhang wichtiger Mittel der Entschlackung und Entgiftung. In der Zukunft werden wir Wasser wohl nicht nur als wichtigstes Nahrungs-, sondern auch als das entscheidende Lebensmittel entdecken. Hier ist an all die zum Teil schon uralten Erkenntnisse zu denken, sich über Wasser zu regenerieren und zu revitalisieren Der Jungbrunnen ist als Traum wohl so alt wie die Menschheit. Privatforscher wie etwa der Österreicher Viktor Schauberger waren diesen Geheimnissen bereits näher, als wir heute ahnen.

Als Reinigungsmittel ist uns Wasser dagegen schon seit ältesten Zeiten bekannt, und viele unserer bereits beschriebenen Entgiftungs- und Entschlackungsmaßnahmen wären ohne die reinigende Kraft des Wasserelements gar nicht denkbar – wir brauchen nur an das Fasten denken, den Einlauf oder die Colon-Hydro-Therapie. Es gibt keinen Grund, diese reinigende Kraft nur auf die äußere Welt zu beziehen. Auch für unsere Innenwelt ist Wasser das Reinigungs- und Lösungsmittel schlechthin.

Das gilt naturgemäß auch für unser Trinkwasser. Wir bräuchten täglich mindestens zwei Liter guten Wassers, um dem Organismus die Möglichkeit zu geben, angefallene Schlacken abzutransportieren. Das ganze ist auch, aber nicht nur ein quantitatives Problem. Obwohl es so einfach wäre, mengenmäßig genug Wasser zu sich zu nehmen, verschenken viele Menschen an diesem Punkt gute und sogar preiswerte Chancen. Dabei ist zu bedenken, daß wir mit Wasser wirklich Wasser und nicht Saft und erst recht nicht Kaffee oder Tee meinen.

Natürlich stellt sich nach der quantitativen auch schnell die qualitative Frage beim Wasser. Hier scheiden sich die Gemüter, und die Dinge werden eher kompliziert bis ideologisch und nicht zuletzt sogar wirtschaftspolitisch. Einig ist man sich noch relativ leicht über den Punkt, daß das Wasser auch nicht mehr ist, was es einmal war. Früher wurde die Trinkwasserqualität durch lebende Fische getestet. Ein Teil des Trinkwassers floß durch ein Forellenbecken. Ging es diesen hochsensiblen

Fischen gut, ging man davon aus, daß auch das Trinkwasser in Ordnung sei. Später mußten dann die Forellen wegen zu großen Ausfalls gegen robustere Fische ausgetauscht werden. Heute verläßt man sich lieber auf chemische Analysen. Alles andere wäre auch sinnlose Tierquälerei. In den meisten Wässern, die uns heute als Trinkwasser angeboten werden, können Fische auf Dauer nicht mehr überleben. Für unser mittelfristiges Überleben reicht es gerade noch, mit Lebensqualität aber hat das nichts mehr zu tun. Wasser ist vom ursprünglichen Lebensmittel zum Nahrungsmittel verkommen und auf das entsprechende Niveau unserer übrigen Nahrungsmittel *heruntergekommen.*

Nun kann man die Qualitätsdiskussion auf den verschiedensten Ebenen führen. Die Gesundheitspolitik hat sich auf die bescheidenste Ebene zurückgezogen und wacht über die Minimalforderung, daß das Wasser nicht verunreinigt ist. Zu diesem Zwecke wird es dann oft auch noch mit Chlor versetzt und verliert eigentlich schon damit seine Trinkwasserqualität. Die Industrie nimmt die Misere gern zum Anlaß und verkauft eine Fülle von Mineralwässern; selbst zur Babynahrung wird inzwischen schon vereinzelt sauberes Wasser verkauft. Die Frage ist aber natürlich, wieviel von welchen Mineralien brauchen wir denn überhaupt? Irgendwie scheint es jedem selbstverständlich, daß Mineralien zwingend sind. US-Amerikaner als die Trendsetter dieser Welt futtern sie noch zusätzlich täglich in rauhen Mengen in sich hinein.

Eine einfache Überlegung könnte uns diese Mineralienorgie gründlich verderben. Ein Baby ist mit über drei Viertel Wasseranteil, seinen prallen Geweben und seiner enormen Elastizität nur gering mineralisiert, ein 90jähriger Greis dagegen viel besser mit Mineralien versorgt. Seine Knorpel sind inzwischen weitgehend verkalkt, seine Gefäße starr und unelastisch vor Kalk, und selbst im Gehirn rieselt er meist schon. Lediglich in den Knochen könnte man einen gewissen relativen Kalkmangel finden, der als Osteoporose beim weiblichen Geschlecht[15] ja auch zu entsprechenden Abwehrschlachten führt. Unter dem Strich bleibt die Frage: Wollen wir denn wirklich so stark mineralisieren? Nach unseren Erfahrungen bewährt es sich viel besser, die tatsächlich notwendigen Mineralien aus Gemüse und Obst zu gewinnen, wo sie bereits in einer uns besser aufschließbaren Form vorliegen. Menschen, die sich vorrangig von frischen Früchten und Gemüsen ernähren, scheinen jedenfalls weniger unter typischen Altersproblemen zu leiden bei deutlich höherer Lebenserwartung. Sie verfügen über stabilere Knochen und zeigen geringere Anzeichen von Verkalkung in ihren Gefäßen. So wie wir den Kalk nur an bestimmten Stellen brauchen, müssen wir ihn wohl auch in bestimmten Lebensmitteln zu uns nehmen. Das Trinken von reichlich kalkhaltigem Wasser führt jedenfalls nicht einmal dazu, daß die Osteoporose ausbleibt.

Auch andere Überlegungen können uns die Diskussion um die Mineralwässer als einen typischen Werberummel der einschlägigen Industrie durchschauen lassen. Früher hatten die Menschen kaum Gelegenheit, stark mineralisierte Wässer zu sich zu nehmen. Sie waren auf Regen- und oberflächliches Quellwasser angewiesen. Beides ist aber relativ mineralarm. Erst durch das Absinken durch die verschiedenen Sedimentschichten nimmt Wasser Mineralien auf. Früher aber gab es gar keine Möglichkeit, Wasser aus der Tiefe von Hunderten oder gar Tausenden Metern heraufzupumpen. Was die

Reinigung und Entgiftung des Körpers angeht, können wir uns solche Wässer jedenfalls auch heute sparen, wie diese einfachen Überlegungen gezeigt haben mögen.

Mineralwässer sind so beladen, daß sie kaum dazu neigen, noch weitere Bestandteile aufzunehmen, mineralarme Wässer sind dagegen ganz gierig danach. Nach den Gesetzen der Osmose müssen mineralarme Wässer dazu tendieren, sich mit Stoffen zu beladen, um in ein Gleichgewicht mit einer mineralreicheren Umgebung zu kommen. Im Körper werden sie also eher ausschwemmend wirken, was im Zuge von Entgiftungsmaßnahmen ja auch erwünscht ist. Für eine Entgiftung und Entschlackung ist es daher naheliegend, mineralarme Wässer zu verwenden.

Um Wasser zu entmineralisieren, gibt es verschiedene Möglichkeiten, von denen sich die Umkehrosmose gut bewährt hat. Ausgezeichnete Filtersysteme, die bei entsprechenden Tests überlegen abschneiden, bieten die Firmen Life Light und Sanacell an. Ein von uns vielfach erprobtes System ist das Purwater-Gerät. Eine weitere Variante ist die Durchlauffilterung, bei der Wasser durch verschiedene Filterblöcke durchgedrückt wird, die je nach Feinheit von nur groben Partikeln bis hin zu ganz feinen gelösten und ungelösten Bestandteilen alles filtern können.

Abgesehen vom Filtern läßt sich die Qualitätsdiskussion um Wasser noch um fast beliebige Ebenen und Aspekte bereichern. Jeder wird einsehen, daß abgestandenes Leitungswasser weniger gut schmeckt und ist als frisches sprudelndes Quellwasser. Da wir kaum noch Gelegenheit haben, an solches Quellwasser heranzukommen, gibt es verschiedene Ersatzangebote, zum Beispiel Systeme, die den Ideen von Viktor Schauberger folgend, das Wasser in spiralige Drehung versetzen, um es auf diese Art zu beleben. Eine kostengünstige und wirksame Möglichkeit der Wasserenergetisierung bietet der »Vita Vortex Wasserverwirbler« der Firma Life Light.[16] Anders als Methoden, die mit dem Aufimpfen einer anderen Schwingung (etwa von Edelsteinen) arbeiten und in ihrer dauernden Einwirkung auf den Organismus schwer zu beurteilen sind, verfährt dieses System nach der von Schauberger vertretenen physikalischen Methode. Dabei wird der sogenannte »Wirbulator« an den Wasserhahn angeschlossen. Durch extrem schnelle Verwirbelung (nach links und nach rechts bei rechtsdrehendem Wasseraustritt) wird wieder eine klare Struktur in die durch kilometerlange Wasserleitungen beeinträchtigte Clusterstruktur des Wassers gebracht. Der Wirbel selbst ist eine Urenergieform, die überall im Mikrokosmos und Makrokosmos vorkommt, in der DNS und in den Chakren unseres Körpers genauso wie in der Milchstraße. Selbst das Blut in unseren Adern fließt in Wirbelform. Durch die erzielte Rechtsdrehung ist das Wasser fähig, im Körper schädliche Stoffe zu binden und hinauszubefördern. Durch die Verwirbelung kommt es auch zu einer Löschung der Schadstoffinformation im Wasser, sofern es zuvor gefiltert wurde. Diese Löschung ist eine Notwendigkeit, wie zahlreiche Untersuchungen zeigen, um tatsächlich lebendiges, unbelastetes und gesundes Wasser zu erhalten.

Andere Systeme bringen Wasser über Magnetfelder in einen belebten Zustand. Das bekannteste ist die Wasserenergetisierung des Tirolers Johann Grander. Obwohl die Energetisierung wissenschaftlich schwer nachvollziehbar bleibt, sind die Wirkungen des sogenannten Granderwassers auch für kritische Geister leicht nachzuempfinden. Im Heil-Kunde-Zentrum Johanniskirchen haben wir damit seit über zehn Jahren sehr gute Erfahrungen gemacht. Trinkkuren mit solcherart energetisiertem Wasser unterstützen nicht nur Fastenkuren wirksam, sie haben auch für sich genommen bereits verblüffende Auswirkungen in entschlackender Hinsicht.[17]

Eine weitere Besonderheit unter den Wasserenergetisierungsmöglichkeiten stellen die Systeme der Ingeborg von Reden dar.[18] Wissenschaftler wie der Biophysiker Dr. Ludwig, der Vater der Magnetfeldtherapie, kamen durch Untersuchungen zur Ansicht, daß diese Geräte Lichtquanten auf das Wasser übertragen. Vor allem die sogenannte Getränkescheibe sehen wir als empfehlenswert an, da sie in überzeugender Weise bei der Entgiftung mithilft und leicht überallhin mitgenommen werden kann. Außerdem lassen sich sogar Kaffee und Wein damit energetisieren, wodurch sich der Geschmack verfeinert und das Getränk bekömmlicher wird. Wie alle Lichtenergie-Geräte der Ingeborg von Reden produziert die Getränkescheibe in der Flüssigkeit, die darauf gestellt wird, Sauerstoff, Lichtquanten und Informationen zum Ausleiten und Entgiften. Die entgiftende Wirkung entfaltet sich über das Lymphsystem und ist auf die Reduzierung der Oberflächenspannung zurückzuführen, die das Wasser »weicher« und damit kapillargängiger macht. Die Untersuchungen ergaben weiterhin, daß die Flüssigkeit, wenn sie sofort nach der Energetisierung durch die Scheibe getrunken wird, sogar als Antioxidans wirkt und das Zerstörungswerk der »freien Radikale« behindert. Unbeschädigte Zellen sind somit weniger anfällig. In bezug auf die Entgiftungswirkung fällt nicht nur auf, daß sich die Harnmenge vergrößert, der Harn wird auch deutlich dunkler, manchmal sogar schaumig. Während die Grandertechnik wohl mit Magnetfeldern arbeitet, das Plochersystem auf die Orgonwirkung Wilhelm Reichs baut, der Wirbulator mit physikalischen Strömungswirkungen arbeitet, nutzt die Getränkescheibe wohl lediglich die Wirkungen von geometrischen Mustern und kommt damit fast einem Ritual nahe. Um so erstaunlicher und faszinierender, wenn sich ihre Wirkungen in naturwissenschaftlichen Untersuchungen bestätigen lassen.

Die innerlich reinigende Wirkung des Wassers ist auch aus der Ayurveda-Medizin bekannt. Bei der Heißwasser-Kur wird Wasser eine viertel Stunde lang gekocht und dann in eine Thermoskanne gefüllt. Man trinkt es schluckweise heiß den ganzen Tag über. Durch das Kochen werden die Clusterstrukturen des Wassers geöffnet und formieren sich erst im Körper wieder, wenn sie abkühlen. Dabei sollen sie Gifte, Säurereste und Schleim anziehen. Diese einfache Reinigungsmethode ist nicht nur bei Entgiftungs- und Entschlakkungskuren zu empfehlen, sondern sollte regelmäßig durchgeführt werden.

Bedenken wir all die angeführten Punkte und Möglichkeiten, ist es verblüffend, wie wenig wir uns um unser Wasser sorgen. In unserem Teil der Welt nehmen es viele Menschen schlicht als Selbstverständlichkeit hin. Es wird leider nicht mehr lange dauern, bis wir merken, daß Wasser weder selbstverständlich noch nebensächlich ist. Es könnte bei Knappheit oder steigendem Bewußtsein für seine augenblickliche Qualität sehr schnell zur Hauptsache werden. Was Entgiftung und Entschlakkung angeht, ist es von Anfang an Hauptsache; auch in bezug auf unser weitergehendes Thema Loslassen, bietet es wundervolle Möglichkeiten, sich im besten Sinne gehen und fallen zu lassen.

Ein ideales Feld für Entschlackungskuren aufbauen

Allmählich bekommen wir auch im Westen Zugang zur Idee der Felder und entwickeln Vorstellungen, was damit gemeint sein könnte. Im Osten, dessen Feng-Shui-Lehre uns in den letzten Jahren erreicht, war der bewußte Umgang mit Feldern in alten Zeiten geradezu selbstverständlich. Auch bei uns muß diesbezüglich einmal mehr Wissen existiert haben, denn wir finden kaum alte Häuser auf gravierenden Wasseradern oder an Plätzen, die dem menschlichen Leben abträglich sind. Auf Grund des herrschenden Materialismus entdecken wir erst heute wieder recht mühsam, daß hinter den vordergründigen Abläufen und unter der Oberfläche Gesetze herrschen, die unsere Wirklichkeit mehr prägen, als wir uns die längste Zeit über träumen ließen.

In verschiedenen Bereichen der Medizin haben wir diesbezüglich einschlägige, wenn auch zumeist negative Erfahrungen. Wir wissen inzwischen zum Beispiel sehr genau, daß mit dem körperlichen Entzug bei Heroinsucht erst wenig geschafft ist. Das Feld der Sucht ist so stark, daß es die Abhängigen mit großer Sogwirkung zurückholt, auch wenn der Körper erfolgreich entgiftet wurde. Im positiven Sinne können wir zum Beispiel meditierend das hilfreiche Feld eines alten Klosters spüren, in dem seit Jahrhunderten nichts anderes als Kontemplation, Gebet und Meditation gepflegt wurden.

Felderwirkungen im politischen Bereich können zum Beispiel erklären, warum die Terrormaschinerie der Nazis bis zum Ende so reibungslos weiterlief oder warum, als die Zeit reif war, ein Ostblockland nach dem anderen zusammenbrach. Es gibt offenbar Zeit- und Raumqualitäten, die bestimmte Dinge zulassen und andere verhindern. Der Volksmund kennt dieses Phänomen und drückt es etwa in dem vulgären Ausdruck aus, »Der Teufel scheißt immer auf den größten Haufen«, womit gemeint ist, daß Geld dorthin fließt, wo sowieso schon am meisten vorhanden ist. Auch hier gibt es offenbar ein Feld mit Sogwirkung.

Für uns ist in diesem Zusammenhang wichtig, wie Felder aufzubauen sind, die Entgiftung und Entschlackung möglich machen oder zumindest erleichtern. Von Vorteil ist es sicher, wenn viele Menschen zur gleichen Zeit das gleiche Ziel anstreben. So wird etwa der Wert der alten christlichen Fastenzeit deutlich. Wo Millionen Menschen zur selben Zeit dasselbe Ziel über dieselben Exerzitien anstreben, wird sich ihre Energie gleichsam potenzieren, und es fällt allen leichter, große Ziele zu erreichen. Ähnliche Wirkungen kennen viele Menschen aus eigener Erfahrung im Zusammenhang mit Musik. Wenn man einen Kanon singt und verschiedene Gruppen sich schließlich in derselben Melodie zusammenfinden und eine Schwingungseinheit bilden, entsteht recht schnell ein spürbares Gruppengefühl. Ähnlich verbindend können Tänze wirken, was ja auch seit Jahrtausenden genutzt wird, um sich, anderen Menschen und oft auch den Göttern näherzukommen. Schließlich kann emotionale Ladung sehr zum Aufbau eines Feldes beitragen. Wenn wir etwas wichtig nehmen, laden wir es damit automatisch mit Energie auf. Insofern kann auch Geld zum Aufbau eines Feldes beitragen, wenn wir dieses mit teuren Dingen aufladen. Weil wir in dieser materiellen Zeit und Welt dazu neigen, nur teure Dinge wertzuschätzen, ist Geld sogar ein sehr wirksames Mittel zum Aufbau eines Feldes geworden.

Es ist natürlich geschickt, sich an bereits bestehende Felder anzulehnen bzw. ihre Energien zum eigenen Fortschritt zu nutzen. Ähnlich, wie es helfen kann, sich an die über zwei Jahrtausende institutionalisierte christliche Fastenzeit anzuhängen, selbst wenn man kein Christ ist, so wird es förderlich sein, sich nach der geeigneten Zeit auch einen geeigneten Raum zu suchen. Nicht jeder Raum kann jedes Feld gleich gut tragen. Ein verrauchter Wirtshaussaal ist für eine Fastenerfahrung natürlich denkbar ungeeignet, nicht nur wegen des Rauchgeruchs, sondern vor allem auch wegen der ganzen Unruhe, die in ihm hängt. Klösterliche Räume oder solche in der Natur atmen dagegen manchmal geradezu Ruhe und sind folglich geeigneter. Plätze, die Transformation fördern, wurden in alten Zeiten zu Ritual- und Kultplätzen und haben ihre Ausstrahlung zum Teil bis heute bewahrt. Sind solche Kraftplätze nicht zu haben, kann man die vorhandenen Räume entsprechend vorbereiten durch Reinigungsmaßmahmen, wie das Säubern der Atmosphäre mit entsprechendem Räucherwerk[19] oder mit Klängen von Glocken und Klangschalen. Auch wenn uns solche Überlegungen auf den ersten Blick einigermaßen fremd anmuten, lohnt sich ein Versuch in dieser Richtung sicher. Immerhin gibt es ja auch in unserer Kultur genug Anschauungsbeispiele, vom Weihrauch über die Kirchenglocken, die liturgischen Gesänge bis neuerdings zum Singen von Mantras. Es ist zwar eigenartig, aber offenbar tun wir uns inzwischen mit indianischen oder tibetischen Ritualelementen leichter als mit christlichen. Insofern mag es näherliegen, indische Mantren zu chanten, um ein Feld aufzubauen, als sich am christlichen Halleluja zu versuchen. Vielleicht findet jemand aber auch über die indischen Mantren zu den amerikanischen

Gospels und von diesen wieder zum Halleluja zurück, letztlich erkennend, daß all diese Versuche auf dasselbe hinauslaufen, nämlich ein Feld aufzubauen, um Gott bzw. der Einheit näher zu kommen.[20] Nicht umsonst kennt unsere Sprache den Ausdruck Zeitraum und spielen Physiker seit einiger Zeit mit der Raumzeit und machen uns so klar, daß beide Begriffe viel enger zusammengehören, als wir lange geglaubt haben. Die richtige Zeit und der passende Raum können jedes Vorhaben fördern, wie im umgekehrten Fall auch be- oder sogar verhindern.

Das bedeutet also, je besser wir den Zeit*raum* wählen, je wichtiger wir unsere Entschlackungskur nehmen, je mehr Musik bzw. Schwingung wir in das Ganze hineinbringen und je mehr Mitstreiter wir bewegen können, am selben Strick zu ziehen, desto besser sind unsere Erfolgsaussichten, denn desto stabiler wird unser Feld. Ganz beträchtlich tragen Gemeinschaftserfahrungen zur emotionalen Ladung und damit auch zum Erfolg des Vorhabens bei. Zusammenfassend läßt sich sagen, daß alles, was dazu beiträgt, aus der Kur ein Ritual zu machen, was Bewußtheit und emotionales Engagement in das Vorhaben bringt, ganz entscheidend zum Gelingen beitragen kann.

Den besten Zeitpunkt wählen

Die Chinesen stärken die Elemente zu den entsprechenden Jahreszeiten, wenn auch anhand der Pulsdiagnose der zugehörige Yin-Meridian deutlicher als sonst zu spüren ist. Im meditativen Sich-Verbinden mit der Natur und in Aktivitäten, die die momentan besonders vorherrschenden Kräfte nutzen, wird auch das

Element in seiner geistigen und seelischen Bedeutung gefördert. Nahrungsmittel der Saison haben diesen stärkenden Effekt im körperlichen Sinne. Im Grunde ist diese Unterscheidung aber überflüssig, wenn man die ständigen Wechselwirkungen zwischen den drei Ebenen, Körper, Geist und Seele bedenkt. Sprossen und junge Salate oder frische grüne Gemüse unterstützen die Leber zur Holzzeit – im Frühling – besonders. In dieser Stärkung liegt auch eine wesentliche Voraussetzung für die Entgiftung, denn eine starke Leber entgiftet leichter und auf natürlichere Weise als eine schwache. Da die Chinesen immer den versorgenden Meridian mit einschließen, wenn sie vom Organ sprechen, kann man auch sagen: Ein starker Meridian, in dem viel Energie fließt, wird besser »durchgeputzt« und kann Informationen besser übermitteln, so daß die Körperfunktionen kraftvoll und vollständig ausgefüllt werden. Darum wirkt auch reinigend, was stärkend wirkt. Unsere Tradition weiß das ebenso und empfiehlt nicht ohne Grund im Frühling Brennesselteekuren und das kurweise Essen von Löwenzahn, Brennesseln und Bärlauch. Darüber hinaus hängt natürlich die ganze Idee des Frühjahrsputzes mit der Zeitqualität zusammen, auch wenn dieser heute leider vor allem auf Wohnhäuser und weniger auf den Körper als Haus der Seele bezogen wird.

Daß eine starke Leber auch emotional zu mehr Gelassenheit fähig ist, liegt auf der Hand. Liegt energetisch keine Störung vor, muß sie sich auch nicht über negative Emotionen kundtun. Dasselbe gilt für die anderen Elemente, Organzuordnungen und die dazugehörigen Emotionen. Herz und Dünndarm sind demnach im Sommer am regenerationsfreudigsten, Milz, Bauchspeicheldrüse und Magen im Spätsommer, Dickdarm und Lunge im

Herbst und Nieren und Blase im Winter. Auch zu diesen Zeiten bietet die Natur, was zur Stärkung gebraucht wird. Zu hoher Blutdruck läßt sich beispielsweise nach chinesischem Denken mit einer Kur von zwei Tomaten auf nüchternen Magen über einen längeren Zeitraum gegessen senken. Tomaten sind im Hochsommer reif, wenn das Feuerelement regiert und Regenerationszeit für alle Feuerorgane ist. Es ist aber auch die Zeit, die das Feuer am meisten anfacht, weil es gerade im Sommer am heißesten ist. Also werden da die kühlenden Tomaten und Gurken am meisten benötigt. Im Spätsommer reifen Kürbis, Karotten und Kartoffeln, die das Erdelement stärken. Zu diesem Zeitpunkt wird auch geerntet, was lagerfähig ist und die Organe im Winter im Gleichgewicht hält. Somit zeigt die Natur ihre eigene Logik und gibt uns vor, wie wir uns im Einklang mit ihr gesund erhalten können.

Wenn wir gezielt entgiften und entschlacken wollen, können wir die Kräfte der Natur für uns nützen. Man sagt, daß der Körper bei abnehmendem Mond mehr Bereitschaft zu Entgiftung und Entschlackung zeige als bei zunehmendem. Die zunehmende Mondphase soll eher dem Körperaufbau dienen, also Regenerationszeit sein. Es heißt auch, daß die traditionellen Entgiftungs- und Entschlackungszeiten Frühjahr und Herbst seien. Da soll der menschliche Organismus darauf eingestellt sein, alle Schleusen zu öffnen und Schlacken und Giftstoffe intensiv auszuscheiden, wenn man ihm die Möglichkeit dazu gibt.

Daß Zyklen der Natur auch auf uns ihre Wirkung haben, braucht nicht besonders betont zu werden. Mißachtet man etwa den Tag-Nacht-Rhythmus über längere Zeit, wird sich das im Befinden auswirken. Dennoch spielt bei der Wahl des günstigsten Zeitpunkts mehr hinein, als uns »Mondbücher« vorgeben. In der praktischen Erfahrung der Fastenseminare hat sich gezeigt, daß der Mond doch keine so große Rolle spielt, wie wir gerne annehmen wollen. Wir können keine veränderte Bereitschaft des Körpers zur Entschlackung feststellen, auch wenn der Mondeinfluß in der Natur unbestritten sehr groß ist und das Wachstum der Pflanzen durch mondgerechten Gartenbau in nachvollziehbarer Weise entscheidend verbessert wird. Damit wollen wir nicht sagen, daß wir Menschen vom Lauf des Mondes und anderer Gestirne nicht beeinflußt werden. Der Mensch ist nur stärker im Geistigen zu Hause und das spielt folglich eine übergeordnete Rolle. Der Einfluß von Gestirnen wird sich daher auch stärker im Geistigen auswirken und erst in der Folge im Körper. Also kann es durchaus sein, daß der Mond zwar im Abnehmen ist, es aber gerade andere Konstellationen in unserem Horoskop gibt, die einem Loslaßprozeß eher im Wege stehen. Es kann auch sein, daß es unsere tiefste Überzeugung ist, gerade jetzt entgiften und entschlacken zu wollen, und der zunehmende Mond daher eine untergeordnete Rolle spielt, einfach weil unsere Gedanken ausgesprochen machtvoll sind, wie anhand der kinesiologischen Tests schon beschrieben wurde. Die Energie folgt dem Gedanken, könnte man sagen, und daher bestimmt der Gedanke auch den richtigen Zeitpunkt.

Bei den religiösen Fastenzeiten konnte man früher durchaus von einer Feldwirkung sprechen und damit von einer gewissen Wirkung im Geistigen ausgehen; heute ist davon aber nur noch wenig spürbar. Es bleibt uns also wirklich überlassen, unseren besten Zeitpunkt selbst zu bestimmen. Natürlich wird ein Mensch, der völlig im Rhythmus der Natur lebt, und diesen Rückbezug auch sucht, die Erneuerungskräfte der Natur für sich nutzen, er wird sie aber auch besser spüren als jemand, der von Termin zu Termin hetzt, das ganze Jahr über kein asphaltfreies Stück Boden sieht und ganz und gar im Puls unserer schnellen Zeit lebt. Dieser wird dafür wieder eher die Außentemperatur berücksichtigen, wenn er leicht friert, und die wärmere Jahreszeit für seine Kur nützen, als schon zu Frühlingsbeginn loszulegen.

Letzten Endes bestimmen nicht der Mond, nicht die klassischen Fastenzeiten Frühling und Herbst und auch nicht die von den Religionen festgelegten Zeiten den besten Zeitpunkt für das Entgiften und Entschlacken. Der beste Zeitpunkt ist der selbstgewählte und individuell passende. Was nützt ein idealer Mondstand, wenn gerade dann abschalten unmöglich ist, weil kein Kindermädchen zur Verfügung steht oder ein Familienmitglied krank ist, es im Büro drunter und drüber geht, oder sonst etwas dringend meine Aufmerksamkeit erfordert? Natürlich kann man sich darüber hinwegsetzen und unter dem Motto »jetzt erst recht« sein Programm durchziehen. Für jemanden, der sich sonst ständig um andere bemüht und nach ihnen richtet, wäre das durchaus eine gesunde Übung. Im allgemeinen sind solche Gewaltaktionen aber dem Loslaßvorgang unangemessen und bringen gerade eine unpassende Zeitqualität zum Ausdruck. Dann nützt das ganze Loslaß-Vorhaben letztlich nichts, und man könnte sich die Mühe gleich sparen. Sicher werden entsprechende Maßnahmen trotzdem Erfolge zeigen, aber der tiefere Sinn geht zu leicht verloren. Wer dagegen die freie Zeit- und Ortswahl hat, wird sich mit Vorteil an dem vorgegebenen Feld der Fastenzeit orientieren und mit Gewinn die angenehme Atmosphäre einer Gruppe von Gleichgesinnten bevorzugen.

Nun sind aber längst nicht alle der im Praxisteil angeführten Methoden so tiefgreifend, daß sie zu ihrer Durchführung unbedingt Ruhe und Abgeschiedenheit brauchen. Es sind ja durchaus einige Begleitmaßnahmen für den gewöhnlichen Alltag dabei. Dafür wird wohl die richtige Einstellung, Thema des nächsten Kapitels, ausreichen. Der Erfolg einer Kur für den ganzen Oganismus wird davon bestimmt sein, wie groß die Bereitschaft zur Umstimmung in Körper, Geist und Seele gerade ist.

Die richtige Einstellung gewinnen

Weil wir schon so viel von Emotionen gesprochen haben, mag sich bei einigen die Frage aufdrängen, ob es in Zusammenhang mit dem Loslassen negativer Empfindungen über das Gesagte hinaus noch Empfehlungen für den besten Zeitpunkt gibt. Es spricht einiges dafür, einen Zeitpunkt zu wählen, wo es einem gutgeht. Wir haben von den Emotionen gesprochen, die die Organe stärken. Mit Freude trennt sich der Dünndarm leichter von seinen Schlacken, glücklich geht die Entgiftung in der Leber besser vonstatten, mit Liebe läßt der Dickdarm lieber los. Wenn es einem ohnedies gutgeht, hat man eher das Gefühl, Überflüssiges abgeben zu können. Geht es einem hingegen schlecht, entsteht oft das Empfinden, bei all dem seelischen Defizit nicht auch noch etwas weggeben zu wollen. Trotzdem ist gerade in harten Zeiten, etwa nach einer Trennung, einem Verlust, das kann auch ein Verlust von Orientierung oder ganz einfach von Lebensfreude sein, eine Entschlackungsphase sinnvoll. Im freiwilligen Rückzug und im freiwilligen Loslassen liegt ein großes Heilpotential. Wer seine Verbindung zu einer tieferen Weisheit sucht, leidet keinen Mangel mehr. Er kehrt die negative Kraft der Einschränkung um und findet gerade in der Beschränkung, die freiwillig angenommen wird, die Chance, zum Wesentlichen (zurück-)zufinden. Das damit verbundene Prinzip, in der Astrologie durch Saturn symbolisiert, wird so auf einer höheren Ebene gelebt und erfüllt seinen eigentlichen Sinn besser als zuvor. Diese Möglichkeit, aus dem Zwang zur Einschränkung die Chance, zum Wesentlichen vorzustoßen, zu machen, folgt den Gesetzen der Urprinzipienlehre.[21]

Die rechte, weibliche Gehirnhälfte kann aktiv werden, wenn wir unsere Aufmerksamkeit nach innen lenken und in ein Passivsein gleiten. Dadurch beginnt die Intuition zu wirken. In Träumen, plötzlichen Einsichten, Veränderungen von Gefühlslagen liegt die Chance intensivster Erneuerung in allen Lebensbereichen. Wenn ein Indianer fastend in der Abgeschiedenheit der Natur zu seiner Vision fand, veränderte sich sein ganzes Leben. Ein neuer Mensch war geboren. Diese Möglichkeit wird von modernen Menschen zwar selten genutzt, steht ihnen aber nach wie vor ebenso offen wie jedem Indianer oder Eskimo.

Letztlich ist alles eine Frage der Sichtweise und der Einstellung. Wir haben soviel mehr im Griff, als wir glauben. Wir sind soviel mehr ständige Schöpfer unserer Realität als wir uns träumen lassen. »Wir werden morgen sein, was wir heute denken«, ist eine fernöstliche Weisheit, die aber überall auf dieser Erde Gültigkeit hat. Wenn wir das noch nicht so positiv für uns verwerten können, liegt es am Lebensprozeß an sich, der nun einmal erkennen und bewältigen, lernen und wachsen bedeutet, so lange, bis wir zu unserem ganzen Potential Zugriff haben.

III Wege zur Entgiftung und Entschlackung

Kuren für den gesamten Organismus

Nach dem bisher schon Angeführten liegt es auf der Hand, daß Kuren, die von Anfang an auf den ganzen Menschen als Einheit von Körper, Seele und Geist zielen, jenen Versuchen vorzuziehen sind, die einzelne Probleme selektiv angehen. Auch wenn das der Methode der Schulmedizin entspricht, ist dieses Vorgehen eigentlich gar nicht möglich, da alles mit allem zusammenhängt und sich so immer gegenseitig beeinflußt. Insofern ist jede Fastenkur, bei der es um Entwicklung geht, jeder Teildiät vorzuziehen, die nur auf ein Problem, wie etwa Rheuma, zielt. Soll solch eine Teildiät Erfolg haben und dem Rheuma wirklich Paroli bieten, müßte sie sowieso den ganzen Menschen mit einbeziehen.

Die Fastenkur

Fasten ist eine der wirksamsten Entgiftungs- und Entschlackungsmaßnahmen, die wir kennen. In allen großen Religionen bekannt und der gesamten Bevölkerung zu bestimmten Zeiten wie im islamischen Ramadan oder der christlichen Fastenzeit empfohlen, ist es für fast alle Menschen außerordentlich verträglich und wirkt auf allen denkbaren Ebenen. Wir können es als den Prototyp der Reinigung ansehen, sorgt es doch vom Körper über die Seele bis zum Geist für neue Ordnung und Klarheit. Den

Religionen war wohl immer die körperliche Reinigung nur Mittel zum Zweck, wenn auch ein sehr bewährtes. Mittels Fasten wurden die Energiekanäle des Organismus gesäubert, so daß die feineren Informationen aus göttlichen Quellen bis auf die materielle Ebene der menschlichen Existenz durchdringen konnten. Nicht umsonst haben alle großen Meister unserer Tradition vor wesentlichen Durchgaben aus himmlischen Sphären 40 Tage gefastet: Moses, bevor er die Zehn Gebote empfing, Johannes der Täufer, bevor er zu wirken anfing und schließlich auch Christus, bevor er sein eigentliches Werk begann.

Hildegard von Bingen kannte insgesamt 35 Laster, die das Leben auf der einen oder anderen Ebene behinderten. Sie unterschied noch kaum zwischen körperlichen, seelischen und sozialen Problemen, sondern entscheidend war für sie die dadurch bedingte Ablenkung vom direkten Pfad zu Gott bzw. zur Einheit. Fasten empfahl sie als zielführende Therapie bei 29 dieser Laster. Lediglich bei fünf Lastern hat es ihrer Meinung nach keinen Einfluß und nur bei einem wirke es sogar verschlimmernd. Es ist bezeichnend, daß selbst eine Methode, die von der Bibel und dem Koran generell und ausnahmslos empfohlen wird, bei genauerer Betrachtung doch einen Bereich hat, wo sie von Hildegard nicht empfohlen werden kann. Dieses eine Laster ist die Hybris, der Hochmut oder die Arroganz. Wohl alle Fastenärzte kennen diese ungute Entwicklung, wenn einige ihrer Fastenden nach wenigen Tagen anfangen, auf andere Menschen, die nicht fasten, herabzuschauen aus geradezu himmlischen Höhen. So gefährlich der Hochmut für die eigene Entwicklung ist – ist das Problem einmal bekannt, kann ihm von Anfang an bewußt begegnet werden, und der Erfolg der Fastenkur muß nicht in Frage stehen.

Bis in unsere Tage ist Fasten ein bewährtes Mittel, wenn es auch für die Schulmediziner seine Attraktivität weitgehend eingebüßt hat und selten verordnet wird. Es ist so sehr dem weiblichen Pol zugeordnet, daß für Mediziner in diesem Fall nichts mehr zu tun ist. »Gewinner« einer Fastenkur sind heute wohl nur Patienten und ihre Krankenkassen. Aus eigener Erfahrung kann ich sagen, daß ich durch das Fasten viele Hunderte von Patienten verloren habe, die einfach in eigener bzw. der Regie ihres inneren Arztes gesundet sind und mich als Arzt gar nicht mehr brauchten. Zur Wiederentdeckung des Fastens müßten moderne Mediziner zur Demut ihrer Vorgänger zurückfinden, die noch wußten, daß es immer die Natur ist, die heilt, und daß die ärztliche Aufgabe in der Pflege und der Wegweisung besteht. Heute könnten wir den Satz »Medicus curat – natura sanat« dahingehend umformen, daß es ärztliche Aufgabe ist, die Weichen so zu stellen, daß die Heilkräfte der eigenen Natur des Patienten am besten zum Zuge kommen können.

Im Vergleich zu den Zeiten der heiligen Hildegard kommt inzwischen noch hinzu, daß bei allen durch Umweltkrankheiten verursachten Leiden auf Vergiftungsbasis Fasten ebenfalls *das* bewährte Mittel ist bzw. sein könnte. Die Regeneration vorgeschädigter Lebern durch Fasten, die ja vor allem vom modernen Giftdruck aus der Umwelt betroffen sind, grenzt ans Wunderbare. Die Leber verzeiht sehr weitgehend und ist auch der Schulmedizin für ihre enorme Regenerationskraft bekannt. Besser noch als der Schwanz einer Eidechse kann sie nachwachsen, wenn sie etwa in Teilen operativ entfernt werden mußte. Ganz ähnlich verblüffend ist ihre Tendenz, jede Fastenzeit zu nutzen, wieder zu Kräften zu kommen. Wenn auch nicht so spektakulär wie die Leber nehmen doch alle Organe die Chance wahr, fastend wieder in (ihre alte angestammte) Form zu kommen. Der Magen wird sichelförmig schlank und gibt rechtzeitig Sättigungssignale, physisch ausgeuferte Herzen werden schmaler, arbeiten wieder ökonomischer und neigen unter dem Fasten eher im übertragenen Sinne dazu, über sich hinauszuwachsen und sich körperlich im Sinne der Herzinsuffizienz auszuweiten.

Solche spirituellen Auswirkungen werden dabei heutzutage eher in Kauf genommen als angestrebt, so wie wohl in alten Zeiten die körperlichen. Wir haben unseren Interessenschwerpunkt weitgehend auf die materielle Ebene verlegt. Dabei könnte uns gerade das Fasten als Entgiftungsmaßnahme oder zur höheren spirituellen Erkenntnis begonnen, zeigen, daß das eine ohne das andere nur Stückwerk bleibt. Wie keine andere Maßnahme ist Fasten geeignet, die Brücke zwischen den verschiedenen Ebenen unserer Existenz zu schlagen und diese miteinander zu versöhnen. Wer ganz auf den Körper zielt und nur Entgiftung im Sinn hat, wird doch bemerken, wie er sensibler wird, und sich auch sein Geist öffnet und weitet. Wer es dagegen auf höhere spirituelle Ziele abgesehen hat, kann durch Fasten erleben, wie sehr der Körper dazugehört. Den Überfliegern wird er beim Fasten leicht zum Anker. Den Erdenschweren, nur auf das Diesseits Bezogenen, verleiht das Fasten dagegen oft Flügel, die ihre Seele in ungeahnte Höhen tragen. Dieser beflügelnde Effekt ist um so deutlicher, je weniger das Fasten auf eine Null-Diät hinausläuft, sondern wirklich dafür Sorge getragen wird, daß nicht nur die Hosen, sondern auch das Bewußtsein weiter wird. Die Nulldiät ist eine Beschränkung auf den körperlichen Bereich der Entgiftung und Entschlackung, die die größten Chancen dieser uralten Methode verspielt. Leider liegt diese Verkürzung heute in jenem breiten Trend, der den Körper weit über Seele und Geist stellt. Hier stoßen wir wieder auf das Problem der Hierarchie, das in der Medizin heute von so großer Bedeutung ist.

Praktischer Fastenleitfaden

Fasten ist ein sehr einfacher Weg, der bei Gesunden keiner ärztlichen Unterstützung bedarf, wie uns ja bereits die biblische Tradition zeigt. Im wesentlichen geht es darum, das Essen einzustellen und dafür reichlich (vor allem Wasser) zu trinken. Auf jeden Fall ist es sinnvoll, sich für die erste Fastenzeit eine ausführliche Anleitung zu besorgen, wie etwa »Bewußt Fasten« (Urania-Verlag und Goldmann TB) oder solche Standardwerke wie »Fastentherapie« von Fahrner oder »Heilfasten« von Buchinger. Hier kann man sich ausführlich über alles Nötige informieren. Die wichtigsten Dinge sind aber äußerst einfach: Es ist darauf zu achten, täglich mindestens zwei Liter gutes Wasser bzw. Tee zu sich zu nehmen, und für eine ausreichende Darmreinigung, am besten mittels Einlauf, zu sorgen. Erleichternde Begleitmaßnahmen und Tips für die Aufbauzeit danach finden sich in »Bewußt Fasten«. Spielt Übergewicht eine Rolle, kann das Buch »Gewichtsprobleme« helfen, die »dicken« Muster zu durchschauen und loszulassen.

Ein großer Vorteil des Fastens ist weiterhin, daß es andere Entgiftungsprogramme sehr wirkungsvoll unterstützt. Praktisch jeder Giftentzug verläuft unter Fastenbegleitung sehr viel leichter, so etwa bei Nikotin oder Alkohol. Selbst Heroinentgiftungskuren profitieren von dieser Begleitmaßnahme und lassen diesen schwersten Entzug menschlicher verlaufen.

Liegen schwerwiegende gesundheitliche Probleme vor, ist Fasten oft noch wichtiger, aber auch notwendig, einen erfahrenen Fastentherapeuten im Hintergrund zu wissen. Immer mehr Ärzte und Heilpraktiker sind bereit, sich in diesem Sinne hinter Fastende zu stellen und ihnen den Rücken zu stärken. Und es kann gut sein, daß auch der eigene Hausarzt bereits dazu gehört.

Wer darf fasten und wer nicht?

Eine immer wieder gehörte Einschränkung, nämlich ein zu geringes Gewicht, bräuchte eigentlich keine zu sein. Da es beim Fasten in erster Linie um Entgiftung und Reinigung geht, ist es auch für Normal- und sogar Untergewichtige durchaus zu empfehlen. Letztere können mittels Fasten sogar zunehmen, auf Grund des schon beschriebenen Fasteneffekts, dem Organismus zu helfen, seine Mitte zu finden. Mehrere kürzere Fastenkuren haben sich in dieser Hinsicht gut bewährt und führen oft zu Gewichtszunahmen. Offenbar wird der Organismus durch die vielen kurzen Fastenreize für Nahrung sensibilisiert und lernt, sie so besser zu verwerten und anzulegen.

Wer allerdings eher zum Zunehmen neigt, sollte häufige kurze Fastenzeiten besser vermeiden, da er damit denselben Sensibilisierungsreiz in bezug auf Nahrung ins Spiel bringt. Übergewichtige Fastende müssen im Gegenteil darauf achten, daß sie sich nach jeder Fastenzeit wieder einige Monate normal ernähren, bevor sie einen neuen Fastenreiz setzen. Hier bewähren sich naturgemäß wenige und dafür längere Fastenzeiten. Zweimal pro Jahr ist in dieser Hinsicht unproblematisch, wobei die Länge von den angehäuften Polstern abhängen wird. Besonders wichtig ist der anschließende bewußte Aufbau und die regelmäßige Aktivierung des Stoffwechsels durch Bewegungsprogramme bis hin zu richtigem Sport.

Während der Fastenzeit bleibt man durchaus leistungsfähig, sofern man sich nicht ins Bett flüchtet. Letzteres ist nicht zu empfehlen, da der Organismus dann anfängt, Muskeln abzubauen – ein Effekt, der von in Gipsverbänden ruhiggestellten Gliedmaßen her hinlänglich bekannt ist. Stellen Fastende den ganzen Organismus übertrieben ruhig, betrifft dieser Effekt natürlich den ganzen Bewegungsapparat. Wie leistungsfähig man bleiben kann, zeigen die Fastenwanderer, die täglich große Strecken zurücklegen und dabei natürlich noch mehr Fett verbrennen als ruhig vor sich hinmeditierende Fastende. Eine Gruppe von Schweden nimmt sogar regelmäßig während einer mehrwöchigen Fastenzeit am Wasalauf teil, einem Skilanglauf über 80 km.

Wie schon in der Einleitung erwähnt, haben die Kirchen selbst im Laufe der Jahrhunderte Respekt vor den wundervoll erneuernden Auswirkungen des Fastens bekommen. In den letzten Jahren haben sich aber auch zunehmend andere Begründungen für einen Verzicht auf das Fasten gefunden. Manche bringen sogar den Grad ihrer Vergiftung als Entschuldigung vor. Die Ver-Giftung sei bereits so weit fortgeschritten, daß zu schnelle Ent-Giftung sogar zur Gefahr werden könne, und zwar deshalb, weil Fett- und Wasserdepots angeblich vom Körper angelegt werden, um die giftigen Schwermetalle, aber auch Pestizide und Insektizide zu binden. Werden stark belastete Areale durch Fasten angegriffen, werden Gifte weit über das beim Fasten sonst übliche Maß frei. Sie können für erhebliche Beschwerden sorgen, wenn die

Ausscheidungsorgane mit dem Giftansturm nicht fertig werden. Schwermetalle seien in ungebundener Weise darüber hinaus überhaupt nicht ausscheidbar. Man erreiche also nur eine Verlagerung der Giftbelastung und neue Depotbildung in weit kritischeren Körperregionen wie Organen, Gehirn und Rückenmark. In 20jähriger Erfahrung mit Tausenden von Fastenden ließen sich diese Einwände von uns in der Praxis nicht bestätigen. Im Gegenteil nutzen fortschrittliche Umweltmediziner zunehmend die enormen Chancen der Entgiftung durch Fasten. Das gilt gerade auch für Patienten mit Amalgamfüllungen. Allerdings ist es sehr hilfreich, in besonders vergifteten Situationen zusätzliche Maßnahmen ins Spiel zu bringen, wie etwa durch eine Behandlung mit einer bestimmten Algenart, wie wir sie später noch ansprechen werden (siehe auch »Spirulina-Alge«, »Chlorella-Alge« sowie das gesamte Kapitel »Die hohe Schule der Amalgamausleitung«).

Zu den von anderen Medizinsystemen, wie etwa von einigen Vertretern der Ayurvedischen Medizin, gemachten Einschränkungen kann ich aus Erfahrung berichten, daß sich manche Menschentypen tatsächlich schwerer mit dem Fasten tun als andere. Ich habe aber in über zwanzig Jahren erlebt, daß die Fastenkur, gerade auch, wenn sie schwerer fällt, wundervolle Möglichkeiten der Gesundung bereithält. Hier fühle ich mich in der umfassenden Fastenempfehlung natürlich auch durch unsere eigene christliche Tradition bestärkt. Nach meiner Erfahrung haben die uralten Traditionen wie die christliche, islamische oder buddhistische durchaus in diesem Bereich ihren Sinn, auch wenn man anerkennen muß, daß die hinduistische Religion tiefer in medizinische Zusammenhänge eingedrungen ist.

Selbstverständlich gilt es bei all dem wachsam gegenüber der von Hildegard von Bingen angeführten Gefahr der Arroganz zu bleiben und medizinische Extremsituationen, wie etwa das Schlußstadium zehrender Krankheitsbilder wie Krebs und TBC, Aids und Leberzirrhose, aber auch Schilddrüsenüberfunktion, mit anderen ärztlichen Maßnahmen zu betreuen. Hier ist Fasten - rein medizinisch gesehen - oft nicht oder nicht mehr angezeigt. Aber selbst bei einigen dieser Krankheitsbilder kann ein sorgfältig betreutes Fasten noch Sinn machen, wie man bei manchen alten Fastenärzten bis heute lesen kann. Otto Buchinger, der Vater unserer neueren Fastentradition, hat sogar bei Psychosen noch mit gutem Erfolg fasten lassen, was sich nach unseren Erfahrungen allerdings nur selten und nur unter konsequenter Psychotherapie bewährt.

Betrachtet man die Geschichte des Fastens und der Medizin, fällt auf, daß wir immer mutiger werden bei invasiven operativen Eingriffen, die von der männlichen »Machermedizin« getragen sind, und immer kleingläubiger und mutloser bezüglich unseres Vertrauens in die Regenerationskräfte der eigenen Natur und damit in den weiblichen Pol. Hier wäre ein Umdenken dringend notwendig. Mit bewußtem Fasten können nicht nur einzelne Menschen ihr Leben wieder in (die) Ordnung bringen, wir könnten den überwiegenden Teil unseres Gesundheitssystems, allein durch die Wiederbelebung der guten alten christlichen Fastenzeit gesundschrumpfen.

Das Hildegard-Fasten

Die heilige Hildegard von Bingen lebte vor 1000 Jahren als Äbtissin mit besonderen Fähigkeiten. Die Niederschrift ihrer Visionen und die heilkundliche Beratung vieler, zum Teil sehr hochrangiger Persönlichkeiten ihrer Zeit begründeten ihren Ruf als Heilerin, den sie bis heute nicht verloren hat bzw. gerade erst so richtig zurückerlangt. Sie war eine Verfechterin des Fastens, sah darin großen körperlichen wie spirituellen Nutzen und vor allem die Möglichkeit eines Neubeginns auf dem Weg zu Gott.

Was empfahl nun die heilige Hildegard bei ihren Fastenkuren? Im Prinzip unterscheiden sich ihre Fastenanweisungen kaum von denen Buchingers, der seinerseits wieder als Vater der heutigen Fastenbewegung anzusprechen ist. Beim Hildegard-Fasten sollte sechs bis zehn Tage lang mindestens einmal täglich, eventuell auch zweimal, eine Fastensuppe gegessen oder besser gesagt getrunken werden. Galgant ist ein Gewürz in der Suppe, das entkrampfend und entstauend auf die Gallenblase und auf den Magen-Darm-Trakt wirkt. Nach Bedarf werden zusätzlich noch Galgant-Tabletten eingenommen. Die klare Suppe aus einer Abkochung aus Dinkelkörnern mit Gemüse, frischen Kräutern und Gewürzen liefert die wichtigen Basen und wärmt. Auch Fencheltee hat diese Funktion, der zwischen den »Mahlzeiten« neben abgekochtem Wasser und eventuell auch Dinkelkaffee reichlich getrunken wird. Statt Glaubersalz werden zum Abführen am Beginn der Kur Ingwerausleitungskekse verwendet. Einläufe gehören wie beim »normalen« Fasten auch zum Standardprogramm. Ein täglich aufgelegter Leberwickel bringt die Galle in Fluß und unterstützt die Entgiftung. Trockenbürsten morgens im Bett kräftigt wie der »Herzwein« den Kreislauf. Wer Alkohol meidet, kann den Herzwein kurz aufkochen, dann bleibt nur noch die kreislaufkräftigende Flüssigkeit übrig.

Die Teilnehmer der Hildegard-Fasten-Kuren berichten

ganz ähnlich wie alle anderen Fastenden, sich, bis auf kurze Phasen der Fastenreaktionen, fit und wohl zu fühlen. Entscheidend ist dabei auch der Weg nach Innen, die meditative Erfahrung, die durch das Fasten verstärkt wird. Meditation auf der einen und Wanderungen auf der anderen Seite bringen während der Kur den richtigen Rhythmus von Ruhe und Anspannung.

Diesbezüglich sollte sich jeder Fastende sein eigenes Programm zusammenstellen. Der eine favorisiert Wanderungen, der andere Yogaübungen, Zen-Meditationen oder geführte Reisen nach Innen. Von Mandalamalen über Qi Gong, Seidenmalerei oder Tai Chi, Töpfern oder freiem Malen und Musizieren stehen einem so viele Möglichkeiten offen.[22]

Das Saftfasten

Saftfasten kann als ein- bis dreitägiges Kurzprogramm oder als bis zu sechswöchige »Breußkur« (im Anschluß beschrieben) durchgeführt werden. Saftfasten gilt als altbewährte Methode zur Entlastung des gesamten Organismus und zum Entschlacken. Die frisch gepreßten Säfte (Handpresse oder Entsafter) enthalten kein Eiweiß, kein Fett und nur wenig Ballaststoffe. Dadurch stellen sie die Verdauung ruhig, führen aber trotzdem Trauben- und Fruchtzucker, Vitamine und Mineralstoffe zu. Am Vorabend sollten ein Teelöffel Glaubersalz oder ein Einlauf den Darm vorreinigen, um eine etwaige Rückvergiftung zu verhindern. Für Menschen, die zur Fülle, Hitze, Bluthochdruck und starker Aktivität neigen, ist eine ein- bis dreitägige Kur besonders gut geeignet. Verdauungsapparat und Kapillargefäße werden entlastet, das Herz wird gestärkt, ein erhöhter Blutdruck reguliert. Es kommt zu einer beschleunigten Ausscheidung von Stoffwechselendprodukten. Entzündliche Prozesse werden günstig beeinflußt, das Gewicht wird reduziert.

Mitunter werden aber auch hier sehr viele Gifte freigesetzt. Bei starker Amalgambelastung bzw. nach Entfernung von Amalgam, das nicht richtig ausgeleitet wurde, kann es wie bei starker Übersäuerung zu Problemen kommen. Schwindel, Kopfschmerzen und Schwäche, die nicht durch Wasser trinken und Einläufe behoben werden können, sind solche Signale. Dann wird Entgiftung und Entschlackung zu einem noch wichtigeren Thema. Hier ist gegebenenfalls die Hilfe von Therapeuten anzuraten.

Für Personen mit Kältesymptomatik, ständiger Müdigkeit und anderen Schwächezeichen ist roher Saft oft schwer verträglich. Gekochter Gemüsesaft, vor allem Kartoffel, Karotte, Fenchelknolle, rote Rübe u. a., werden besser vertragen. Bei dieser Konstitution ist aber prinzipiell auf genügend Wärme und Qi-Zufuhr (siehe »Der Kältetyp«) zu achten.

Obsttage

Solche einzeln eingestreute Diättage haben durchaus Vorteile und können mit verschiedenem Obst oder auch nur mit einer einzigen Sorte durchgeführt werden. Am besten empfiehlt sich nach unseren Erfahrungen einheimisches Obst, das gerade zur entsprechenden Zeit reif ist. Aber auch Traubenkuren und solche mit Südfrüchten kommen in Frage und werden im allgemeinen als angenehm empfunden. Selbstverständlich ist darauf zu achten, daß es sich um gute naturbelassene und auch unter natürlichen Bedingungen gewachsene Früchte handelt –

es geht ja schließlich um eine Entgiftungsmaßnahme. Bei den Trauben kommt noch hinzu, daß ihnen nach letzten wissenschaftlichen Untersuchungen eine besondere Schutzwirkung im Hinblick auf den Herzinfarkt nachgesagt wird; sogar bei Krebserkrankungen konnten positive Entwicklungen beobachtet werden.

Bei heißem Wetter werden einzelne Obsttage meist als äußerst angenehm empfunden. Auf Grund des Kaliumreichtums des Obstes kommt es zur Ausscheidung beträchtlicher Wassermengen, was als Erleichterung empfunden wird und gestaute Menschen wirklich eindrucksvoll befreien kann. Selbst mit wöchentlicher Regelmäßigkeit sind solche Tage durchaus empfehlenswert und einzelnen Fastentagen meist vorzuziehen. Der große Wert des Fastens liegt im Umschalten des Organismus auf Selbstversorgung, was an einem Tag kaum gelingen wird oder jedenfalls erst nach langen Jahren mit regelmäßiger längerer Fastenerfahrung. Jeder Obsttag führt aber beinahe mühelos zum erwünschten und erleichternden Ziel, wobei die Gewichtsabnahme naturgemäß gering bleibt, denn das ausgeschiedene Wasser wird ja bald wieder aufgenommen.

Aus solchen Obstdiättagen lassen sich extreme Reinigungskuren entwickeln, wenn sie lange genug ausgedehnt werden. In manchen schamanistischen Traditionen ist es zum Beispiel üblich, lange Zeiten nur mit Früchten zu verbringen, um den Organismus auf spirituelle Reisen oder andere große Herausforderungen vorzubereiten. Es gibt Völker, wo die Medizinmänner ein ganzes Jahr lang nur von Früchten leben und so versuchen, sich zu sensibilisieren und ihre Schwingungen feineren Energieebenen anzupassen. Bei solchen Extremen ist aber aus unserer Sicht immer davor zu warnen, die äußeren Handlungen vom eigentlichen Inhalt zu trennen. Was für den angehenden Schamanen wundervoll wirken mag, kann für den normalen »Großstadtindianer« leicht zu einem Fiasko werden. Immerhin ist das Rauchen in England eingeführt worden, weil Sir Walter Raleigh beobachtet hatte, daß sich die eingeborenen Indianer, die regelmäßig den Rauch der Tabakpflanze »tranken«, in einem viel besseren Gesundheitszustand befanden als seine eigenen englischen Seeleute. Er übersah bei dieser durchaus gutgemeinten Maßnahme lediglich, daß die Indianer den Rauch im Rahmen ihrer religiösen Rituale zu sich nahmen und daß seine Seeleute an Skorbut und anderen Mangelzuständen auf Grund der langen Reise mit ihrer katastrophalen Ernährung litten. So wurde aus einer gutgemeinten medizinischen Maßnahme der wohl größte Flop in der Geschichte der Gesundheitsreformen.

Sensibilisierung ist natürlich gut, aber vor allem in einer Umgebung, die sie verträgt. Das gilt letztlich für alle langen Fastenzeiten. Nach vierzig Tagen Fasten lassen sich vielleicht Botschaften aus anderen Welten leichter empfangen, aber die Frage ist, ob man die nächstliegenden Botschaften des eigenen Partners noch adäquat mitbekommt.

Die Breuß-Kur

Hier handelt es sich um eine Extremform des Fastens von sechs Wochen unter Zuhilfenahme bestimmter frisch gepreßter Säfte wie zum Beispiel rote Bete. Immer wieder sind mit dieser Kur wunderbare Heilungen selbst in aussichtslosen Situationen (von Krebserkrankungen) berichtet worden, und ich konnte einige Patienten kennenlernen, die von solchen Rettungen berichteten. Allerdings sei vor übertriebenem Ehrgeiz gewarnt. Als ersten Schritt zum Fasten ist immer eine Kur von einer Woche zu empfehlen und nicht die heroische Zeit von 40 Tagen, selbst wenn man sich dabei auf höchste biblische Vorbilder berufen kann. Dabei ging es ja nie um Fasten allein, sondern immer um Beten und Fasten. Das gilt ganz ähnlich für all die wundervollen Berichte aus dem Dunstkreis der Qumranschriften, die als Essenerevangelien bekannt wurden. Daß der Glaube Berge versetzen kann, berichtet die Bibel, und wir können es ohne Abstriche übernehmen. Auch beim Fasten und insbesondere längerem Fasten kann sich der Glaube oft enorm entwickeln. Trotzdem sollten wir nie vergessen, daß sich über den Körper das Schicksal nicht zwingen läßt. Nach meinen Erfahrungen haben jene Menschen, die mittels langen Fastens im Sinne der Breußkur Heilungen erlebt haben, jeweils noch auf andere seelische Hilfsquellen bewußt oder unbewußt zurückgegriffen. Das nimmt dem Fasten und der Breußkur nichts von ihrer Bedeutung, soll aber davor bewahren, durch radikale Maßnahmen sozusagen Heilung über den Darm erzwingen zu wollen. Das ist meines Wissens noch nie gelungen und kann wohl auch nicht geschehen, weil Heilung Heil meint und folglich immer auf den ganzen Menschen zielen muß. Wenn allerdings die Seele während langer und bewußter Fastenzeiten zu sich findet und der Mensch zurück zu seinem Weg, können ungeheure Kräfte mobilisiert und Wunder möglich werden.

Ein bekannter schulmedizinischer Krebsarzt wird mit dem Satz zitiert, »Wer nicht an Wunder glaubt, ist kein Realist«. In diesem und jedem anderen Sinne lohnt es sich realistisch, d. h. immer offen für Wunder zu sein.

Sie geschehen überall, die heiligen Schriften sind voll davon, aber man kann sie nicht erzwingen.

Teilfastendiäten

Die sogenannten Teilfastendiäten gehen, wie ihr Name schon sagt, oft nicht so tief und so weit, sondern beziehen sich vor allem auf bestimmte Aspekte und Organsysteme des Körpers. In seelisch-spiritueller Hinsicht ist ihr Wert deshalb geringer einzuschätzen. Trotzdem sind manche in bestimmten Situationen einem intensiveren Fasten sogar vorzuziehen. Oft können sie auch das Terrain für spätere umfassendere Fastenkuren vorbereiten und andere Reinigungsmaßnahmen ideal ergänzen. In diesem Sinne wird zum Beispiel das sogenannte »Mayrn«, die Milch-Semmel-Kur von den Mayrärzten mit Erfolg als Vorstufe zum Fasten bei darmempfindlichen Patienten genutzt.

Die Milch-Semmel-Kur nach F. X Mayr

Das sogenannte Mayrfasten stellt eine besonders schonende Regenerations- und Entgiftungszeit für den Darm dar und geht auf den österreichischen Arzt F. X. Mayr zurück. Hierbei werden über mehrere Tage oder Wochen alte Brötchen Bissen für Bissen mit Milch eingespeichelt und bis zu flüssigem Milchbrei gekaut. Diese Maßnahme lassen viele Mayrärzte anschließend mit gutem Erfolg in eine normale Fastenzeit übergehen. Es gibt heute auch Alternativen zur Milch und den Semmeln, da Unverträglichkeiten gegenüber diesen Nahrungsmitteln bereits viele vor der Kur zurückschrecken lassen. Basensuppe und Dinkelbrötchen sind eine sinnvolle Alternative. Gegebenenfalls wird auch zu Heil- oder Teefasten nach Mayr, zu einer erweiterten Milchdiät (sie enthält zusätzlich entweder Eiweißzulagen oder eiweißarme Kost) oder zur milden Ableitungsdiät (milde Schonkost mit verdauungsschonender Zubereitung) geraten.

Die drei großen Prinzipien, die mit der F. X. Mayr-Kur verfolgt werden, sind »Schonung-Säuberung-Schulung«. Fasten stellt den höchsten Grad der Schonung für die Verdauungsorgane dar. Der Darm – und nicht nur der Darm – reinigt sich, unterstützt durch Glaubersalzeinnahmen und Einläufe werden Schlacken abgebaut, Entzündungen können heilen. Geschont werden die Verdauungsorgane aber auch schon durch eine konsequente Eßkultur. Ein großer, für die Zeit danach nicht zu unterschätzender Vorteil des Mayr-Fastens, ist die Tatsache, daß dabei praktisch jeder gutes Kauen lernt und allein damit einiges zur Gesunderhaltung beigetragen wird. Die ideale Wirkung der Kur entfaltet sich erst bei dreiwöchiger Dauer. Ärztliche Begleitung halten die Mayr-Ärzte für notwendig, nicht zuletzt aufgrund der vorgeschriebenen Bauchmassagen. Nach unseren Erfahrungen haben aber auch schon sehr viele Patienten in eigener Regie gute Erfahrungen mit der Kur gemacht, auch wenn dann leider die Darmmassagen ausfallen.

Die Milde Ableitungsdiät

Sie ist die Heilkost zur »Milden Ableitungskur«, die sich, wie schon der Name sagt, als »mildeste Kurform« aus den F. X. Mayr-Kurvarianten entwickelt hat. In der Speisezusammenstellung ist sie ein Mittelweg zwischen strenger Schonkost und Vollwertkost. Im Rahmen einer Mayr-Kur, aber nicht nur dort, stellt sie den idealen Übergang von Fasten-, Diät- und Darmreinigungskuren zu einer gesünder orientierten, individuell geprägten Dauerernährungsform dar. Sie kann auch langfristig durchgeführt werden, entlastet und schont, dient der Krankheitsvorbeugung sowie der Verbesserung der Grundkonstitution und wird begleitend kurz- oder mittelfristig zur Förderung des Heilungsprozesses bei verschiedenen Störungen und Erkrankungen angewendet.

Kartoffel- und Reistage

Hierzu ist ähnliches zu sagen wie zu den Obsttagen. Wichtig ist allerdings, daß streng auf Salz und Fett verzichtet wird, um den erwünschten Effekt zu erreichen. Die Kartoffeln sollten natürlich aus biologischem Anbau stammen, um den Entgiftungsbestrebungen gerecht zu werden, und können in jeder möglichen Form zubereitet und angemacht werden, von Pell- über Bratkartoffeln (ohne Fett gebacken) bis zum entsprechenden Brei. Gewürze jedweder Herkunft sind erlaubt, allerdings unter strenger Vermeidung von Salz. Ähnliches gilt für die Zubereitung von Reis für die entsprechenden Tage. Andere Gemüse können mehr als Dekoration denn als Nahrung hinzugefügt werden, um das Ganze bunter und schmackhafter erscheinen zu lassen.

Beide Kuren wirken durch die erzielte Wasserausscheidung entlastend und führen zu einer beachtlichen Gewichtsabnahme. Diese ist aber nur scheinbar, denn sobald wieder Salz zugeführt wird, werden die Wasserreservoirs auf den alten Stand aufgefüllt. Beide Diäten können gefahrlos verlängert werden und dann zum Beispiel unter allmählicher Aufstockung der verschiedensten Dekorationsgemüse in eine sinnvolle Ernährung übergeführt werden.

Die Haysche Trennkost

Diese sehr beliebte Diät geht von dem sicher richtigen Gedanken aus, daß der Körper sich leichter mit der Verdauungsarbeit tut, wenn er nicht alle drei Arten von Grundnährstoffen auf einmal zugeführt bekommt. Insofern versucht man hier, Kohlenhydrate, Fette und Eiweiß zu trennen. Auch wenn das in letzter Konsequenz gar nicht möglich ist, weil zum Beispiel ein Getreidekorn immer alle drei Bestandteile enthält, kann die Annäherung an dieses Ziel die Verdauungsvorgänge erleichtern. Es wird jedem einleuchten, daß sich eine weiterverarbeitende Firma leichter tut, wenn sie nicht alle notwendigen Rohstoffe auf einmal und zur selben Zeit einlagern muß. Allerdings sollte ein gesunder Organismus mit einem ebensolchen Darm dazu durchaus in der Lage sein. Hier stoßen wir auf dasselbe Problem wie beim Einlauf. Es ist auf die Dauer nicht sinnvoll, dem Organismus seine Arbeit zu erleichtern, weil er sich dann auf diese Ebene der Anforderungen einstellt und dazu tendiert, träger zu werden.

Tatsächlich erleben Anhänger dieser Ernährungsrichtung aber über die Verdauungserleichterung hinaus verblüffende Verbesserungen ihrer ganzen Gesundheitssituation. Ohne der Trennkostidee etwas von ihrer positiven Wirkung absprechen zu wollen, sollte der Verdacht erlaubt sein, ob es sich hier nicht vor allem um die positiven Nebenwirkungen der großen Achtsamkeit handelt, die dieses Eßregime erfordert. Auch wenn der Grundgedanke nicht wirklich durchzuhalten und die Entlastung des Darms nicht unbedingt auf die Dauer zielführend ist, sind die Auswirkungen einer bewußten Ernährungs- und damit meistens auch Lebensweise nicht hoch und nicht positiv genug einzuschätzen. Ein gutes, ja durch seine wunderschön dargestellten Rezepte sogar begeisterndes Buch ist zu diesem Thema im AT Verlag von Jacqueline Fessel und Margit Sulzberger erschienen, »Die Trennkost«.

Die Erdtage-Kur

Tiefgreifende Entschlackung und eine Regulierung des Körpergewichts verspricht die Getreidekur der Chinesischen Medizin. Sie wird an drei, sechs, neun oder sogar zwölf Tagen durchgeführt, und zwar an den 18 sogenannten Dosho-Tagen, den Erdtagen, die fünfmal im Jahr regieren und eine besonders tiefgehende Regeneration des Körpers unterstützen. Der ganz und gar an die Kräfte der Natur angepaßte chinesische Kalender unterteilt das Jahr in fünf große Zeitabschnitte, die den fünf Elementen zugeordnet sind. Der Zeitraum von 36 Tagen vor und 36 Tagen nach Frühlings-, Sommer-, Herbst- und Winterbeginn ist jeweils einem Element (Holz, Feuer, Metall, Wasser) zugeordnet. Teilt man das ganze Jahr auf diese Weise auf, bleibt stets zwischen den einzelnen Elementen ein Zeitraum von jeweils 18 Tagen. Das sind die Tage, die der Erde zugeordnet werden und die für die Getreidekur besonders günstig sind. Daß sich auch der menschliche Körper an diese Zeiten anpaßt, ist durch die Pulsdiagnose nachgewiesen. Pünktlich zu Frühlingsbeginn beispielsweise, also der Zeit des Holzelements, fühlt sich der Leberpuls, der den Zustand des Lebermeridians erkennen läßt, in ganz charakteristischer Weise an. Aus solchen Beobachtungen ist letztlich auch das Wissen der Akupunktur entstanden. Die Erdtage dienen der Runderneuerung des Organismus. Wer zwölf Tage durchhält –

dazu sollte man sich allerdings Urlaub nehmen –, wird alle zwölf Meridiane des Körpers »durchputzen« und regenerieren. Das erklärt auch, warum vielfältige Beschwerden in dieser Zeit verschwinden können und sowohl Gewichtsab- als auch -zunahme möglich ist. Der Körper kommt einfach wieder ins Lot und findet zu seinem natürlichen Zustand zurück.

Die Durchführung ist eigentlich ganz einfach. Entschlackt und regeneriert wird mit einer Getreidesorte, und zwar mit salzlos gekochtem Getreide. Das ist natürlich nicht das reine Eßvergnügen, aber zum Trost sei gesagt: Man darf den Speisezettel etwas aufbessern mit gedünstetem Obst und ungeschwefeltem Trockenobst (morgens unter den gekochten Getreidebrei mischen), gedünstetem Gemüse (keine Tiefkohlkost, ohne Fett, bei schwacher Konstitution wird höchstens ein Teelöffel kaltgepreßtes Leinöl über die fertige Speise geträufelt), Blattsalat (nur mittags, mit ein paar Tropfen Zitrone und der erlaubten Menge Leinöl), frischen Kräutern und Gelbwurz-Gewürz (Curcuma). Gelbwurz schützt laut Untersuchungen vor Dickdarmkrebs. Thymian, Rosmarin, Basilikum, Koriander, Nelken und Zimt sind nur günstig, wenn man zu Kälte neigt.

Die Hauptsache ist aber das Getreide. Man wählt für die Kur eine Sorte aus und ißt sie, wenn man will, abwechselnd als Schrot, Gries oder Flocken. Wichtig ist, daß man immer nur eine Sorte gekochtes Getreide zu sich nimmt. Die Auswahl trifft man am besten nach seiner Konstitution. Nochmals zur Erinnerung: Zählt man zu den leicht aggressiven, aber disziplinierten und oft auch perfektionistischen Menschen mit Hang zur Intoleranz und Sturheit, dann ist wohl das Holzelement (Leber, Galle) im Ungleichgewicht. Als geistig reger

»Workaholic« mit viel Streß und Hektik neigt man zu einer Störung des Feuerelements (Herz, Dünndarm, Kreislauf-Sexus, Dreifacherwärmer). Ist man eher müde, grüblerisch, mit schwachem Selbstwert, sorgenvoll bis überbesorgt, sind das Anzeichen für eine Beeinträchtigung des Erdelements (Milz, Magen). Ist man dogmatisch oder neigt zum Nicht-Loslassen-Können, zu Schuldgefühlen oder Trauer, dann weist das auf eine Schwäche des Metallelements (Lunge, Dickdarm) hin. Als ängstlicher Mensch mit Hang zur Depression oder, im anderen Extrem, zu starker Triebhaftigkeit ist das Wasserelement (Niere, Blase) aus dem Lot geraten.

Reis ist für jede Konstitution geeignet, für Erdgeschwächte eher der Rundkornreis, für Holz- und Feuertypen eher der Langkornreis. Generell sollten Menschen mit einer Neigung zu Verstopfung oder Trockenheit (Falten, trockene Haut) eher zu Langkornreis greifen, wobei bei Verstopfung mit chronisch hartem Stuhl meist zusätzlich Hitze ausgeleitet werden muß – mit bitteren Kräutertees wie Klettenwurzel, Löwenzahnblätter oder grünem Tee. Im Fernen Osten wird grüner Tee sogar als Heilmittel gepriesen. Er beeinflußt Bluthochdruck, Arteriosklerose, Rheuma und chronische Leberentzündung, alles Erkrankungen, die mit zuviel Hitze zusammenhängen.

Für die Reiskur sollte geschälter Reis guter Qualität verwendet werden. Wichtig: Gut ausquellen lassen und sehr gut kauen, um den säurebildenden Reis durch den Speichel basisch zu machen. Wer viel Geduld hat, kann auch ungeschälten Reis verwenden. Er muß allerdings drei bis sechs Stunden geköchelt werden, wobei auf einen Teil Reis acht bis zwölf Teile Wasser kommen. Man erhält so einen Reisschleim. Das lange Köcheln ist entscheidend, weil die Reisschalen schwer verdaulich sind, der Darmtrakt aber geschont werden soll.

Der Holztyp kombiniert am besten mit grünen Gemüsen (grüne Bohnen, Brokkoli, Artischocken gemischt mit Karotten als wunderbares Mittel zur Leberreinigung), mit Radieschensprossen oder mit Zuckerrübenmelasse, bei viel Hitze mit leicht bitteren Blattsalaten (Ruccola, Radicchio, Chicoree, der allerdings säuernd ist), die auch zum Schluß kurz mit dem Getreide mitgekocht werden können. Ein Energie-Stau in der Leber mit gleichzeitiger Feuchtigkeitsansammlung wird durch mitgekochte Orangenschalen (aus biologischem Anbau) gelöst. Für den Holztyp, der zu Frustration und Intoleranz neigt (äußerliches Kennzeichen dafür ist beispielsweise eine schmale Unterlippe) wird zur Getreidekur Gerste (Gerstenflocken, Gerstenbrei) empfohlen. Übrigens ist Gerste ein wertvoller Selen-Spender. Es wirkt außerdem als Heilmittel bei Lebererkankungen und Gelbsucht.

Der Erdtyp kann statt Reis auch Hirse verwenden, vor allem bei Kalziummangel und Neigung zu Diabetes, denn Hirse senkt den Blutzuckerspiegel. Vor dem Kochen wird die Hirse gut geschwemmt, aber nicht ausgewaschen. Lang geköchelte Karotte spendet dem Erdtyp viel Qi und ist ideal zur Anregung der Bauchspeicheldrüse. Bei zuviel Feuchtigkeit im Körper (belegte Zunge, Kälte, Müdigkeit) entwässert grüner Hafertee am Morgen. Trockenbürsten verstärkt diesen Effekt (siehe Kapitel »Trockenbürsten«). Für den ganz geschwächten, untergewichtigen Erdtyp kommt auch Polenta in Frage, mit etwas Butter und ein, zwei Spritzern Zitrone, damit das wertvolle Niacin – es gehört zur Vitamin-B-Gruppe – vom Körper aufgenommen werden kann.

Der Feuertyp ist mit Weizen oder einer der Ursorten

wie Waldstaudekorn oder Kamut gut beraten. Für den Metalltyp und den Wassertyp ist Reis am idealsten – entwässernder Rundkornreis bei Ödemen, weichem Stuhl, viel Feuchtigkeit im Körper, befeuchtender Langkornreis bei Trockenheit und Verstopfung. Dinkel eignet sich für jede Konstitution. Bleibt noch zu erwähnen, daß während dieser Kur rohe Tomaten nur ohne Schale und eher bei Bluthochdruck, aber niemals bei Kältesymptomatik gegessen werden sollen.

Selbst wer nur einen Tag lang durchhält, wird damit schon viel erreichen. Drei Tage können bereits eine Wende bewirken, wer noch länger kurt, wird sich über große Veränderungen freuen können.

Der Säure-Basen-Ausgleich

Der Säure-Basen-Test gibt Aufschluß über das Ausmaß der Übersäuerung. In den ersten Morgenurin wird ein pH-Indikator-Teststreifen getaucht. Für diesen Zweck muß die Skala über den Wert 7,4 hinausreichen. (Die Teststreifen aus Lackmuspapier sind in jeder Apotheke erhältlich.) Der ideale pH-Wert, der auf vorwiegend basische Ernährung hinweist, liegt bei 7,5. Bei den meisten Menschen zeigt sich aber ein Testwert zwischen 4,5 und 6,5. Das bedeutet, daß über den Urin relativ viel Säure ausgeschieden werden muß. Liegt der pH-Wert höher, bei 7,5 bis 8, obwohl man sich »säurelastig« ernährt und dazu noch viel Streß hat, dann besteht wahrscheinlich eine Blockade in der Fähigkeit, Säuren auszuscheiden. Ist der Wert an den nächsten drei Tagen immer noch so hoch, sollte man sich an einen naturheilkundlich orientierten Arzt wenden. Eine weitere Testmöglichkeit für Säureüberschuß bietet ein Kneiftest, beispielsweise am

Trapezmuskel, der vom Hals zur Schulter zieht. Je »saurer« man ist, desto schmerzhafter ist das Kneifen in diesen Muskel.

Zur Säureausleitung soll die Ernährung ein Verhältnis von ein Viertel sauren und säurebildenden und drei Viertel basenbildenden Nahrungsmitteln aufweisen. Auf diese Weise wird nicht nur der Entstehung neuer Neutralisierschlacken vorgebeugt, es werden auch die Basenreserven wieder aufgefüllt. Durch die Zufuhr von basischen Mineralien wird dieser Vorgang noch beschleunigt, Beschwerden wie Magen-, Darm-, Leber-, Herz-Kreislauf- oder Stoffwechselstörungen (Rheuma, mitunter auch Diabetes), Haut-, Nerven- und Gemütsleiden, Migräne, Gelenkschmerzen, Verspannungen und Konzentrationsschwäche werden gelindert oder verschwinden ganz. Eine aus den Fastenkursen bewährte Basenrezeptur ist folgende:

Basenrezept: Natrium bic. 270 mg, Acid.tartaric. 143 mg, Acid. citronic. 87 mg

Die Dosierung erfolgt mit Kontrolle des Urin-pH-Werts und beginnt mit einem Teelöffel pro Tag. Sie kann auf bis zu drei Teelöffel gesteigert werden.

Meistens wird allerdings zusätzlich eine Darmsanierung nötig sein, und es sollte für den Aufbau einer gesunden Darmflora gesorgt werden, da ansonsten säurebildende Gär- und Fäulnisprozesse im Darm ablaufen. Als weitere Maßnahmen empfehlen sich Sauna (vorher und nachher Basenpulver einnehmen), Bäder mit Natron (1 Eßlöffel für ein Vollbad), Einläufe mit Natron (besonders bei Durchfällen, die eine Heilreaktion anzeigen können) und regelmäßige Bewegung im aeroben Trainingsbereich. Dabei sollte man sich so bewegen, daß man dabei immer noch sprechen kann, ohne außer Atem zu geraten.

Des weiteren ist folgendes zu beachten: Nach 15 Uhr auf Rohkost verzichten, abends keine Eiweißbomben essen wie etwa Fleisch, Käse oder Sauermilchprodukte, da es sonst zu Fäulnis kommt, niemals Rohkost nach Gekochtem und Süßes nach Rohem essen, da sonst Gärung entsteht und vor allem: gutes Einspeicheln der Nahrung durch langes, geduldiges Kauen!

Während hier der Weg zur Mitte auf der physischen Ebene noch recht einfach zu beschreiben ist, gilt das für den seelischen Weg zur Mitte schon nicht mehr. Wir haben uns so sehr in der Hektik und dem Trubel des männlichen »Macherpoles« verloren, daß der seelische Ausgleich eines geruhsamen Lebens in Kontemplation noch viel unerreichbarer erscheint. Um aber die Mitte auch in unserem Organismus zu erreichen, der ja die Basis aller unserer Ambitionen ist, müßten wir nicht nur ausgewogen essen, sondern auch leben.

Die Symptome der Übersäuerung, die wir am miserablen Aussehen der Bäume deuten gelernt haben, sind im Körper vielfältig. Was Ärzte so gern und häufig als vegetative Dystonie diagnostiziert haben, findet nicht selten hier seine Basis. Natürlich können wir mit der Baseneinnahme als Notmaßnahme, die etwa dem Kalkausstreuen auf den übersäuerten Böden unserer versauerten Wälder entspricht, einen gewissen Ausgleich erzielen. Durch Einnahme von basischen Stoffen unter Kontrolle des Säurezustands unseres Urins ist es nicht einmal schwer, den Ausgleich zu suchen. Es wäre aber zweifellos in vieler Hinsicht besser, ein Leben zu führen, das uns in einem seelischen Zustand verweilen ließe, der der Mitte entspricht und von fast allen alten Traditionen mit innerer Ruhe beschrieben wird.

Die Eigenurin-Therapie

Lange Zeit konnte man bei uns die Eigenurin-Therapie nur unter vorgehaltener Hand empfehlen, galt sie doch als zu anrüchig. In Ländern wie Indien hat sie dagegen eine alte Tradition, und berühmte Söhne des Subkontinentes wie Mahatma Gandhi oder der ehemalige Präsident Desai nutzten sie ein Leben lang. Auch bei uns war sie zur Behandlung von Hautproblemen bekannt, wußten doch zum Beispiel Soldaten schon lange, daß Blasen durch langes Marschieren bestens auf Urin ansprechen, und die Bauern behandelten manchmal sogar ihre Tiere erfolgreich damit. Auf dem Lande konnte man immer wieder erleben, daß einfache Leute Wunden mit Hilfe ihres eigenen Wassers heilten. Mehrmaliges Betupfen mit frischem Urin, kann hier für jedermann leicht nachvollziehbar, ganz erstaunliche Besserungen bewirken.

Urin aber zu trinken stieß bei uns schon deshalb auf große Vorbehalte, weil seine Geschmacks- und Geruchsqualität natürlich sehr von unserem Essen abhängt. Wer wie ein Raubtier ißt, wird auch den typisch stinkenden Raubtierurin produzieren, der nur für sehr Hartgesottene genießbar ist. In dem Maße aber, wie auch bei uns immer mehr Menschen anfingen, sensibler mit ihrer Ernährung umzugehen und sich auf zumindest fleischarme Vollwerternährung umstellten, kam auch die Eigenurintrinkkur zu erstaunlicher Popularität. Für Vegetarier stellt sie geschmacksmäßig nicht einmal eine Herausforderung dar.

Über diesen Weg schmeckt man sehr schnell, wie man sich ernährt, und so ist der indirekte Effekt, der vom Urintrinken auf die Ernährung zurückschlägt, in seiner gesundheitlichen Wirkung nicht zu unterschätzen. Auf die Dauer wird kaum jemand Urintrinken und eine unangemessene Ernährung durchhalten. Die meisten geben wohl die Urinkur wieder auf, nicht wenige aber auch ihre unbekömmlichen Ernährungsgewohnheiten.

In welcher Weise die Urintrinkkur genau wirkt, ist bisher nicht zu sagen, denn wissenschaftlich ist das Thema natürlich nie untersucht worden. Naturwissenschaftlich bestätigt ist nur, daß der Harnstoff ein gutes Hautmittel ist, weshalb die Dermatologie ihn ja auch gern verwendet. Der Schluß, daß fremder Urin - denn aus solchem wird der Harnstoff gewonnen - wohl auch nicht viel besser wirken könne als der eigene, ist sicherlich erlaubt, doch kann man der Industrie nicht verdenken, wenn sie diesen Zusammenhang nicht betonen, geschweige denn erforschen will. Was einige Schlucke frisch getrunkenen Morgenurins in unserem Organismus bewirken, wissen wir also nicht genau, die Erfahrungen zeigen jedoch, daß zum Beispiel die Abwehrkraft deutlich zunimmt. Das mag daran liegen, daß im Urin Antikörper vorhanden sind, könnte aber auch auf die Reizwirkung zurückgehen. Mit Sicherheit enthält unser Urin Spuren auch all jener Stoffe, mit denen wir in der kurzfristigen Vergangenheit nicht ganz fertig geworden sind. Ähnlich wie die Eigenbluttherapie, die ja ebenfalls abwehrsteigernd wirkt, könnte der Organismus durch die Urineinnahme gezwungen werden, diesbezüglich einen zweiten Anlauf zu unternehmen.

Unabhängig von solchen Überlegungen berichten viele Patienten über deutliche Zeichen von Entgiftung und Entschlackung nach einer Eigenurintherapie. Darüber hinaus sind die Wirkungen auf Halsentzündungen für jeden sehr schnell nachvollziehbar. Kaum ein Medikament wirkt hier so prompt und ist so wirkungsvoll. Auch andere chronische Entzündungsherde sprechen häufig positiv auf die Behandlung mit dem eigenen Wasser an. Selbst in der Krebstherapie berichten einige Untersucher über gute unterstützende Resultate, selbstverständlich vorausgesetzt, daß man sich nicht nur auf den Urin verläßt.

Ein idealer Einstieg in eine Eigenurin-Therapie ist eine Fastenkur. Wenn man die ersten drei Tage der Umstellung vorübergehen läßt und dann nicht gleich mit dem konzentrierteren Morgenurin beginnt, sondern von der zweiten Portion des zumeist wasserklaren Urins einige Schlucke trinkt, gibt es kaum Geschmacksprobleme. Bei stark übersäuerten Personen wird der Urin durch die Beigabe von ein paar Tropfen »Bitterstern« (siehe Kapitel »Bitterstern«) bekömmlicher. Die unterstützende Entgiftungswirkung des Fastens ist eindrucksvoll, und zumeist gelingt es auf diese Weise leicht, allmählich auf den konzentrierteren Morgenurin zu wechseln und die Kur für einige Zeit beizubehalten. Wie lange die Kur durchgeführt werden sollte, wird unterschiedlich gesehen. Manche schwören darauf, sie lebenslang beizubehalten, was zumindest auch nicht zu schaden scheint, wie der uralte Desai immer wieder deutlich machte. Nach unserer Erfahrung haben sich Kuren von drei Monaten gut bewährt. In extremen Krankheitssituationen habe ich aber auch schon erlebt, daß Patienten gute Erfahrungen machten, die von jeder Urinportion während des ganzen Tages einen kleinen Schluck zu sich nahmen, und das über viele Monate durchhielten. Allergiker und Rheumatiker profitieren besonders von dieser auch bei uns inzwischen nicht mehr so ungewöhnlichen Kur. Auf alle Fälle sollte im Augenblick diese Heilmaßnahme nicht unbedingt publik gemacht werden.

Die Rotationsdiät

Rotation bedeutet Abwechslung. Gerade Abwechslung ist wichtig, damit keine versteckten Nahrungsmittelallergien und Unverträglichkeiten entstehen. Der Amerikaner Dr. T. Randolph beobachtete, daß chronische Beschwerden, aber auch eine Gewichtszunahme mit einer Unverträglichkeit von – meist täglich gegessenen – Nahrungsmitteln zusammenhängen können. Reagiert das Immunsystem erstmals auf das Nahrungsmittel, dann zeigt der Körper Alarmsignale, die häufig übersehen oder nicht ernst genommen werden. Bei wiederholtem Essen dieser Speise verschwinden die Symptome wieder – zurückbleibt eine versteckte Unverträglichkeit, die Immunsystem und Darm belastet.

Die Rotationsdiät ist nun eine Kombination aus Verzicht auf unverträgliche und Rotation aller anderen Nahrungsmittel in einem Vier-Tage-Rhythmus. So kommt der Körper einerseits für mindestens einen Monat lang gar nicht in Kontakt mit Unverträglichem und kann sich erholen, andererseits bildet er auch keine neuen Unverträglichkeiten aus, weil er das Nahrungsmittel einer Verwandtschaftsgruppe vollständig wieder ausgeschieden hat, bevor er es wieder zu sich nimmt. Dadurch wird eine höhere Konzentration potentieller Nahrungsmittelallergene vermieden. Die Familienzugehörigkeit der Nahrungsmittel ist also wichtig. Eine Liste dazu findet sich im Buch »Die Rotationsdiät« von A. Calatin, erschienen im Heyne Verlag.

Die Homöopathie

Es ist keine Frage, daß der Körper leichter entgiftet, wenn sein Besitzer seiner Konstitution gerecht wird bzw. ihr entsprechend lebt. Ein mit Hilfe der klassischen Homöopathie gefundenes Einzelmittel kann hier unterstützend wirken. Gerade weil die klassische Homöopathie tatsächlich im ganzheitlichen Sinn auf allen Ebenen zu einem Lösen der Krankheitsmuster verhilft, haben wir sie unter die »Kuren für den gesamten Organismus« gereiht, obwohl hier sonst nur Diätformen bzw. Ernährungsweisen beschrieben sind.

Der Homöopath wird zuerst in einer gründlichen Anamnese die Gesamtheit aller Symptome, auch der psychischen Befindlichkeit, erfassen, um nach dem Schlüssel-Schloß-Prinzip das entsprechende Mittel für diese individuelle Person zu finden.

Daneben gibt es noch eine Methode, die uns zumindest erwähnenswert erscheint. Manche Astrologen ordnen bestimmte homöopathische Konstitutionsmittel entsprechenden astrologischen Spannungszuständen zu. Die Wirkung dieser Mittel zum richtigen Zeitpunkt verabreicht, kann erstaunlich sein. Über die Homöopathie scheinen Konflikte, die ja auch aus dem Horoskop ersichtlich sind, lösbar zu werden oder vielmehr »erlöst« zu werden. Erlösung heißt hier nicht, daß das Problem an sich nicht mehr auftaucht. Vielmehr lernt man, sinnvoll damit umzugehen. Aus der weiten Spanne der Reaktionsmöglichkeiten zwingt das homöopathische Mittel zur »echten« Reaktion. Kompensation wird nicht mehr möglich. Man lernt anzunehmen und ohne Schaden durchzutauchen – das ist für jemanden, der schwer loslassen kann, ein wesentlicher Ansatz.

Darmreinigung als Basis gesunden Lebens

Das Clean-Me-Out-Programm

Es ist kaum zu glauben, was bei einer Darmreinigungskur alles ans Licht kommt: Knöpfe, Ringe, Kreidestücke und andere oft schon in der Kindheit verschluckte Kleingegenstände, die kurzerhand in eine Darmschlacke »eingebaut« wurden. Sie zeigen, wie lange wir so manche Ablagerung schon mit uns herumtragen. Bei der Clean-Me-Out-Kur kann man tatsächlich auf längst vergessene Fundstücke stoßen, so gründlich räumt sie mit Darmschlacken auf. Das umfassende Programm zur Reinigung des gesamten Verdauungstrakts mit gleichzeitiger Zell- und Leberentgiftung stammt vom amerikanischen Arzt Dr. Richard Anderson und dem indianischen Medizinmann mit dem klingenden Namen »Weiße Medizin-Krähe«. Beide sind der festen Überzeugung, daß sich jeder Mensch durch eine gezielte Darmreinigung, Ernährung mit naturbelassenen Nahrungsmitteln und der richtigen inneren Einstellung von fast allen Krankheiten selbst befreien kann. In wochenlangen Wanderungen durchstreiften die beiden die nordamerikanische Bergwelt. Die dort gefundenen und unter dem Begriff »Chomper« kombinierten Kräuter zeigten eine besondere Wirkung. Sie lösen Darmablagerungen und verhärteten Schleim aus dem gesamten Darmtrakt, also aus dem Dick- und Dünndarm. Gleichzeitig unterstützen sie das Verdauungssystem, vor allem Leber und Galle, und verbessern die Peristaltik genannten Darmbewegungen. Neben Chomper wird als weitere Kräuterkombination »Herbal Nutrition« verabreicht, die fast alle Vitamine, Mineralien und Spurenelemente, Verdauungsenzyme und essentielle Aminosäuren in pflanzlich gebundener Form enthält. Die Kräuter entsäuern und wirken sich positiv auf Herz, Lymph- und Drüsensystem aus. Sie sind in ihrer Thermik so ausgeglichen, daß sie sowohl für den »Hitzetyp« als auch für den »Kältetyp« geeignet sind.

Als Ergänzung zu den Kräutereinnahmen nimmt man mehrmals täglich »Shakes« ein, bestehend aus Flohsamenschalenpulver und Lava-Heilerde. Mit zur Hälfte Obst- oder Gemüsesaft und Wasser gemischt, ist dieser Shake sogar als Ersatz für eine Mahlzeit denkbar, denn Flohsamenschalenpulver ist ein pflanzlicher Ballast- und Quellstoff, der Darmablagerungen bindet und das Hungergefühl hemmt, während Lava-Heilerde wie ein Magnet frei werdende Gifte, Bakterien und Parasiten anzieht. Mit Hilfe der »Flora Grow«-Darmbakterien mit den wichtigsten sieben Bakterienstämmen wird schließlich die Regeneration einer gesunden Darmflora angeregt.

Ob Osteoporose, Rheuma, Allergien, Darmbeschwerden, Arterienverkalkung, Gicht, Diabetes oder andere Stoffwechselbeschwerden – immer spielt die Übersäuerung des Organismus eine wesentliche Rolle. Darum wird beim Clean-Me-Out-Programm zunächst eine Woche lang eine rein basische Ernährung empfohlen. Das ist nicht zwingend, bringt aber den Zusatzeffekt der Entsäuerung. Manche Menschen berichten bereits nach vier Tagen Clean-Me-Out mit basischer Ernährung von einem Rückgang ihrer Gelenkbeschwerden.

Eine Gewichtsabnahme trotz zweier ausreichender Mahlzeiten am Tag ist eine angenehme Begleiterscheinung der Kur, doch das wesentlichste für den Entschlackungswilligen ist der sichtbare Erfolg. Es ist erstaunlich, was im Darm alles Platz hat. Mehrere Darmentleerungen am Tag (wie oft man »gehen kann« ist individuell unterschiedlich) motivieren zum Durchhalten der Kur. Ideal sind zwei Wochen. Doch auch eine Woche lohnt sich schon. Da sich 80 Prozent des Immungeschehens im Darm abspielen, kann man sich den positiven Effekt dieser gründlichen Reinigung auf das Gesamtbefinden vorstellen. Je verschlackter der Darm war, desto geringer wurde auch die Vitalität, da die Fähigkeit, Nährstoffe aufzunehmen, behindert wurde. Desto eher kommt es auch über die Ablagerungen und die Störung der natürlichen Darmflora zu einer Darm-Selbstvergiftung sowie zu Pilzproblemen.

Unangenehme Begleiterscheinungen mancher anderen Reinigungsmethoden bleiben beim Clean-Me-Out in der sanften Form mit zwei Mahlzeiten täglich meist ganz erspart: Hauterscheinungen, Leistungsabfall, Hungergefühl fallen durch die spezielle Kombination von Naturprodukten und die basenorientierte Ernährung ganz weg. Allerdings sollte man für die Kur zu Hause ganz gesund sein oder einen Arzt oder Heilpraktiker zur Begleitung haben.

Besucht man ein Clean-Me-Out-Seminar (Adressen zu Seminaren und für Bestellungen im Anhang), hat man den Vorteil, daß sämtliche Dosierungen individuell getestet werden und auf psychische »Loslaßprobleme« gezielt eingegangen wird.

Die Yucca-Darmreinigungskur

Diese sanfte Darmreinigungskur erscheint uns sehr empfehlenswert, wenn man die Darmreinigung in den Alltag integrieren will. Sie bietet einige entscheidende Vorteile: Sie kann durchgeführt werden, ohne daß man auf »Pannen« gefaßt sein muß, sie bringt langsamen Erfolg, das heißt, sie hilft dem Körper bei einem Umstellungesprozeß, ohne ihn abrupt zu etwas zu zwingen, sie ist ausgesprochen gut verträglich, sie ist einfach anzuwenden, sie ist angenehm – und sie ist preiswert. Die Yucca-Pflanze ist mit ihren seifenähnlichen Inhaltsstoffen nicht nur ideales Darmreinigungsmittel, das selbst mit Verkrustungen fertig wird, sie ist auch ein Stoffwechselaktivator. Die Bereitschaft des Körpers wird angeregt, Stoffwechselschlacken überhaupt erst einmal herzugeben. Schlacken können ja auch dazu dienen, um Gifte zu binden. Da Yucca die Ausscheidung der Gifte ermöglicht, werden die Schlacken überflüssig und leichter losgelassen. Als Nebeneffekte der Kur werden, wohl durch die Stoffwechselaktivierung, krebshemmende und antirheumatische Wirkungen genannt.

Sogar eine leichte Gewichtsabnahme ist möglich, vor allem wenn man die empfohlene basische Ernährung zumindest ein bis zwei Wochen befolgt (Ein »Iß Dich gesund«-Ernährungsplan mit Rezepten und vielen anderen Entschlackungstips ist im Life-Light-Ratgeber »Entschlackung & Regeneration« von Doris Ehrenberger enthalten, den man mit der Kur bestellen kann[23]). Der Tagesplan der Kur ist einfach: Man nimmt zweimal täglich Yucca-Kapseln und »Shakes« aus Flohsamenschalen, die die gelösten Schlacken binden und darüber hinaus die Darmbewegungen fördern. Mit Frucht- oder Gemüsesaft vermischt (idealerweise in einem »Shaker«, da sie schnell aufquellen und dann leicht klumpen), kann der »Shake« sogar eine Mahlzeit ersetzen. Er wird zu einer Art »Pudding«, wenn man ihn kurz stehen läßt und hemmt das Hungergefühl. Viele berichten, daß schon diese aus einer Pflanze gewonnenen Flohsamenschalen alleine eingenommen, die Verdauung anregen. In wenigen Fällen können sie aber auch das Gegenteil bewirken, dann ist die Yucca-Kur ohne die »Shakes« fortzusetzen. Ergänzt wird die Kur durch MicroLife Darmbakterien in einer Flasche Bittersegen, der Weiterentwicklung des Bittersterns, von dem noch die Rede sein wird. Beide dienen der Regeneration der Darmflora. Bittersegen hat darüber hinaus noch zahlreiche weitere Wirkungen. Er hilft bei der Entsäuerung, reguliert die gesamte Verdauung, stärkt Darm und Immunsystem und seine Bitterstoffe dienen unter anderem dazu, daß Vitamine optimal verwertet werden können. Die Yucca-Kur gibt es im Gesamtpaket für zwei oder vier Wochen. Die »kleine« Kur ist vor oder nach Fastenkuren ideal, sonst ist eher eine »große« Kur zu empfehlen, da sie, wie erwähnt, ihre Wirkung langsam entfaltet. Erfreulicherweise bewirkt sie auch einiges im geistigen Bereich, denn Yucca ist nach Ansicht der Navajo-Indianer die einzige Pflanze, die körperlich und spirituell reinigen kann.

Die Gray-Darmreinigungskur

Diese Darmreinigungskur wird über Monate hinweg durchgeführt und stellt keinerlei Belastung dar. Es ist allerdings die Frage, wie effektiv eine Kur ist, die überhaupt keine Reaktionen hervorruft. Die Ausscheidungen verändern sich auch nicht wesentlich. Durch die Ballaststoffe wird wohl eine gewisse Masse gebildet, aber Schlacken wie beim Clean-Me-Out sind im Stuhl nicht erkennbar, wodurch sich auch kein herausragendes Erfolgserlebnis einstellt.

Für die Gray-Kur[24] werden pflanzliche Mittel eingesetzt, die nicht abführen und den Körper dennoch in die

Lage versetzen, den Darm vollständig zu entleeren. Der Vorteil ist, daß diese Kur mühelos in den Alltag integriert werden kann. Der Nachteil ist, daß sie eben so einfach ist und keine Änderungen in den Lebens- und Ernährungsgewohnheiten verlangt. Dadurch werden leicht wertvolle Chancen vergeben.

Basis der Kur sind Stimulation der Darmperistaltik ohne zu reizen, Aufweichen und Entfernen der verschleimten und verhärteten Ablagerungen und Begünstigung des Wachstums der Laktobakterien. Die Einnahme besteht aus Pulver zur Massebildung (zusammengesetzt aus Flohsamen, Gewürzen, Kräutern, Algen usw.), Reinigungstabletten (aus Gewürzen, Kräutern) und pflanzlicher Laktobakteriennahrung, die vorhandene Darmbakterien »aufpäppeln« soll.

Wasser trinken

Oft ist das einfachste Mittel auch das Beste. Das Trinken von reinem und enegiereichem Wasser stellt für sich genommen schon eine Kur dar. Bewährt hat sich das kontrollierte Trinken, etwa indem man sich gezielt einen Krug Wasser mit der Tagesmenge hinstellt. Unbedingt empfohlen ist Wasser trinken aber begleitend zu allen hier angeführten Darmreinigungskuren, insbesondere dann, wenn Flohsamenschalen zur Einnahme vorgesehen sind. Ohne ausreichende Trinkmengen kann es sogar zum gegenteiligen Effekt, zur Verstopfung, kommen.

Versuche mit energetisiertem Wasser (siehe dazu auch Kapitel »Die reinigende Wirkung des Wassers«) haben gezeigt, daß Ausscheidungen schneller, öfter und leichter vor sich gehen als mit »normalem« Wasser. Idealerweise wird es durch ein Filtersystem – etwa dem ausgezeichneten und günstigen Life-Light-Filtersystem – vor Rückständen wie Chlor, Schwermetallen, Hebriziden, Bakterien usw. vor der Energetisierung gereinigt. Beim Life-Light-Filtersystem hat man zudem den Vorteil, daß die wichtigen Mineralien im Wasser erhalten bleiben und eine Energetisierung zusätzlich angeboten wird![25]

Der Einlauf

Der Einlauf ist eine uralte Maßnahme zur Darmreinigung. In Zeiten, wo die männliche »Machermedizin« noch kaum etwas zu bieten, aber bereits großen Ehrgeiz entwickelt hatte, die weniger offensive weibliche Medizin der weisen Frauen aus dem Felde zu schlagen, wurde er ähnlich wie der Aderlaß dermaßen übertrieben, daß er bis heute in Verruf ist. Wie beim Aderlaß liegt das Problem aber nicht in der Maßnahme an sich, sondern in deren maßloser Übertreibung. Selbst der Aderlaß ist bis heute eine gute Hilfe für an Blutfülle leidende gestaute Menschen. Der Einlauf, der uns beim Fasten schon als unverzichtbar begegnet ist, kann – richtig eingesetzt – ebenfalls sehr hilfreich sein. Allerdings sollte nie vergessen werden, daß ein gesunder Darm keine Einläufe braucht, da er mit Hilfe seiner sogenannten Peristaltik, über das ganze Darmrohr laufende Wellen, die auf Entleerung zielen, bestens in der Lage ist, in eigener Regie für regelmäßigen und ausreichenden Stuhlgang zu sorgen. Ist jemand dagegen komplett verstopft und damit seine Entgiftung über den Darm auf das Unangenehmste behindert, kann er sich mit einigen wenigen Einläufen Erleichterung verschaffen. Das sollte aber immer eine Notfallmaßnahme bleiben, die einem schwer gestörten

Darm zu Hilfe kommt. Kühleres Wasser (Körpertemperatur oder etwas kälter) ist dabei besser geeignet als wärmeres, da die Darmmuskulatur durch Wärme beruhigt wird, man aber genau das Gegenteil erzielen will, nämlich Aktivität. Neben reinem Wasser kann der Darm auch mit Kaffee gespült werden, idealerweise am frühen Morgen, da dadurch die Leber über die Galle sofort und besonders stark entgiftet wird. Entgiftungssymptome wie Kopfweh, Schwindel und Schwäche werden durch den Kaffee-Einlauf oft sofort gebessert. Selten kommt es zu einem Rückfluß der Galle in den Magen, was Brechreiz und Magenschmerzen verursachen kann, dann trinkt man am besten einige Tassen Pfefferminztee.

An Gerätschaft eignet sich ein Irrigator (Einlaufbehälter mit Schlauch und Klistierrohr), aber auch die »Klyso-Pumpe«, mit der eine unbegrenzte Menge an Flüssigkeit mit selbstgewähltem Druck in den Körper gepumpt werden kann. Sobald der Druck unangenehm wird, stoppt man die Flüssigkeitszufuhr. Durch Darmmassage (Druck mit der Handwurzel rund um den Nabel ausüben) wird die Flüssigkeit weiter bewegt. Dadurch kann man oft noch zusätzliche Flüssigkeit in den Darm hineinpumpen. Zwischendurch kann man den Darm entleeren und danach die Reinigung fortsetzen. Bis zu zwei Liter - nach ein paar Anläufen mit geringerer Menge - auf einmal sollten zum letzten Spülen genügen. Für die Prozedur ist es wichtig, sich genügend Zeit zu nehmen.

Wichtig sind Einläufe beim Fasten und begleitend zu Darmreinigungskuren, denn bereits gelöste Ablagerungen sollen schnell ausgeschieden werden, bevor es zu einer Rückresorption der darin enthaltenen Gifte kommen kann. Zahlreiche oder gar regelmäßige Einläufe schwächen hingegen den Darm, weil sie ihm unnötig Arbeit abnehmen und ihn seiner natürlichen Bakterienflora berauben. Der Darm ist oberflächlich betrachtet im wesentlichen ein langes Muskelrohr und wie alle Muskeln auf regelmäßiges Training angewiesen. Sobald wir Muskeln nicht mehr benutzen, zum Beispiel weil sie in einem Gipsverband ruhiggestellt wurden, bilden sie sich zurück. Ähnlich müssen wir uns die Degenerierung eines Darmes vorstellen, dem alle Arbeit abgenommen wird. Erschwerend kommt dazu, daß er auch nicht mehr zu eigener Tätigkeit angeregt wird, weil für diese keine Notwendigkeit besteht. Was aber nicht gebraucht wird, spart die Natur in ihrer Weisheit ein. Wir sollten also im Gegenteil unseren Darm mit ballaststoffreicher Nahrung zu regelmäßigen Entleerungen aus eigener Kraft herausfordern, statt ihn zu verwöhnen, indem wir ihm seine Arbeit erleichtern oder gar ganz abnehmen.

Eine weitere Gefahr beim Einlauf liegt darin, ihn mit Ehrgeiz zu kombinieren, dergestalt, daß man ihn dauernd durchführt, in der Hoffnung, irgendwann werde das Wasser völlig klar zurückfließen. Letzteres ist nach unseren Erfahrungen nicht erreichbar, auch wenn religiöse Schriften wie die der Essener diese Illusion fördern. Was leider immer auf diesem (Irr-)Weg erreicht werden kann, ist der Ruin der Darmflora.

In der alten Medizin wurde der Einlauf auch bei sogenannter Besessenheit durchgeführt, aus der Überlegung, daß es sich bei diesem Krankheitsbild um das Überhandnehmen von dunklen Energien aus der Unterwelt handelt bzw. um deren Übergreifen auf höhere Bewußtseinsebenen. Folgerichtig versuchte man, in der Unterwelt des Körpers, im Dickdarm also, für Ordnung und Sauberkeit zu sorgen. Ein Gedanke, der von seiner (ur-)

prinzipiellen Stimmigkeit her überzeugend ist und auch in unserer Zeit durchaus Beachtung verdiente, insbesondere, wenn man bedenkt, wie viele dieser Krankheitsbilder nur den Namen gewechselt haben und heutzutage unter der Bezeichnung Schizophrenie oder Psychose die Mediziner noch immer ziemlich hilflos machen.

Die Colon-Hydro-Therapie

Ähnliches gilt in noch verstärktem Maße für die Colon-Hydro-Therapie. Sie war ursprünglich eine Errungenschaft der Weltraumtechnologie – Raumfahrer haben »sauber« ins All zu fliegen – und wurde aus dem »Nasa-Einlauf« entwickelt. Der gute alte Einlauf hat seitdem Konkurrenz bekommen. Bei der Colon-Hydro-Therapie kommt aber hinzu, daß sie der »Machermedizin« sehr entgegenkommt, denn es geht hier nicht ohne teure Geräte. Sie läßt sich sehr gut abrechnen und leicht übertreiben. So ist sie nur mit Einschränkung zu empfehlen und sollte Fastenkuren und extremen medizinischen Situationen vorbehalten bleiben. Durch den hohen Kostendruck wird sie aber bereits vielerorts als regelmäßige Maßnahme angepriesen und faßt in diesem Sinne auch Fuß. Die Gründe dafür sind vielfältig und teilweise durchaus unabhängig vom medizinischen Nutzen. Man sieht bei dieser Art von Darmreinigung auf geradezu hygienische Weise und ohne große Geruchsbelästigung all das, was einen da aus der »Unterwelt« verläßt. Allein schon dieser Anblick kann manch hartnäckig verstopfte Menschen so in Hochstimmung versetzen, daß sie geradezu süchtig darauf werden – mit all den oben beim Einlauf geschilderten Problemen. Darüber hinaus fördert diese Therapie natürlich die Illusion rein technisch machbarer Entgiftung und Sauberkeit. Die schon erwähnten Probleme, wie insbesondere die Schädigung der Darmflora, sind hier bei übertriebener Anwendung noch wesentlich gravierender als beim Einlauf. Von therapeutischer Seite wird die Übertreibung mit zum Teil haarsträubenden Argumenten gefördert, wohl nicht zuletzt, um die teuren Geräte zu amortisieren. Was bei den noch wesentlich teureren Mammographie-Geräten zu beängstigenden Übertreibungen geführt hat, wirkt sich leider auch hier aus. Das mag im Rahmen unseres Wirtschaftssystems gut verständlich und nicht zu verhindern sein, gesund ist es deswegen aber noch lange nicht.

Bei aller Vorsicht ist aber auch nicht zu übersehen, daß eine Colon-Hydro-Therapie am Anfang einer Fastenzeit, insbesondere bei Menschen mit einem verstopften oder bereits trägen Darm mit großen Kotreservoiren, von großem Wert ist. Jenem Amerikaner, dem auf diesem Weg angeblich 32 Pfund Kot abhanden kamen, dürfte diese Erleichterung sehr gut bekommen sein, und er wird sich danach nicht nur körperlich merklich wohler gefühlt haben.

Im übrigen läßt sich eine ruinierte Darmflora auch wieder aufbauen. Gut bewährt hat sich die Einnahme von Vicolon-Kapseln (siehe Anhang), die in einer Mischung mit Algen pro Kapsel acht Milliarden Symbionten (günstige Keime) in den Darm bringen.

Padma Lax

Hierbei handelt es sich um ein ausgesprochen verträgliches, gut wirksames Abführmittel. Aus dem Erfahrungsschatz der tibetischen Medizin gewonnen, wird es auf der Basis von Aloe und anderen Kräutern in der

Schweiz hergestellt. Anstatt die Darmwände zu reizen, wie das zum Beispiel auch natürliche Mittel wie die Sennesblätter tun, schont Padma Lax den Darm, ja es schützt dazu noch die Darmschleimhäute, vermindert Blähungen und regt die Darmtätigkeit sehr milde und doch wirksam an. Vielen Patienten reicht bereits eine Tablette für eine milde Ableitung, in hartnäckigeren Situationen wird auf zwei Tabletten erhöht. Im Gegensatz zu vielen anderen Abführmitteln normalisiert die Kräutermischung über die Einnahmezeit hinaus die Darmtätigkeit.

Trotz dieser sanft harmonisierenden Wirkung sollte eine kurmäßige Anwendung – wie bei allen Abführmitteln – auf 14 Tage beschränkt bleiben, um eine Gewöhnung des Darmes zu vermeiden.[26]

Die Sunrider-Methode

Diese wurde von dem chinesischen Kräuterheilkundigen Dr. Tei Fu Chen und seiner Frau, der westlichen Ärztin Dr. Oi-Lin Chen, in Taiwan aus der Philosophie und dem Wissensschatz der Traditionellen Chinesischen Medizin (TCM) entwickelt und in den USA produktionsmäßig auf einen Stand gebracht, der westlichen Standards entspricht. Es handelt sich hier eigentlich weniger um eine Kur als um Ernährungszusätze auf Kräuterbasis, die zu ausgewogenen Verhältnissen im Organismus führen. Das Ganze zeitigt nebenbei aber ganz ähnliche Effekte wie viele aufwendige Darmreinigungs- und Entsäuerungskuren. Aus der Philosophie des Taoismus geboren mit seinem Ziel, Yin und Yang zu einem harmonischen Gleichgewicht zu bewegen, wird hier mit sehr wenigen gezielten Weichenstellungen über die

Einnahme von ausgewogenen Mischungen chinesischer Kräuter ein Gleichgewicht hergestellt, das sich schon sehr bald sehr angenehm anfühlt. Der Effekt ist natürlich je deutlicher, desto stärker die Störung war. Durch das Trinken von viel basischem Kräutertee namens Calli kommt es ebenso wie bei Kuren zur Entsäuerung zu einer Harmonisierung im Hinblick auf das Säftegleichgewicht. Allein schon durch die ausgeglichenere Säuren-Basen-Situation wird es vielen Menschen schnell besser gehen, ganz abgesehen davon, daß es jedem Menschen guttut, ausreichend zu trinken. Der Effekt läßt sich noch beliebig verbessern, wenn man gutes mineralarmes energetisches Wasser, wie im einschlägigen Kapitel beschrieben, zur Herstellung des Tees verwendet. Auch andere Getränke der Sunrider-Methode auf Kräuterbasis mit blumigen Namen wie »Fortune Delight« tragen zum Yin-Yang-Ausgleich im Körper bei und schmecken nebenbei gut.

Eindrucksvoll sind auch die in Form von »Müslieriegeln« angebotenen Kräuterzubereitungen namens Vitalite, die die Verdauung innerhalb von wenigen Tagen auf einen verblüffend guten Stand bringen. Eine halbe Stunde vor dem Essen mit Callitee gut eingespeichelt, führen sie bei den allermeisten Anwendern am nächsten Morgen zu unerwartet voluminösen Stuhlentleerungen. Abgesehen von dem guten Gefühl, wenn man schon frühmorgens den Ballast des letzten Tages wieder losgeworden ist, fällt auf, daß man innerhalb von ein paar Tagen praktisch kein Toilettenpapier mehr benötigt, weil der Stuhl geradezu locker und sauber herauskommt. Er ist relativ leicht, schwimmt oben und ist geruchsmäßig deutlich weniger stinkend. Das ist nicht nur für Menschen mit Hämorrhoiden eine unvergleichlich angenehme Situation. Es ist ja auch eigentlich nicht einzusehen, daß praktisch alle Tiere auf saubere Art ihren Kot loswerden und nur der Mensch nicht.

Ein Nebeneffekt ist, daß man mit dieser Ernährungsform leicht abnimmt, was verschiedene Gründe haben dürfte. Einmal sättigt der vor dem Essen mit reichlich Flüssigkeit geknabberte Vitalite-Riegel natürlich und führt dazu, weniger zu sich zu nehmen. Zum anderen behaupten die Sunrider-Schriften, daß die darin enthaltenen Stoffe das Fett aus der Nahrung aufsaugen und so weniger zur Verwertung kommen lassen. Wie auch immer – der Effekt des Abnehmens ist jedenfalls für viele bemerkbar und zudem auf eine verblüffend einfache Art und Weise zustande gekommen. In Wirklichkeit handelt es sich wohl eher darum, daß die Benutzer ins Gleichgewicht kommen und damit zu ihrem individuellen Gewicht. Das wird in unserer überfütterten Lebenssituation nur eben häufig niedriger liegen als das Ausgangsgewicht zu Beginn der Einnahme.

Das Sunrider-System läßt sich auch zu einer richtigen Kur ausbauen mit speziellen Zubereitungen, die für besondere Krankheitsfälle geeignet sind, müßte dann aber am besten mit einer Beratung bei einem einschlägig Informierten kombiniert werden. In letzter Konsequenz ergibt sich hier ein sehr differenziertes Konzept, das in Einklang mit der Fünf-Elemente-Lehre der alten Chinesen ins Gleichgewicht führt.

Der große Vorteil der Sunrider-Methode liegt darin, daß man sie völlig problemlos in jeweden Tagesablauf integrieren kann. Da die Ergebnisse schnell und überzeugend auftreten, ist auch die Gefahr des Nichtdurchhaltens gering. Natürlich läuft man mit einer solch einfachen Methode leicht Gefahr, diese weniger wichtig zu nehmen. Nach unseren Erfahrungen haben aber viele Benutzer so viel Spaß an ihren deutlich vereinfachten Toilettenritualen, daß das hier gering zu Buche schlägt. Alle wirklich guten Dinge sind, was die Gesundheit angeht, nun einmal ziemlich einfach. Besonders, wenn das Einfache aus einem so alten traditionellen und letztlich anspruchsvollen System wie der TCM hervorgegangen ist, sollte es uns nicht abschrecken. Daß es in der Anwendung unserer modernen Instant-Mentalität angepaßt ist, mag einigen verdächtig sein, andererseits ist es praktisch die einzige Methode, sich des Schatzes der chinesischen Kräutermedizin zu versichern, die noch viel weitere Möglichkeiten eröffnet als die Akupunktur, wie die Chinesen selbst versichern. Schon das Zusammenstellen von individuellen Mischungen für ganz normale hiesige Kräutertees stößt schnell an Grenzen. Die Mehrheit der Menschen neigt nun einmal - dem Zeitgeist folgend - zu Fertigprodukten. Natürlich ließe sich auch diese Methode mit vielen der zum Beispiel beim Fasten angegebenen seelischen Maßnahmen verbinden und würde dadurch zusätzlich psychische Tiefe erlangen.

Die Nachteile sind der relativ hohe Preis, bedingt durch aufwendige Herstellungsverfahren und Import aus den USA, und die Art des Vertriebs. Wie in den USA üblich, für uns aber ausgesprochen ungewohnt, handelt es sich dabei um einen sogenannten Strukturvertrieb, d. h. die Produkte sind nicht in Geschäften erhältlich, sondern nur über andere Benutzer zu beziehen. Die Firma versucht im Schneeballsystem ihre Produkte über die einzelnen Benutzer auf den Markt zu bringen. Im Anhang findet sich eine österreichische Adresse, über die problemlos bestellt werden kann.

Entgiftung für Leber und Nieren

Der Guduchi-Tee

Viel zu wenig bekannt ist der bekömmliche Kräutertee aus dem Himalaya, der besonders entgiftend wirkt und für eine Kur gut geeignet ist. Man sollte es mit zwei Tassen Guduchi-Tee am Tag bewenden lassen, denn sonst wird sich mitunter Kopfschmerz als Entgiftungsreaktion einstellen. Guduchi-Tee gibt es in zwei Geschmacksrichtungen: mit Lemongrass für den Hitzetyp bzw. für den Sommer und mit Zimt für den Kältetyp oder für den Winter. Aus dem Ayurveda ist Guduchi bekannt für seine verjüngende, vor allem aber für seine darmregulierende Wirkung. Guduchi-Tee wird auch bei Verstopfung, hohem Blutzucker, Durchfall und Erkältungen empfohlen.[27]

Der Leberwickel

Die Anwendung ist einfach, aber sehr wirkungsvoll: Ein zusammengefaltetes Frotteehandtuch mit warmem Wasser befeuchten und auf den Oberbauch legen, eine Wärmeflasche darüber und für mindestens eine halbe Stunde ins Bett legen. Durch die warme Feuchtigkeit des Leberwickels wird die Gallensekretion angeregt und dadurch Gift aus der Leber gezogen. Vor allem aber wird durch die Wärme der Leberstoffwechsel angeregt, so daß die Leber, die schon generell unser wärmstes, d. h. stoffwechselaktivstes Organ ist, in die Lage versetzt wird, mit alten Problemen aufzuräumen. Es ist bezeichnend, daß dabei auch viele verdrängte Emotionen hochkommen, wie etwa nicht gelebte Traurigkeit. Die alte Medizin wußte noch um diesen Zusammenhang zwischen Leber und Lebensstimmung, wie sich an Worten wie Choleriker oder Melancholiker zeigt. Übersetzt handelt es sich dabei um die Galliker bzw. Schwarzgalliker, und Galle ist ja die in der Leber produzierte Flüssigkeit. Auch derjenige, der Gift und Galle spuckt, hat ein Stimmungsproblem, das mit der Flüssigkeit der Leber zu tun hat. Wer grün ist vor Ärger, nimmt immerhin noch die Farbe der normalen Gallenflüssigkeit an. All diese Emotionen können durch einen Leberwickel an die Oberfläche kommen und man sollte froh sein, wenn sie herauskommen und nicht weiter das eigene Innenleben vergiften. Bei Fastenkuren ist der Leberwickel schließlich eine große, ja unverzichtbare Hilfe, wenn es durch die freigesetzten Gifte zu Kopfschmerzen kommt. Er sollte schon vorbeugend eingesetzt werden, um die Leber bei ihrer in jedem Fall anstehenden Entgiftungsaufgabe entsprechend zu entlasten. Natürlich lassen sich solche Vorteile aber auch mit jeder anderen Entgiftungsmaßnahme leicht, kostenfrei und wirksam integrieren.

Der Kohlwickel

Abgesehen von der »Dunstwickelvariante« wirkt auch ein Wickel mit Wirsingblättern stark entgiftend, und das nicht nur für die Leber. In der Volksheilkunde hat der Kohlwickel seinen festen Platz. Mit großer Effizienz saugt er Abfallstoffe aus den Geweben, selbst aus sehr tief liegenden, und gibt dafür seine Vitamine und Mineralstoffe durch die Haut ab. Kräftig grüne Blätter, je saftiger desto besser, werden entrippt, gewaschen und kurz in heißes Wasser getaucht. Danach mit dem Nudelwalker oder Bügeleisen flach rollen, bis der Saft austritt, und sofort dick auflegen. Der Wickel kann die Nacht über einwirken oder öfter erneuert werden.

Die Mariendistel

Zur Regeneration der Leber kennt die Naturheilkunde kein wirksameres Mittel als die Mariendistel, *cardaus mananus.* Sie ist - auch in Kombination mit anderen Mitteln - das ideale Leberstärkungsmittel bei Entgiftung und hilft selbst bei schweren Leberleiden wie Hepatitis oder Leberzirrhose. Indem sie direkt auf die Arbeitszellen wirkt, fördert sie alle Funktionen der Leber und so nebenbei natürlich auch die Gallensaftproduktion. Besonders bewährt hat sich die Mariendistel als Urtinktur oder, homöopathisch verabreicht, zur Leberunterstützung auch während der Amalgamausleitung.

Der Löwenzahn

Die alte Volksmedizin spricht beim Löwenzahn von einem Lebenselixier. Schon Kaiser Augustus soll durch Löwenzahnsalat von Gallenstauungen und Hypochondrie (übertriebener Krankheitsangst) geheilt worden sein. Vor allem zu Hitze neigende, leicht erregbare Menschen profitieren im Frühjahr - und nicht nur dann - von einer Löwenzahnkur. Einzige Ausnahme: Wer unter Gallensteinen leidet, sollte mit dem Verzehr von Löwenzahn vorsichtig sein. Als frischer Salat aus jungen Blättern (gepflückt, noch bevor die Pflanze blüht), als Tee aus getrockneten Blättern und Wurzeln (Wurzeln haben eine noch stärker abkühlende Wirkung und sollten nur bis zu drei Tage lang verabreicht werden; Mischung aufkochen und zehn Minuten ziehen lassen) oder als Löwenzahnsaft eingenommen, wirkt die stoffwechselbelebende Pflanze reinigend und kräftigend auf die Verdauungsorgane und ihre Funktionen, hilft bei Völlegefühl, Blähungen oder Appetitstörungen. Daß er darüber hinaus noch entwässert, verrät sein französischer Volksname »Pissenlit« und seine italienische Bezeichnung »pisso in letto«, dem auch der süddeutsche Begriff »Bettsaicher« nahekommt.

Die Artischocke

Artischocken enthalten den Bitterstoff Cynarin, der den Gallenfluß anregt, die Entgiftungsfunktionen des Körpers unterstützt und die Leber stärkt. Außerdem enthalten sie Stoffe, die die Verdauungsenzyme aktivieren, Cholesterin senken und entwässern. Artischocken, kurmäßig über einige Wochen als Saft, in Tablettenform oder als Gemüse verabreicht, sind bekannt als klassisches Lebermittel.

Acht Kräuter für die Niere

Das Nierenkraut schlechthin ist die Goldrute (auch phythotherapeutisch in der homöopathischen Potenzierung als Solidago D4 zur täglichen Stärkung). Sie ist nicht nur Heilmittel für die Niere, etwa bei Nierenentzündung, sondern vermag auch während einer Entgiftungskur die Filtertätigkeit der Niere zu verbessern. Harntreibend und ausschwemmend wirken außerdem Petersilienfrüchte, Birkenblätter, Hauhechel, Hamamelis, Zinnkraut (Ackerschachtelhalm) und die Brennessel. »Das« Entgiftungsmittel für die Niere ist aber Wacholder. Außer bei akuten und chronischen Nierenerkrankungen ist er bei zahlreichen Erkrankungen angezeigt, bei denen die Entgiftungsproblematik eine Rolle spielt (Gicht, Rheuma).

Die Schüßlersalze

Vor rund 100 Jahren entwickelte der Arzt Dr. W. H. Schüßler eine Therapie mit Mineralstoffen, die der kranken Zelle biochemische Informationen geben, mit deren Hilfe sie das gestörte Gleichgewicht wieder herstellen kann. Die in homöopathischen Verschüttelungen verabreichten »Schüßlersalze« sind nicht dazu da, um Mineralstoffmängel auszugleichen, sie sollen vielmehr die Voraussetzungen schaffen, daß Mineralstoffe überhaupt erst wieder vom Körper aufgenommen werden können. Beispielsweise kann jemand mit Eisenmangel Eisentabletten schlucken, soviel er will – ist seine Aufnahmefähigkeit für Eisen gestört, wird sein Körper das angebotene Eisen einfach »durchmarschieren« lassen. Normalerweise müßten wir bei einer halbwegs vernünftigen Ernährung genug Mineralstoffe aus der Nahrung bekommen, bei Mängeln ist also unbedingt an die Möglichkeit einer Aufnahmestörung zu denken. Um sie mit Hilfe der richtigen Auswahl von Schüßlersalzen lösen zu können, kann man sich anhand von Krankheitsbildern, die mit einem Defizit an bestimmten Schüßlersalzen zusammenhängen, orientieren. Neben konstitutionellen Merkmalen erleichtern auch psychische Merkmale und Mangelzeichen im Gesicht bzw. die Beschaffenheit des Zungenbelags die Diagnose, welches Schüßlersalz benötigt wird.

Nun gibt es einige Schüßlersalze, die bei der Entgiftung eine wesentliche Rolle spielen. Das Schüßlersalz Nummer 4, *Kalium chloratum,* ist in fast allen Zellen enthalten und ein wichtiges Leberentgiftungsmittel. Es reguliert die Giftausscheidung über das Lymph- und Drüsensystem sowie über die Nieren. Damit wird man auch einen Teil der Arzneimittelrückstände (bei Impfungen!)

wieder los. Der Mangel an *Kalium chloratum* kann dafür verantwortlich sein, daß das Blut zu dick ist. Es wird daher bei allen Erkrankungen, bei denen zu dickes Blut eine Rolle spielt, empfohlen (Herzinfarkt, Schlaganfall, Thrombose, Arteriosklerose). Außerdem entgiftet *Kalium chloratum* bei entzündlichen Erkrankungen, regt das Immunsystem an, unterstützt bei Drüsenstörungen (Diabetes, Schilddrüsenunter- und -überfunktion, Wechselbeschwerden, Fettleber, Fettsucht), bei Myomen, Fibromen, Polypen und sämtlichen Allergien (vor allem bei solchen auf Milch). Ein *Kalium-Chloratum-Mangel* macht sich vor allem durch Drüsen- und Lymphknotenschwellungen bemerkbar, auf psychischer Ebene wird er mit Hypochondrie, Trägheit und Gleichgültigkeit in Zusammenhang gebracht.

Die Einnahme von *Kalium chloratum* im Wechsel mit *Kalium sulfuricam* (Schüßlersalz Nummer 6) oder *Natrium sulfuricum* (Schüßlersalz Nummer 10), wirkt allgemein entgiftend. *Kalium sulfuricam* fördert vor allem Ausscheidungs- und Entgiftungsvorgänge der Leber und hilft bei Entzündungen und Muskelschwäche. *Natrium sulfuricum* ist ein spezifisches Leber- und Gallemittel und bringt die bei den Stoffwechselprozessen freiwerdenden Gifte zur Ausscheidung.

Weitere Entgiftungsmittel, vor allem in der Ausleitung von Amalgam und anderen Schwermetallen, sind *Calcium fluoratum* (Schüßlersalz Nummer 1), *Natrium chloratum* (Schüßlersalz Nummer 8) und *Silicea* (Schüßlersalz Nummer 11). *Natrium chloratum* reguliert außerdem den Säuren-Basen-Haushalt und spielt eine Rolle bei der Bildung von Verdauungssäften. Fehlt es, macht sich das auch psychisch bemerkbar: Abgesehen von Traurigkeit und Verzagtheit, Mangel an Durchsetzungsvermögen und Lebensfreude, kann man auch seelische Probleme schlecht »verdauen«.

Blutreinigung als Start ins neue Jahr

Die Brennesseltee-Kur

Unseren Großmüttern war die Brennessel Allheilmittel, Schönheitspflänzchen und Gartenhilfe, wir kennen sie fast nur noch als lästiges Unkraut. Aber einmal im Jahr kommt die Brennessel doch zu besonderen Ehren. Zu Vollmond beginnt im Februar oder März die erste 14-tägige Blutreinigungskur mit Brennesseltee oder -Saft. Dann wird zwei Wochen pausiert und danach wieder mit zweiwöchigem Teetrinken begonnen. Da die Ausscheidung über die Nieren angeregt wird, empfiehlt es sich, das Wissen um die Maximalenergie in den Organfunktionskreisen zu nützen. Nach der Organuhr ist die Niere besonders aktiv zwischen 17 und 19 Uhr. Schon in der Blasen-Zeit davor, ab 15 Uhr, ist es daher sinnvoll, sich mit so viel Brennesseltee wie möglich durchzuspülen.

Die Brennessel ist unter den Frühlings-Wildgemüsen wie Löwenzahn oder Bärlauch Spitzenreiter in bezug auf ihren Vitalstoffgehalt. Ein Salat mit 100 Gramm Brennnesseln enthält den dreifachen Tagesbedarf an Vitamin C und annähernd den Tagesbedarf an Kalzium und Vitamin A. Er deckt 25 Prozent unseres täglichen Bedarfs an Magnesium und Eisen. Darum entgiftet die Brennessel nicht nur, sie schenkt auch Energie. Ißt man sie mit anderen chlorophyllhaltigen Frühlingspflanzen wie Löwenzahn und Bärlauch kurmäßig, unterstützt man damit alle jene Körperprozesse, die der Organismus im Frühling von sich aus fördern möchte. Ein Blick in die Tierwelt regt zum Vergleich an. Die Natur bietet dem regenerationsbedürftigen Tier in den jungen Pflanzentrieben alles, was es nach dem Winter braucht: Energie, Nährstoffe und Befreiung von Stoffwechselrückständen. Wie nötig der Mensch das alles hätte, zeigt die »Frühjahrsmüdigkeit«, die sich heute für viele gar nicht mehr so sehr von ihrer Müdigkeit während des restlichen Jahres unterscheidet. Ein Versuch mit den beschriebenen Wildgemüsen, zu denen auch die besonders entgiftende Kresse (die Blätter der Kapuzinerkresse samt Blüten können als Salat gegessen werden) und das Korianderkraut passen, kann für die notwendige Entlastung des Organismus sorgen. Wie unsere einheimischen Wildkräuter sinnvoll in der Küche und als Anwendung in der Volksmedizin eingesetzt werden können, zeigt anschaulich mit vielen Tips und Rezepten das Buch »Kraut und Unkraut zum Kochen und Heilen« (Hugendubel Verlag).

Die Sauerstoffanreicherung des Blutes

Früher verstand man unter Blutreinigung vor allem das Trinken entsprechender Tees, die das Blut dabei unterstützen sollten, belastende Stoffe auszuschwemmen. Diese Möglichkeit besteht nach wie vor, und die entsprechenden Tees werden in Kräuterläden und Apotheken weiterhin angeboten. Heute aber kommt auch eine Reihe von Methoden ins Spiel, die sich die vom männlichen Pol dominierte Medizin und Pharmazie ausgedacht hat, etwa wie die aktive Ozonanreicherung des Blutes, die sogenannte Sauerstoffaktivierung oder die Sauerstoff-Mehrschritt-Therapie nach Ardenne.

All diese Methoden ermöglichen einen gewissen Grad an Energetisierung und Aktivierung, wobei sich viel deutlichere Effekte mit so einfachen Methoden wie etwa der verbundenen Atmung erreichen lassen. Hierbei kommt vor allem auch die Psyche mit ins Spiel, und zudem können die Patienten diese Möglichkeiten nach einigen Sitzungen meist in eigener Regie nutzen, was das Ganze praktikabler und preiswerter macht.

Wenn schon eine Spritze mit aktiviertem Sauerstoff energetisierende Auswirkungen auf den ganzen Organismus hat, wieviel mehr muß dann erst die Überschwemmung des Körpers mit Sauerstoff während mehrerer Stunden bewirken. Tatsächlich ist die verbundene Atmung, die heutzutage unter vielen Namen kursiert, einer der wirksamsten Reinigungsschritte in körperlicher und seelischer Hinsicht, verbindet diese Methode doch wie das Fasten Körper und Seele in einem umfassenden Prozeß.

Der Vorgang ist äußerst einfach. Man atmet verbunden, d. h. Aus- und Einatmen fließen ohne Pause ineinander und verbinden sich sozusagen zu einem Atemkreis. Auf diese Weise wird der Organismus geradezu mit Sauerstoff überschwemmt, während mehr als das übliche Maß an Schlacken – vor allem Kohlendioxid – abgeatmet werden können. Dieser Effekt ist so stark, vor allem wenn seelische Themen mit ins Spiel kommen, daß sich Stoffwechselverschiebungen in alkalische Richtung ergeben. Die gar nicht so selten auftretenden Spannungen bis hin zu Krämpfen können unter Anleitung eines Atemtherapeuten durch Weiteratmen leicht überwunden werden. In der Psychotherapie verwenden wir diese Methode regelmäßig. Sie ist ein ideales Mittel, um tiefe Ängste bis hin zu jenen, die mit einem unverarbeiteten Geburtstrauma zusammenhängen, zu bewältigen.

Wir haben damit eine einfache und natürliche Methode, um für kurze Zeit in die archetypisch weibliche Stoffwechsellage der *Alkalose,* dem Gegenpol der Übersäuerung einzutauchen, seelische Barrieren aus eigener Atemkraft zu überwinden und den Organismus in einem kaum zu überbietenden Maße mit dem Lebenselixier Sauerstoff zu versorgen. Daß die Schulmedizin vor dieser Methode immer noch dringend warnt, spricht nach 20 Jahren ausgesprochen positiver Erfahrungen damit eher gegen die Schulmedizin als gegen den verbundenen Atem. Immerhin hat die Schulmedizin auch jahrzehntelang vor dem Stillen der Säuglinge gewarnt. Mit dem verbundenen Atem haben wir eine Methode, die in geradezu idealer Weise Körper, Seele und Geist einbezieht, wobei Entgiftung und Regeneration hier eigentlich nur Randthemen sind.[28]

In aller Munde: Mittel, über die man spricht

Der Bitterstern

Dem Elixier aus 18 Heilkräutern in einem alkoholischen Auszug sieht man gar nicht an, welche Kraft in ihm steckt. Man könnte meinen, er wäre ein Magenbitter wie andere auch. Die Erfahrungen mit Bitterstern zeigen aber, daß die auf der Basis eines alten Klosterrezepts aus der Umgebung der Hildegard von Bingen gemischten Kräuter vielfältige Wirkungen haben. Nimmt man nur den enthaltenen Zimt oder den Galgant, Majoran, Koriander, Kardamom, Lavendel oder den Ingwer allein und betrachtet die Wirkungen, dann kann man schon erahnen, was erst die Gesamtheit im Körper bewegen kann. Erweitert durch chinesische, indianische und ayurvedische Heilpflanzen »putzt« der Bitterstern innerhalb von Minuten die Meridiane durch. Die Kirlianfotografie zeigt ganz erstaunliche Veränderungen vor und nach der Einnahme. Die »Mutter« des Bittersterns, die Münchener Heilpraktikerin Hannelore Fischer-Reska, wollte ursprünglich seine entblockierende Wirkung für eine Verbesserung der Diagnostik einsetzen. Bei einem akuten Magen-Darm-Infekt ist beispielsweise oft nur eine schwache oder gar keine Energieabstrahlung von Fingern oder Zehen erkennbar, weil die Energie gar nicht bis zum Meridianendpunkt gelangen kann. Dadurch wird das Kirlianfoto unbrauchbar. Nach der Einnahme von Bitterstern ändert sich das Bild: Sämtliche Abstrahlungen sind erkennbar, jetzt zeigt sich auch, welche Organe von der akuten Erkrankung betroffen sind, wie verschlackt der Mensch ist und wo chronische Belastungen sitzen. Durch die Einnahme des Bittersterns kommt also energetisch einiges in Gang. Wir haben außerdem die Erfahrung gemacht, daß das »Durchputzen« der Meridiane von einem Energieschub begleitet ist, der sofort ein Gefühl der Erleichterung schafft. Sogar bei Salmonellenvergiftung und Magen-Darm-Infekten tritt auf der Stelle eine Besserung im Gesamtbefinden ein. Sind die Meridiane offen, dann können sich die Selbstheilungskräfte voll entfalten. Das bedeutet aber auch, daß jedes danach eingenommene Mittel besser wirken kann, weil es ganz anders vom Körper aufgenommen wird.

Der Hauptanwendungsbereich des Bittersterns liegt aber sicherlich im Bereich der Verdauungsbeschwerden. Der Bitterstern normalisiert die Magensäureproduktion sowie die Sekretion aller Verdauungsdrüsen, also auch der Bauchspeicheldrüse und der Galle. Er wirkt ausgleichend bei zuviel oder zuwenig Magensäure und den dadurch entstehenden Symptomen wie Sodbrennen, Mundgeruch,

Gastritis, Blähungen, Durchfall und Verstopfung. Außerdem ist er, wie schon erwähnt, wirksam bei Infekten, hilft bei Lebensmittelvergiftungen, bei Beschwerden durch Parasiten und unterstützt die Behandlung von Pilzerkrankungen. Bei Pilzbefall des Darms beeinflußt er das Darmmilieu günstig und mildert durch seinen bitteren Geschmack die Gier nach Süßem. Aus dem Fünf-Elemente-Zyklus der chinesischen Medizin wissen wir, daß der bittere Geschmack (Feuer) die Erde und damit die für die Verdauung so wichtigen »Organe der Mitte« wie Milz, Bauchspeicheldrüse und Magen nährt. Liegt dort ein Ungleichgewicht vor, macht es sich vor allem durch Gier nach Süßem bemerkbar, die einer Aufforderung nach Ausgleich gleichkommt. Wie schon erwähnt, kann Zucker die benötigte Energie für diesen Ausgleich nicht in gewünschtem Maß bereitstellen. Nach einem kurzen Energiekick folgt auf Süßigkeiten die energetische Talfahrt; sie beheben das Energiedefizit nicht wirklich, und der Impuls »Ich brauche etwas Süßes« bleibt bestehen. Statt einer Tafel Schokolade helfen ein paar Tropfen Bitterstern, die übrigens in einem kakaoähnlichen Getränk aus Carob ganz hervorragend schmecken. So wird auch den Geschmacksnerven ein Gefühl von Befriedigung vermittelt.

Die im Bitterstern enthaltenen Bitterstoffe schaffen aber darüber hinaus auch die notwendigen Basenreserven, mit denen Säuren im Gewebe abgebaut und ausgeschieden werden können. Dadurch wird der Mineralstoffhaushalt geschont, da der Körper nicht zum Räuber seiner eigenen Mineralstoffe aus Knochen, Zähnen und Muskeln werden muß. Damit wird aber auch die Produktion der Bauchspeicheldrüsenflüssigkeit unterstützt, die basisch ist und dankbar für ein etwas weniger saures Milieu. Interessant ist in diesem Zusammenhang, daß der Bitterstern auch äußerlich angewendet gegen Säureüberschuß wirkt. Bei Muskel- und Gelenkschmerzen, die durch Säure- und andere Schlackendepots im Unterhautfettgewebe bedingt sind, dringt der Bitterstern durch die Haut ein, neutralisiert die Säuren und unterstützt deren Abtransport.

Bitterstern entfaltet seine stärkste Wirkung laut einer japanischen Studie in einem Glas Wasser. Drei bis vier Tropfen genügen schon, sollen aber öfter am Tag eingenommen werden. Bitterstern wird nicht nur im Handel als »Lebensmittel« angeboten. Er ist ein Lebens-Mittel in seiner ursprünglichsten Bedeutung. Wenn hier von Wirkungen die Rede ist, dann ist das unseren paradoxen Gesetzen zufolge sogar unzulässig. Ein Lebensmittel darf nicht »wirken«. Vor diesem Problem stehen etliche Naturheilwarenproduzenten, weil sie mit ihren Produkten oft den gesetzlichen Rahmen der Zulässigkeit sprengen. Ein Nahrungsmittel darf zwar konserviert, bestrahlt, begast, behandelt sein, es darf aber nicht »wirken«, beziehungsweise man darf darüber nicht sprechen. Gibt es überhaupt etwas, was nicht in irgendeiner Weise wirkt? Und wie könnte man der Natur vorwerfen, daß sie nun einmal wirkt?[29]

Seit kurzem gibt es auch die Weiterentwicklung des Bittersterns, den »Bittersegen«, der Darm und Immunsystem noch mehr stärkt.

Schindeles Mineralien und Heilerde

Die wundervollen Ergebnisse mit diesen Mitteln, die in einschlägigen Schriften kursieren, konnten wir leider nie erleben. Der Sand hat aber bei vielen deutlich abführende Wirkung und hat sich diesbezüglich beim Fasten bewährt. Im übrigen werden die Schindeles Mineralien als Heilerde angesehen, der ja allgemein Wirkungen wie Harmonisierung des Säure-Basen-Haushalts, Normalisierung der Verdauung, Entschlackung und Anregung sowie Ausgleich der Organe zugeschrieben werden. Obwohl sie auch zur Langzeiteinnahme empfohlen wird, halten wir sie eher als kurmäßige Einnahme für zwei bis drei Wochen geeignet. Wem der Gedanke der Heilerde sympathisch ist, der kann die Wirkung auf seinen Körper ausprobieren und angeblich selbst bei Beschwerden Hilfe finden. Mehr wissenschaftliche Untersuchungen gibt es allerdings zur »richtigen« Heilerde, die aus Löß gewonnen wird, in ihrer Zusammensetzung aber sehr ähnlich ist. Darin wird die Fähigkeit, Giftstoffe anzuziehen und zu binden, hervorgehoben. Bei ihrem Weg durch Mund, Speiseröhre, Magen und Darm bindet sie pathogene Keime, Gase und Stoffwechselrückstände. Im Darm wirkt sie der Eigenvergiftung durch Eiweißrückstände entgegen und sorgt mit ihren Mikropartikeln darüber hinaus für eine Massage, die wiederum Sekretion und Verdauung anregt ohne zu reizen. Deshalb wird sie auch bei Entzündungen eingesetzt. Bei Verstopfung und Infektionen soll sie ebenso hilfreich sein. Verzichten sollte man auf Heilerde allerdings bei Verstopfung, die sich auch durch Erhöhung der Trinkwassermenge nicht löst, bei Neigung zu Darmverschluß und zu eingeklemmtem Bruch.

Der Grapefruitkernextrakt

In den letzten Jahren geisterte vor allem in Zusammenhang mit der Candida-Problematik, die ja zu »der« Belastung schlechthin geworden ist, ein Wundermittel durch die Gesundheitsseiten der Magazine und Zeitungen: der

Grapefruitkernextrakt, mit Abstand bitterstes, aber wirksames Anti-Mittel natürlichen Ursprungs. Und damit ist das Antimykotikum, Antibiotikum, Antiparasitikum mit darüber hinaus antiviraler Wirkung in vielen Anwendungsfällen eine wirkliche Alternative zu chemischen Hemmern, die auf ihrem Weg durch den Körper den freundlichen Symbioten keine Chance lassen. Grapefruitkernextrakt rückt feindlichen Eindringlingen also nicht kahlschlagartig zu Leibe, sondern trifft sie einem Sonderkommando vergleichbar, gezielt, ohne etwa die nützliche Bakterienflora im Darm zu attackieren - vorausgesetzt natürlich, man hält sich an die Einnahmeempfehlungen und nimmt sich nicht vor, seinen langsam erworbenen Darmpilz in Rekordzeit loszuwerden. Die Bifidobakterien im Darm werden angeblich vom Grapefruitkernextrakt nicht angetastet, die Laktobakterien nur unbedeutend verringert. Wenn die Schilderungen hier an ein Kriegsgeschehen erinnern, ist das nicht zufällig. Darmpilze verhalten sich wie fremde Besatzungsmächte, hungern den Betroffenen aus, zermürben ihn langsam, schwächen ihn Schritt für Schritt, indem sie seine Immunabwehr durch Freisetzung von Giften immer mehr lähmen. Daß hier auch die psychische Bereitschaft zur Fremdbestimmung vorhanden sein muß, liegt wohl auf der Hand. Selbst wenn man der Theorie, Pilze sind dazu da, um Schwermetalle zu binden, und können auch nur in einem schwermetallbelasteten Organismus existieren, folgt - wobei man die Schwermetalle durchaus als Fremdbestimmung durch eine Großmacht ansehen kann, die als Wegbereiter für die etwas weniger bedrohliche, aber dennoch aggressive Pilzüberwucherung auftritt -, sollte dem Grapefruitkernextrakt als Befreiungsarmee auch durch Auseinandersetzung auf geistiger Ebene entsprochen werden.

Das wird aber gerade in der »Gesundlebeszene« gern vernachlässigt. Wie sonst ist es zu erklären, daß etwa amalgamsanierte Makrobioten, in deren Darm sich seit Jahren kein Weißmehl oder Zucker mehr befand, und die darüber hinaus strengste Diätvorschriften genau befolgen, dennoch die Pilze mit sich herumtragen? Der Grapefruitkernextrakt kann also auf körperlicher Ebene eine Regeneration der Körperabwehr unterstützen, indem er schädigende Mikroorganismen zurückdrängt, Wunder darf man sich aber auch von ihm nicht erwarten.

Als Einnahmeempfehlung sei noch auf eine langsame Steigerung der Dosis hingewiesen. Die absterbenden Mikroorganismen setzen Gifte frei, die der Körper ausscheiden muß. Unterstützen kann man ihn bei dieser Entsorgungsarbeit mit dem schon erwähnten Flohsamenschalenpulver oder mit Heilerde, wobei man auch beides gemeinsam mit Gemüsesaft und Wasser gemischt als »Shake« einnehmen kann. Auch die Chlorella-Alge bindet die freigesetzten Gifte, allerdings ist auf eine genaue Dosierung zu achten - am besten wird sie kinesiologisch getestet -, denn Chlorella greift ihrerseits Giftdepots (vor allem Schwermetalle, Insektizide, Pestizide) an und kann damit zur Überforderung durch einen größeren Giftausstoß beitragen. Müdigkeit und leichtes Unwohlsein sind erste Symptome dafür, daß der Körper mit der Absterbe-Reaktion der Mikroorganismen überfordert ist. Dann ist er sofort auf die genannte Weise zu unterstützen.

Im Grunde ist bei Pilzbelastungen eine »richtige« Darmsanierung im Zusammenwirken mit geistiger Reinigung und Stärkung der Darmflora der sinnvollste Weg. Geht man noch weiter, sollte man auch die Amalgambelastung mit gezielten Schritten loswerden. Grapefruitkernextrakt kann dabei unterstützen, ist aber aus unserer Erfahrung dann gar nicht mehr wirklich nötig. Kleinere und plötzlich auftretende Beschwerden wie akute Magen-Darm-Infekte, Entzündungen, Grippe oder Schnupfen sind mit seiner Hilfe meist sehr schnell in den Griff zu bekommen. Auch vorbeugend bei Reisen ist die Einnahme von Grapefruitkernextrakt sinnvoll und empfehlenswert. Selbst drei Wochen Indien unter abenteuerlichen hygienischen Bedingungen sind mit dem Grapefruitkernextrakt als Reisebegleiter wunderbar zu überstehen. Es empfiehlt sich, zur Beruhigung für Menschen, die angesichts erschwerter Bedingungen eher ängstlich reagieren, Lektüre zum Thema Grapefruitkernextrakt mitzunehmen (etwa Sharamon/Baginski, »Das Wunder im Kern der Grapefruit«, Windpferd), weil man sich erfahrungsgemäß psychisch sehr gut daran aufrichten kann.[30]

Das Teebaumöl

Vor einigen Jahrzehnten noch glaubten wir blindlings an alle Errungenschaften und Möglichkeiten unserer Zeit. Alles, was sie hervorbrachte, war zunächst einmal gut, Nylonhemden auf unserer Haut, Wasserstoff in unseren Haaren, Kunstdünger in unserem Essen, Fluor in unserem Wasser, Formaldehyd in unseren Spanplatten. Wir haben mit Chemie hantiert und das sehr großzügig, ohne die Folgen auf die Natur und unsere Gesundheit ermessen zu können. Die Menschheit war im Aufbruch, mit voller Kraft ging es in eine Zukunft ohne Grenzen, in der alles machbar zu sein schien. Aus dem Wunsch nach Erleichterung der Lebensbedingungen und der daraus entstehenden Euphorie ist aber auch etwas unkontrolliert Galoppierendes, ja Bedrohliches geworden. Während der Erfolg uns eine Zeitlang recht gab, und immer mehr Errungenschaften in immer kürzerer Zeit unser Leben in erstaunlicher Weise veränderten, näherten wir uns langsam dem Höhepunkt dieser Entwicklung. Jetzt ist der Zenit längst überschritten. Wir haben die Grenzen ausgelotet, und die Kehrseite der Medaille enthüllt sich mehr und mehr. Die Sensiblen unter den Menschen spürten die Auswirkungen als erste. Heute ist in beinahe jeder Familie mindestens ein Familienmitglied mit Krankheiten konfrontiert, die mit einer Medizin, die völlig von den beschriebenen »Machereigenschaften« bestimmt ist, nicht oder nur in unbefriedigender Weise zu behandeln ist. Also sind wir skeptisch geworden gegenüber den chemischen Keulen, die uns immer noch angeboten werden. Und unsere Sehnsucht wuchs immer mehr nach Heilmitteln, die im Sinne der abgewehrten und vergessenen Natur wirken, die einem höheren Gesetz folgen, als dem von uns aufgestellten, die uns die Rückverbindung zur auch in uns wirkenden Natur und damit zu unseren natürlichen Selbstheilungskräften ermöglichen.

Eines dieser Mittel ist das Teebaumöl. Wie beruhigend, daß die australischen Ureinwohner es als Allheilmittel verwenden. Wie dankbar sind wir heute für derartige Überlieferungen, die von den wenigen Naturvölkern, die unserem gründlichen und auf allen Ebenen geführten Eroberungsfeldzug widerstanden haben, bewahrt wurden. Das allein macht uns Teebaumöl schon sympathisch. Weil wir es trotzdem genau wissen müssen, wurde das Öl aus dem Busch der Familie der Myrtengewächse chemisch analysiert. 100 Wirkstoffe wurden entdeckt, wovon viele noch relativ unerforscht sind. Wie so oft bei natürlichen Heilmitteln erleben wir, daß die einzelnen Inhaltsstoffe an sich wenig spektakuläre Wirkung haben. Erst das Gesamte, die Synergie der einzelnen Stoffe, bringt ein »Mehr« an Wirkung. Darum sind wir auch so entsetzt darüber, daß sich die geschäftstüchtigen »Macher« unserer Zeit schon wieder einmischen und, sofern sie ein Mittel nicht durch rigorose Bestimmungen ohnedies sofort vom Markt fegen können, die steigende Nachfrage für sich nützen, indem sie chemisch nachzubauen versuchen, was die Natur noch immer besser kann. Synthetisch hergestelltes oder »naturidentisch« nachgebautes Teebaumöl reicht nun einmal nicht an das »echte« Teebaumöl heran. Und genau das schafft bei vielen von uns heute eine Vertrauensbasis. In Naturheilmitteln wie dem Teebaumöl wirkt eine höhere Intelligenz, die sich schützend über uns ausbreitet und uns sanft wieder zum Gleichgewicht zurückführt. Wie der Grapefruitkernextrakt ist es wirksam gegen Bakterien, Pilze und Viren, und es gilt dasselbe, was schon beim Grapefruitkernextrakt gesagt wurde. Bei Beschwerden wie kleinen Wunden, äußerlichen Pilzerkrankungen, Entzündungen und akuten Infekten unterstützt es den Organismus und kann auch als einzelne Maßnahme schon den gewünschten Erfolg bringen. Bei der Entgiftung in bezug auf Mikroorganismen wie Darmpilzen unterstützt es eine umfassende Sanierung im ganzheitlichen Sinn.

Als äußerst sinnvoll erachten wir die Anwendung in Kosmetika und Hygieneprodukten, sofern sich die Hersteller wirklich bemühen, auf Chemie zu verzichten. Wenn wir an unsere Haut nur (gutes) Wasser und Natur lassen, ist schon einiges zu einer Gesundung des natürlichen Biotops in uns beigetragen.

Der Apfelessig

Essig ist seit langem nicht nur beliebtes Würzmittel, sondern dient der Schönheit – man denke nur an Großmutters Schuß Essig als Abschluß jeder Haarwäsche – und der Krankheitsvorbeugung. Sogar als Heilmittel findet der Essig Anwendung und ist, auch dank etlicher Publikationen, heute wieder in aller Munde. Wie Untersuchungen ergaben, ist Essigsäure beim Abbau von Fetten und Kohlenhydraten behilflich und unterstützt bei der Umsetzung von Eiweißstoffen. Essig ist also ein Stoffwechselaktivator und fördert die Verdauung. Essig ist aber nicht gleich Essig. Der industriell hergestellte Essig entsteht durch Verdünnung von Essigsäure. Ob nun Apfel-, Kräuter-, Knoblauch- oder ein anderes Aroma beigesetzt wird, ändert nichts mehr an der minderen Qualität. Anders verhält es sich mit den Essig-Spezialitäten aus guten Fachgeschäften, Bioläden und Reformhäusern. Sie werden aus einer leicht alkoholischen Flüssigkeit gewonnen, der Essigbakterien und Luft zugesetzt werden. Der Alkohol verwandelt sich in Essigsäure, übrig bleibt reiner Gärungsessig, der je nach Ausgangsflüssigkeit beispielsweise als Wein-, Apfel-, Branntwein-, Kräuter-, Gewürz-, Kartoffel- oder Bieressig bezeichnet wird.

Der Apfelessig steht nun in besonders gutem Ruf, die Gesundheit zu fördern. Kein Wunder, zählt doch bereits seine Ausgangsfrucht, der Apfel, zu den heilsamsten Lebensmitteln überhaupt. Der Unterschied zwischen Apfelsaft und Apfelessig liegt im Fruchtzucker, der beim Apfelessig eben in die bekannte Säure umgewandelt wurde. Der Apfelessig ist aber immer noch reich an Vitaminen, Mineralstoffen, Spurenelementen und vor allem an Pektin aus der Apfelfrucht. Pektin ist ein Ballaststoff und fördert die Darmperistaltik. Außerdem wirkt es cholesterinsenkend und entgiftend mit Langzeitwirkung, denn es ist nicht wasserlöslich und wird nicht direkt ausgeschieden, sondern kann in Ruhe Schadstoffe binden und langsam ausschwemmen. Dadurch wird die Leber entlastet. Kurmäßig eingenommen, kann man daher sehr wohl von einer schonenden Entgiftung, Entschlackung der Gefäße, Verdauungsstärkung und Gewichtsreduktion ausgehen. Außerdem sorgt das im Apfelessig reichlich vorhandene Kalium dafür, daß körperfremden Bakterien der Nährboden entzogen wird, und daher geht vom Apfelessig auch eine desinfizierende Wirkung aus. Ein Problem stellt allerdings dar, daß Essig nun einmal eine Säure ist und bei Übersäuerung nicht unbedingt das Mittel der Wahl sein wird. In der chinesischen Medizin wird er abgelehnt, da er eine Stagnation des Energieflusses hervorrufen soll. Wer von einer Essig-Kur schon kalte Hände und Füße bekommen hat, wird diese Erfahrung teilen können. Ob die vielen positiven Effekte, die man dem Apfelessig nachsagt, wirklich einen Versuch wert sind, muß man letztlich selbst entscheiden. Bei Kältekonstitution ist er sicher nicht anzuraten. Ein Versuch kann sich dennoch lohnen bei rheumatischen Beschwerden, Allergien, Entzündungen, Hauterkrankungen und vielen anderen hartnäckigen Problemen, wenn auf strikte Säurereduktion der übrigen Nahrung und auf eine zusätzliche Gabe von Basenmischungen geachtet wird.

Zur Kur wird dreimal täglich ein Viertel Liter abgekochtes oder noch besser energetisiertes Wasser mit zwei Teelöffeln Apfelessig und, wenn man möchte, etwas Honig empfohlen. Schluckweise trinken. Je nach Krankheitsbild sollte man mindestens einige Wochen durchhalten. Ist man allerdings übersäuert und zeigen sich vielleicht auch schon Symptome der Übersäuerung, dann wird Essig sicher nicht das geeignete Mittel sein.

Die Aloe Vera

Wer die Aloe Vera »nur« für eine Pflanze für die Schönheit hielt, hat sich angesichts des Aloe-Vera-Booms vielleicht schon eines Besseren belehren lassen. Die Aloe Vera hat derartig viele positive Wirkungen auf den Organismus, daß sie fast wie eine Wunderpflanze wirkt. In der Kosmetik ist sie schon seit langem bekannt und bewährt. Da sie in ihrer Gewinnung aber aufwendig ist, beschränken sich die Kosmetikhersteller bis auf einige wenige Ausnahmen auf die Verwendung von Konzentraten in verschwindend kleinen Dosen. Wer also trotz der Aufschrift »mit Aloe Vera« nicht viel von der extrem feuchtigkeitsspendenden und verjüngenden Wirkung sowie von der Reparaturfähigkeit bis in tiefste Hautschichten bemerkt, sollte das eher auf das fertige Produkt beziehen. Die Aloe Vera selbst ist äußerlich und innerlich angewendet tatsächlich unvergleichlich. Da ist zunächst ihre immunstärkende Wirkung zu nennen. Ihr Hauptwirkstoff Acemannan ist ein Stoff, der im menschlichen Organismus ebenfalls vorkommt. Er wird allerdings nur bis zur Pubertät selbst gebildet. Später wird Acemannan, wenn man Glück hat, von außen zugeführt: in Form von Ginsengwurzeln, Astragalus (chinesisches Heilkraut), Reishi- und Shiitake-Pilzen oder im Knorpelpulver von Haifischen. Da diese Dinge nicht unbedingt auf unserem täglichen Speisezettel zu finden sind, bietet sich Aloe-Vera-Frischzellenextrakt oder -Saft neben dem schwerer verfügbaren Frischblatt zur Nahrungsergänzung an. Acemannan wird in die Zellmembrane eingelagert und wirkt dort an Ort und Stelle schützend gegen Viren, Bakterien, Parasiten und Strahlenbelastung. Außerdem wirkt es direkt auf die Zellen des Immunsystems, aktiviert sie und hilft, das bei vielen Menschen allergieauslösende Fremdeiweiß aus der Nahrung vom Dünndarm in den Dickdarm weiterzuführen. Acemannan fördert außerdem die Entsorgung und Versorgung der Zellen, wirkt also auf den Zellstoffwechsel und stärkt sogar die Immunabwehr im Zellinneren. Dadurch spielt Aloe-Vera-Frischzellenextrakt auch eine Rolle in der Aids- und Krebsforschung und generell bei der Frage nach Entgiftungsmöglichkeit der Zelle.[31]

Nicht nur die einzelne Zelle profitiert von diesen Wirkungen, auch die Zellverbände in ihrer Gesamtheit werden in ihren Funktionen unterstützt. So wird etwa die Darmfunktion verbessert. Die Verstoffwechselung der Nahrung, die Darmentgiftung und das Unschädlichmachen pathogener Mikroorganismen werden gefördert.

Die Spirulina-Alge

Die Mikroalge *Spirulina platensis hau* hat ihre Lebensfähigkeit seit Millionen von Jahren unter Beweis gestellt. Als wahrer Überlebenskünstler existiert sie bis heute und wird als natürliches, besonders hochwertiges Eiweiß-, Vitamin- und Mineralstoffkonzentrat geschätzt. In ihrer Spiralform der DNS ähnlich, ist sie ein Lebens-Mittel im eigentlichen Sinn, erhöht sie doch durch ihre Kombination von Eisen, Magnesium und Chlorophyll die Sauerstoffversorgung des Körpers. Dadurch ist gewährleistet, daß der Zellstoffwechsel aktiviert wird und Giftstoffe schneller abtransportiert werden können. Die über

50 enthaltenen Mikronährstoffe, vor allem die Antioxidantien Beta Carotin und Vitamin B_{12}, wirken in ihrer natürlichen Form besonders gut und werden im Körper wie in einem Recyclingverfahren immer wieder genützt, bis sie restlos verwertet sind, anstatt, wie es bei synthetischen Stoffen beobachtet wird, schnell wieder ausgeschieden zu werden. Auf Grund dieser optimalen Verwertbarkeit liegt also die tatsächlich verfügbare Menge an Nährstoffen weit höher als man ursprünglich angenommen hat. Das natürliche Antioxidantium hilft bei der Neutralisierung der aggressiven und zellschädigenden »freien Radikale«. Außerdem wirkt Spirulina im Gegensatz zu anderen Eiweißspendern, wie etwa Fleisch, basisch. Da die leichtverdaulichen Spirulina-Algen speziell über das Magen-Darmsystem wirken, ergibt sich hier auch indirekt eine lokale entgiftende Wirkung. Orthomolekularmediziner haben herausgefunden, daß es neben den vielen bekannten Vitaminen ein »Supervitamin« mit unvergleichlicher Bedeutung für den Organismus gibt. Es wird aus drei Aminosäuren vom Körper selbst gebildet und trägt den Namen *Glulathion.* Es ist direkt verantwortlich für die Entgiftungsfähigkeit des Körpers und nicht selbstverständlich in ausreichender Menge verfügbar. Das ist in erster Linie der Grund dafür, warum nur etwa 25 Prozent der Menschen gute Entgifter sind. 25 Prozent sind hingegen schlechte und 50 Prozent mäßige Entgifter. Bei ihnen wurde ein starker bis mäßiger Glutathionmangel entdeckt und damit eine Querverbindung zur Spirulina-Alge geschaffen, die über alle drei Aminosäuren verfügt. Spirulina kann diesen Mangel ausgleichen und ganz wesentlich zur Entgiftungsfähigkeit beitragen. Es ist also nicht unbedingt nötig, daß ein Mittel von sich aus entgiftende und entschlackende

Eigenschaften hat. Wenn es dem Körper wieder seine Fähigkeit, selbst aktiv zu werden, zurückgibt, liegt darin eine große Chance für die Gesundheit.

Enzyme

Der Körper benötigt Energie für die Verdauung, Energie zum Einlagern der nicht entsorgbaren Stoffe und erneut Energie, um zu entschlacken. Wenn wir nun den Körper dauernd mit der Verdauung belasten, bleibt ihm wenig Energie zum Entgiften und Entschlacken, um so mehr, wenn bereits eine Verdauungsschwäche vorliegt. Dies erfolgt in diesem Fall nicht mehr auf natürlichem Weg, sondern erfordert einigen Aufwand. Entlasten wir nun die Verdauung, indem wir Verdauungsenzyme zuführen, wird die Energiebilanz verbessert. Gut Verdautes wird außerdem nicht in Depots gelagert, sondern verbraucht, bzw. das Unverdauliche wird ausgeschieden. In diesem Sinne sind also Enzyme zu sehen. Allein durch ihre Anwesenheit ermöglichen Enzyme den reibungslosen Ablauf lebensnotwendiger Stoffwechselvorgänge. Jedes einzelne Enzym hat seine genau definierte Aufgabe wie etwa Beeinflussung der Blutgerinnung, Abbau von Entzündungsstoffen, Gewährleistung der Wundheilung und der Gewebserneuerung, Bildung von Verdauungssäften usw. Enzyme sind an fast allen biochemischen Vorgängen beteiligt und werden heute zunehmend auch als Therapie vor allem bei chronischen Entzündungen eingesetzt. Ohne Enzyme gibt es keine Verdauung, keine Umwandlung in Energie, keine Bewegung und letztlich auch keine seelische oder geistige Aktivität.

Inzwischen kennt man rund 6000 verschiedene Enzyme, die sich in sechs große Gruppen unterteilen lassen. Wichtiger als die Klassifizierung ist allerdings ihre Wirkung. Abgesehen von den körpereigenen Enzymen kommen zur Therapie vor allem *Bromelin* (aus der Ananas gewonnen und vor allem bei Verdauungsschwäche gebraucht), *Pankreatin* (Enzymgemisch aus der Bauchspeicheldrüse von Rindern und Schweinen), *Papain* (aus dem Papayabaum zur Anregung der Einweißverdauung) in Frage. Die Therapie bleibt aber dem Arzt überlassen. Gesunde Menschen benötigen keine Enzymmedikamente zur Gesundheitsvorsorge. Frisches Obst und Gemüse enthalten die begehrten bioaktiven Substanzen in hohem Maß. Enzyme zur Krebsvorbeugung sind vor allem in Knoblauch, Kohl, Soja und Ingwer zu finden.[32] An zweiter Stelle stehen Karotten, grüner Tee und Leinsamen und an dritter Stelle Brokkoli, Zitrusfrüchte und Sellerie. Cholesterinsenkend wirken vor allem Äpfel, Avocados, Bohnen, Erbsen, Grapefruit, Haferflocken, Karotten, Keimöle, Kichererbsen, Knoblauch, Linsen, Mandeln, Nüsse, Vollkornbrot und Roggen. Verdauungsfördernd wirken Äpfel, Beerenfrüchte, Chili, Getreide, Karotten, Kartoffeln, Leinsamen, Rettich, Sauerkraut und Sojabohnen.

Antioxidantien

Freie Radikale sind Sauerstoffmoleküle, die entweder ein Elektron zuviel oder eines zuwenig haben und deshalb alles daransetzen, wieder zu Paaren zu werden, selbst wenn sie dafür in andere lebenswichtige Zellsubstanzen radikal einbrechen müssen. Die unkontrollierten Kettenreaktionen, die dabei erfolgen, richten vor allem schwere Schäden im Immunsystem, im Erbgut und in den Fasern des Bindegewebes an. Daraus resultieren Alterserscheinungen und lebensgefährliche Zellschäden. Auch wenn sie nicht als Gifte zu bezeichnen sind und daher in diesem Buch nicht unbedingt an prominenter Stelle Erwähnung finden, wirken sie doch zerstörerisch und tragen zur Verschlackung bei, wenn die von ihnen angerichteten Schäden bei der Reparatur Rückstände hinterlassen.

Freie Radikale sind andererseits in geringem Maß auch lebensnotwendig, treiben sie doch die Stoffwechselreaktionen an und unterstützen das Immunsystem bei der Abwehr der Krankheitserreger. Das rechte Maß ist also wie immer entscheidend. Um es zu erreichen und dauerhaft zu erhalten, sind Antioxidantien als Radikalefänger nötig, andererseits sind Armeen von Enzymen erforderlich, um entstandene Schäden sofort zu reparieren. Als wichtigste Antixoxidantien gelten die Vitamine E und C und Beta Carotin, die Vorstufe des Vitamin A. Um antioxidative Enzyme einsetzen zu können, benötigt der Körper außerdem bestimmte Mineralien wie Zink, Kupfer, Selen und Mangan. Auch einige Aminosäuren (in Spirulina) und Bio-Flavonoide (in Früchten, Säften und Gemüsen) enthalten Antioxidantien. Natürliche Antioxidantien gibt es in Äpfeln, Curry, Grünkohl, Karotten, Keimölen, Kürbis, Mangold, Nüssen, Samen, rotem und gelbem Paprika, Spinat, grünem Tee, Tomaten, Weintrauben, Zitrusfrüchten und Zwiebeln. Wie wir schon im Kapitel »Die reinigende Wirkung des Wassers« anführten, wirkt auch durch eine Getränkescheibe energetisiertes Wasser als Radikalefänger. Gerade bei gesteigertem Bedarf kann man so oft und so viel man will, davon trinken. Freie Radikale treten im besonderen Maß auf beim Rauchen, intensiven Sonnenbaden, auf Transatlantikflügen, bei Infektionen (bei Grippe vor allem beachten, daß Aspirin Vitamin C ausscheidet), bei einer hohen Konzentration an Luftschadstoffen, Pestiziden, organischen Lösungsmitteln, bei einer hohen Eisenzufuhr (durch Eisentabletten oder viel Fleisch), bei manchen Arzneimitteln wie Zytostatika oder Narkotika, in der Schwangerschaft, bei jeder Form von Streß, übertriebenem Sport bzw. wenn man nicht trainiert ist, und bei jeder Form von Sauerstoffmangel im Gewebe. In diesen Fällen sind mehr Antioxidantien zum Schutz vor verstärktem Ansturm der freien Radikale erforderlich. Mit ca. 300 Gramm frischem Gemüse und Obst bzw. kaltgepreßten Pflanzenölen ist der normale Tagesbedarf gedeckt. Die beschriebenen, ungünstigen Bedingungen erfordern aber einen zusätzlichen Schutz, wobei natürlichen Spendern wie Spirulina oder Vitamin C aus natürlicher Quelle, wie der Acerolakirsche oder der Getränkescheibe, der Vorzug zu geben ist.

Das Schwarzkümmelöl

Das Schwarzkümmelöl ist durch seine regulierende und harmonisierende Wirkung auf das Immunsystem und seine entzündungshemmenden Eigenschaften im Gespräch, und das nicht nur bei Allergikern. Auch bei der Entgiftung spielt es eine Rolle, stellt es doch Enzyme zur Verfügung, die dem Körper helfen, unverträgliche Stoffe abzubauen. Als Kur wird eine Kombination der Schwarzkümmelölkapseln (dreimal zwei Kapseln täglich) mit Vitamin C, Magnesium und Kalzium empfohlen.

Der Yerba-Lapacho-Tee

Der Lapacho-Tee kommt aus den Regenwäldern Südamerikas und wird dort von den Einheimischen besonders wegen seiner appetithemmenden und hautreinigenden Wirkung geschätzt. Bei uns wurde er vor allem im Zuge der »Candidawelle« bekannt: Darmpilzen wird durch Lapacho-Tee das Terrain vermiest, da er das Darmmilieu günstig beeinflußt und das Immunsystem kräftig stimuliert. Außerdem hemmt er Viren und stärkt die Zellstruktur. Für äußerliche Pilzerkrankungen und bei Hautproblemen wird er als Badezusatz empfohlen. Weniger bekannt ist, daß der Tee aus der Rinde des Lapachobaumes einen ungewöhnlich hohen Mineralstoff- und Spurenelementgehalt aufweist (darum ist er auch ideal nach dem Sport oder nach der Sauna). Vitamin C und Lapacho-Tee in Kombination eingenommen, beschleunigen die Entgiftung und vermindern die Allergiebereitschaft. Auf einen Liter Wasser gibt man zwei Teelöffel Rinde, die drei Minuten lang mitgekocht wird. Bei therapeutischer Anwendung kann man bis zu zwölf Tassen täglich trinken, im Normalfall beschränkt man sich auf bis zu drei Tassen.

Padma 28

Hinter diesem wenig phantasievollen Namen verbirgt sich eine medizinische Sensation. Sie wird wohl lediglich deshalb nicht besonders hochgespielt, weil kein großer Pharmakonzern dahintersteckt, sondern nur alt-, ja uraltbewährte tibetische Medizin. Wie aber schon an der Traditionellen Chinesischen Medizin zu sehen war, ist in der Heilkunde das Altbewährte aber allemal verläßlicher als das Neueste. Nach 20 Jahren ärztlicher Erfahrung mit Pharmazeutika habe ich kaum noch Mut, Neues aus diesem Bereich an mir selbst oder meinen Patienten auszuprobieren. Ganz anders verhält sich das mit den Rezepten der alten Medizintraditionen aus China und Tibet. Wie für die Sunrider-Produkte, die 5000 Jahre altes chinesisches Medizinwissen in moderner Form leicht zugänglich machen, gilt das für die Produkte Padma Lax und Padma 28.

Der Name stammt daher, daß es sich um das 28. Rezept aus einem tibetischen Arzneischatz handelt, der über das St. Petersburg der Zarenzeit nach Polen und schließlich in unserer Zeit in die Schweiz gelangte. Das besonders Interessante in diesem Fall sind nicht etwa gemachte Wunderversprechungen, die uns ja heute von überall her entgegenschallen, sondern fundierte wissenschaftliche Untersuchungen, die erstaunliche Resultate belegen, die vielfach wunderbar klingen. Hier scheint erstmals ein Medikament vorzuliegen, das bei Arterienverkalkung bzw. Arteriosklerose noch Hilfe bringen kann.

Zwar läuft es bei uns nur als Nahrungsergänzungsmittel, hat aber nach Aussage verschiedener Studien doch bessere medikamentöse Wirkungen als viele sogenannte Heilmittel. Schon Hippokrates gab seinen Patienten den Rat: »Eure Heilmittel sollen Nahrungsmittel und eure Nahrungsmittel Heilmittel sein.« Daß verschiedene solche Mittel nur als Nahrungsergänzung bei uns gehandelt werden – wie zum Beispiel auch die Sunrider-Mittel –, hat vor allem mit den enorm teuren Zulassungsbedingungen zu tun, die praktisch nur noch Pharmakonzerne aufbringen können.

Um so höher ist es jenen dänischen Wissenschaftlern anzurechnen, die Padma 28 trotzdem klinisch testeten und herausfanden, daß sich die Gehstrecken älterer Menschen, die unter starker Arteriosklerose der Beingefäße litten, innerhalb weniger Monate verdoppeln ließen. Noch mehr Respekt verdienen vielleicht die Wissenschaftler der Universität Bern, die in einer Doppelblindstudie belegten, daß Padma 28 nicht nur besser wirke als alle vergleichbaren schulmedizinischen Präparate, sondern dabei auch noch völlig nebenwirkungsfrei sei. Wie bei vielen Präparaten aus dem Arzneischatz der alten indischen, chinesischen oder tibetischen Medizin hat Padma 28 den zusätzlichen Effekt, daß zu der eigentlichen Indikation eine Fülle anderer harmonisierender Effekte hinzukommen. Natürlich interessiert uns im Zusammenhang mit dem Thema Entschlacken hier vor allem die verblüffende Wirkung auf die Arterienverkalkung, eines unserer Hauptverschlackungsthemen, aber erwähnt muß doch noch werden, daß Padma 28 auch als Radikalefänger ausgezeichnet abschneidet, wie Wissenschaftler der Universitäten von Jerusalem und Kopenhagen bestätigen konnten. Es schlägt die klassischen Radikalefänger Vitamine E, C und Beta-Carotin um Längen. Da wundert es schon gar nicht mehr, daß es auch entzündungshemmend und die Blutfette senkend wirken soll und wahrscheinlich sogar die Metastasenbildung bei Krebs behindert. Zu bedenken ist hier immer, daß viel getrunken werden muß.

Wer nun glaubt, sofortige Unruhe innerhalb der Schulmedizin sei eine Folge dieser Ereignisse, und auf breiter Front würde reagiert, sieht sich gründlich getäuscht. Typisch ist vielmehr, daß sich etwa die esoterische Fachzeitschrift »Esotera« für dieses Mittel einsetzt, die medizinischen Fachzeitschriften hingegen nicht darüber schreiben.

Abschließend bleibt uns nur zu hoffen, daß die anderen 27 Rezepte ähnlich viel hergeben wie die Nr. 28 und das bereits beschriebene Padma Lax. Beide Mittel sind in Deutschland rezeptpflichtig, können aber in der Schweiz in Apotheken und Drogerien problemlos gekauft werden. In Österreich ist Padma 28 frei erhältlich, Padma Lax hingegen nicht.[33]

Die hohe Schule der Schwermetallausleitung

Die Chlorella-Alge

Die Süßwasseralge Chlorella enthält neben dem Höchstmaß an Chlorophyll, das je in einer Pflanze gefunden wurde, zahlreiche Vitamine und Mineralstoffe sowie eine Vielzahl von Aminosäuren, Enzymen und Faserstoffen. Das allein macht sie schon interessant genug. Ihre größte Bedeutung hat sie heute aber aufgrund ihrer außerordentlichen Fähigkeit, Gifte zu binden und auszuleiten. Allerdings ist die Einnahme-Empfehlung des behandelnden Arztes oder Therapeuten genau einzuhalten, denn Chlorella hat zwei Wirkkomponenten, die man beachten muß: Einerseits kann sie Schwermetalle aus den Geweben mobilisieren und andererseits bindet sie diese. Deshalb ist bei der Chlorella-Alge unbedingt die richtige individuelle Dosierung durch energetische Tests herauszufinden. Auf eigene Faust ist eine Amalgamausleitung nach erfolgter Amalgamausbohrung ohnedies nicht anzuraten. Falls zuviel Quecksilber mobilisiert wird, kann es zu Symptomen wie Übelkeit, Durchfall, Kopfschmerzen oder grippeartigen Beschwerden kommen. Die tolerierte Dosis schwankt von Person zu Person beträchtlich und liegt zwischen einer bis 18 Tabletten.

Am Tag der Amalgamausbohrung wird die Einnahme von 25 Stück Chlorella-Tabletten unmittelbar vor dem Zahnarzttermin empfohlen. Zusätzlich sollte direkt nach der Behandlung das Pulver von drei Chlorella-Tabletten zehn Minuten lang im Mund behalten werden, um die Mundhöhle von Amalgamresten zu reinigen. Das Pulver wird ausgespuckt und der Mund danach gründlich gespült.[34]

Das DMPS

Die schulmedizinische Lösung für das Schwermetallproblem sind DMPS-Injektionen. Man spritzt drei Milligramm pro Kilogramm Körpergewicht und wird damit Schwermetalle los. Leider verabschieden sich auch die »guten« Metalle aus dem Körper, und der Mangel, der dadurch entsteht, ist erst mit der Zeit wieder wettzumachen. Auch alternativ arbeitende Ärzte setzen DMPS mitunter ein. Die Behandlung verläuft ähnlich wie bei der Neuraltherapie. Das Mittel wird in kleinen Quaddeln in die Haut gesetzt, direkt bei den entsprechenden Organen. Langzeitstudien mit DMPS an großen Patientengruppen in den USA verlaufen bereits seit drei Jahren ohne Zwischenfälle, allerdings wurde dabei immer kinesiologisch getestet.

Zink und Selen

Zink ist nach Eisen das am häufigsten vorkommende Spurenelement im Körper. Zink ist nicht nur für die Regulierung des Blutzuckers wichtig, bei der Wundheilung und für das Immun- und Hormonsystem von Bedeutung, es ist auch als Aktivator und Bestandteil vieler Enzyme unentbehrlich. Bei Infektionen sinkt der Zinkspiegel deutlich ab, und das Abwehrsystem wird in seiner Funktion geschwächt. Uns interessiert es aber vor allem deshalb, weil es zur Amalgamausleitung und allgemein als Schutz vor Umweltgiften eingesetzt wird. Zeigen die Mineralstoffanalyse oder der kinesiologische Test – etwa bei Rauchern – niedrige Zinkwerte und hohe Werte an Arsen, Beryllium, Blei, Kadmium oder Nickel an, kann eine Zinktherapie entgiftend wirken. Auch während der Amalgamausbohrung und in der darauffolgenden Ausleitungszeit wird aus demselben Grund Zink verabreicht, vor allem aber immer dann, wenn ein Mangel festgestellt wird. Man sollte weder mit Zink noch mit Selen unbedacht umgehen, denn auf leeren Magen eingenommen, wird die Magensaftproduktion gesteigert, was bei entsprechender Veranlagung zu Magenbeschwerden führen kann. Zink sorgt außerdem dafür, daß Kupfer ausgeschieden wird. Nimmt man zuviel Zink, sinkt der Kupferspiegel, Eisen kann nicht absorbiert werden, und es kommt möglicherweise sogar zur Anämie. Es gilt also abzuwägen, denn Zink mag für viele gut sein, aber eben nicht für alle Menschen in allen Situationen.

Mit dem als Wundermittel gepriesenen Selen verhält es sich ebenso. Auch Selen sollte getestet und bei einem Mangel eingenommen werden. Die Meinungen bezüglich seiner Fähigkeit, Quecksilber auszuleiten, gehen allerdings auseinander. Während in Büchern über Mineralstoffe und Spurenelemente häufig von der entgiftenden Wirkung des Selens bei Schwermetallbelastung zu lesen ist, fand der Münchener Toxikologe Dr. Daunderer im Vergleich zahlreicher Selen-Studien heraus, daß Selen das Quecksilber infolge verschiedener Mechanismen im Gehirn sogar eher fixiert.

Vitamin C

Daß Vitamin C die Immunkraft stärkt, ist allseits bekannt. Daß es für den Aufbau von Hormonen verantwortlich ist (etwa Adrenalin und Cortison), das Bindegewebe kräftigt, die Eisenaufnahme und -verwertung ermöglicht, die Wundheilung fördert und etwas mit Schönheit und jugendlichem Aussehen zu tun hat (Vitamin C erhält Collagen), hat man vielleicht auch schon irgendwann gehört. Zusätzliches Vitamin C wird benötigt bei Infektanfälligkeit, Einnahme von Aspirin und der Antibabypille. Außerdem schützt Vitamin C vor Schwermetallen und anderen Giften, etwa dem Kohlenmonoxid in Abgasen und in Zigarettenrauch. Vitamin C leitet in Kombination mit Kalzium vor allem Aluminium aus dem Körper aus.

Gerade während einer Amalgamsanierung sollte über einen längeren Zeitraum zusätzliches Vitamin C eingenommen werden. Man kann es sich einfach machen und Ascorbinsäure, wie das reine Vitamin C genannt wird, aus der Apotheke einnehmen. Man kann aber auch – und das empfehlen wir – natürliche Vitamin-C-Quellen anzapfen. Vitamin C aus Präparaten der Acerolakirsche oder der Hagebutte sind nicht nur vom Körper besser absorbierbar, da sie natürliches Kalzium und Magnesium enthalten, es ist auch bekömmlicher für diejenigen Personen, die reine Ascorbinsäure nicht vertragen. Ganz besonders günstig ist es – wenn der Bedarf nicht durch eine Amalgamsanierung zusätzliche Einnahmen erfordert –, sich seinen Vitamin-C-Bedarf direkt aus Nahrungsmitteln zu beschaffen, allerdings nicht aus Südfrüchten, die aufgrund der langen Transportwege bereits einen großen Teil ihrer Vitamine verloren haben. Hinzu kommt, daß zum Beispiel die Zitrusfrüchte von ihrer thermischen Wirkung her kühlen und deshalb bei Infektionen denkbar ungeeignet sind. Kraut und Kohl hingegen sind – auch im Winter – wunderbare Vitamin-C-Quellen. Nennen wollen wir aber auch noch als Vitamin-C-Spender die Johannisbeere (189 mg/100 g) und – was viel zuwenig geschätzt wird – die Brennessel (200 mg/100 g), die zusätzlich basisch wirkt.

Der Koriander

Bei uns ist Koriander höchstens als Gewürz bekannt. Das Wissen, daß vor allem das Korianderkraut auch Schwermetalle, wie etwa Quecksilber ausleitet, ist einem Zufall zu verdanken. Korianderkraut trägt auch den Namen »chinesische Petersilie«. Als bei einer Studie, in der es um den Einfluß von Metallen auf Gehirnfunktionen ging, Testpersonen radioaktive Metalle injiziert wurden, die sich im Gehirn anreichern, fiel eine Versuchsperson auf, weil sie als einzige am nächsten Morgen über Stuhl und Harn die Metalle wieder ausschied. Sie hatte am Abend zuvor Hühnersuppe mit viel frischem Korianderkraut gegessen. Das Korianderkraut soll das Quecksilber aus der Nervenzelle herausholen, wodurch das gestörte Transportsystem in der Zelle wieder in Ordnung kommt, und sich nach und nach auch andere Gifte wie Dioxin, Formaldehyd, Zinn oder Aluminium herauslösen. Zur Schwermetallausleitung speziell aus Nerven und Gehirn wird darum frisches Korianderkraut aus biologischem Anbau (getrocknetes Korianderkraut hat nicht dieselbe Wirkung!) oder, weil es ja nicht so leicht erhältlich ist, Koriander-Essenz in spagyrischer Zubereitung über einen längeren Zeitraum hinweg eingenommen. Sowohl bei Algen als auch bei Korianderkraut ist darauf zu achten, daß sie Schwermetalle auch während ihres Wachstums aufnehmen. Darum ist es nicht gleichgültig, in welchen Gewässern die Alge gezogen wird bzw. wie das Korianderkraut angebaut wurde.

Knoblauch und Bärlauch

Schwefelhaltige Mittel wie Knoblauch (als Kapseln) oder Bärlauch (frisch, als »pesto« zubereitet oder als spagyrische Essenz) unterstützen die Quecksilberausleitung über die Nieren. Sie gelten, gemeinsam mit Chlorella-Alge und Korianderkraut eingenommen, als Alternative zu DMPS. Will man mit Knoblauch eine allgemein entgiftende Wirkung erzielen, dann kann man sich auch selbst Knoblauchtropfen herstellen. Man mischt zu gleichen Teilen zerdrückten Knoblauch mit Weingeist, läßt ihn zehn Tage lang verschlossen in einem kühlen Raum stehen, drückt den Knoblauch nach dieser Ruhephase aus und filtert die Flüssigkeit. Man nimmt dreimal täglich eine halbe Stunde vor dem Essen einige Tropfen davon. Angeblich soll eine Kombination mit der gleichen Tropfenanzahl Zitronensaft noch besser wirken. Durch die Einnahme von Knoblauch und Bärlauch sollen sich Fettablagerungen und Verkalkungen lösen, der Stoffwechsel verbessert werden und die Blutgefäße ihre Elastizität zurückerhalten.

Altbewährtes zur äußerlichen Anwendung

Auslauge- und Überwärmungsbäder

Ein Optimum an Reinigung durch äußere Anwendung ist sicherlich über die in Frankreich so beliebte Thalassotherapie oder die indische Ayurveda-Öl-Kur zu erzielen. Doch ersatzweise wird man mit »Auslaugebädern« ebenfalls zu einem guten Ergebnis kommen. Dabei werden Meersalz und Algen verwendet, von denen die Thalassotherapie »lebt«. Da menschliches Blutplasma dem Meerwasser in seiner Zusammensetzung ähnlich ist, kommt es im warmen Meerwasser über Osmose zu einem Austausch der Mineralstoffe. Die Poren öffnen sich, geben Giftstoffe frei und ziehen Mineralstoffe an. Das bretonische Meer und der Atlantik regen diesen Hautstoffwechsel in besonderem Maße an. Einen Großteil der Arbeit verrichten aber die dort vorkommenden Algen. Ein Kilogramm Algen enthält im Vergleich zum Meerwasser sogar die hunderttausendfache Menge an aktiven Wirkstoffen. Darum werden sie auch für medizinische Auslaugebäder eingesetzt. Kurmäßig zweimal wöchentlich vier Wochen hindurch angewandt, spülen die Bäder Schlacken aus den Hautschichten und dem Bindegewebe. Das Wasser sollte während des ganzen Badevorgangs Körpertemperatur haben. Energetisiertes Wasser ist bei allen hier genannten Wasseranwendungen dem normalen Leitungswasser vorzuziehen. Nach etwa zehnminütigem »Vorweichen« im warmen Wasser, angereichert mit Meersalz und/oder pulverisierten Algen, steigt man aus dem Bad und seift sich mit Naturseife gründlich am ganzen Körper ein. Der pH-Wert der Haut wird auf diese Weise gezielt verändert, die Poren öffnen sich und die Osmose kann stattfinden (auch ein Eßlöffel Natron im Badewasser verändert den Säurewert der Hautoberfläche ins Basische). Nach dem Einseifen setzt man sich wieder ins Wasser hinein und nimmt dort noch mehr Mineralstoffe auf, die Entschlackung kommt somit voll in Gang. Danach sollte man reines Wasser trinken und im Bett ruhen.

Ebenfalls sehr wirksam sind Überwärmungsbäder, die nach ihrer »Erfinderin« Maria Schlenz auch Schlenzbäder genannt werden. Man hält sich mindestens eine Stunde lang im 39 bis 43 Grad warmen Wasser auf, wobei die Temperatur konstant gehalten werden soll. Danach schwitzt man eine Stunde lang im Bett nach oder bleibt im 37 Grad warmen Wasser eine weitere Stunde lang liegen. Die Schlenzbäder werden verschiedentlich auch bei Krebspatienten als zusätzliche Therapie mit gutem unterstützendem Erfolg genutzt. Die modernen Hyperthermiebehandlungen gehen im Prinzip in eine ähnliche Richtung, auch wenn sie die Wärme nicht über Wasser zuführen. Letztlich darf nach der langen Erfahrungszeit mit Sauna und Überwärmungsbädern davon ausgegangen werden, daß Schwitzen die Entgiftung anregt und zusätzlich die Abwehrkräfte stärkt. Bei starken Überwärmungen ist allerdings auch daran zu denken, daß der Kreislauf auf diesem Weg sehr belastet wird und viele Patienten sich nach den Anwendungen subjektiv sehr schlapp fühlen.

Die Sauna

Zu einer erheblichen Entwässerung durch Schwitzen führt das Saunieren oder der Besuch von Schwitzgrotten oder auch alle spirituellen Varianten davon, wie etwa die indianische Schwitzhütte. Die Entgiftungseffekte gehen dabei weit über eine Entwässerung hinaus, die hier langfristig sogar zu vermeiden ist. Um positive Gesundheitsauswirkungen zu erreichen, müßte man darauf achten, schon bald nach der Sauna wieder soviel zu wiegen wie vorher, d. h. alles verlorene Wasser wieder aufzufüllen, vorzugsweise mit reinem Wasser guter Qualität. Gedanklich ist leicht nachzuvollziehen, daß die Ersetzung eines Teils des Körperwassers durch solches besserer Qualität einen Gesundheitsnutzen bringen wird. Da wir zu mehr als zwei Dritteln aus Wasser bestehen, ist es naheliegend, einen Teil der Vergiftungs- und Verschlackungsprobleme auch in unserem Wasseranteil zu sehen. Ein solches Vorgehen, einen kleinen Teil des eigenen Wassers ganz bewußt gegen besseres auszutauschen, eignet sich natürlich nur für jene Menschen, die bereits regelmäßig saunieren. Wer diesbezüglich noch keine Erfahrungen hat, müßte sich - entsprechende Lust vorausgesetzt - diese langsam erwerben und erst dann weiter ausbauen.

Der wesentlichste und von der physikalischen Medizin gut belegte Gesundheitsnutzen der Sauna liegt aber in ihrer Anregung des Stoffwechselgeschehens. Dadurch können vermehrt Schlacken verbrannt werden, und durch den angenehmen Effekt für das Wohlbefinden wird wohl zusätzlich das Immunsystem so gestärkt, daß regelmäßige Saunagänger sich bester Gesundheit erfreuen und von Grippewellen und Erkältungen weitgehend verschont werden.

Wie auch beim Sport wird jede Aktivierung der Verbrennungsprozesse die Entgiftung anregen. In der Sauna kommt sicher noch hinzu, daß dieser Effekt durch das Erlebnis intensiven Schwitzens verstärkt wird; schließlich merkt man sehr sinnlich, wie einen Tropfen für Tropfen Überflüssiges verläßt. Wird diese Erfahrung zusätzlich mit einer inhaltlichen Auseinandersetzung im Sinne einer geführten Meditation verbunden, sind die Wirkungen naturgemäß noch tiefergehender und wohltuender. Die Schwitzhütten vieler schamanistischer Traditionen gehen diesen Weg und führen so nicht selten zu tiefgehenden seelischen und spirituellen Erfahrungen.

Das Tepidarium

Die Römer bezeichneten mit »Tepidarium« jenen Bereich der Badeanlagen, wo der Besucher in einem warmen Luftbad Entspannung fand. Die Außentemperatur des Raumes liegt in Höhe der Körpertemperatur oder leicht darüber; daher werden Herz, Kreislauf und Blutgefäße nicht belastet. Der Besucher wird in ein völlig homogenes Wärmestrahlungsfeld gehüllt, das zu einer beispiellosen Entspannung führt, da die Wärme nicht nur an der Oberfläche bleibt, sondern gleichmäßig und tief in die Zellen eindringt. Diese langsam eingeleitete und schrittweise intensivierte Entspannung bewirkt eine verstärkte Durchblutung der äußeren Körperpartien. Es kommt dadurch angeblich zu einer noch stärkeren Entgiftung als beim Saunagang. Der Energiefluß kommt in Gang, die Selbstheilungskräfte und das Immunsystem werden nachhaltig aktiviert.

Infrarotkabine

Diese neuere Entwicklung im Saunabereich dürfte sich zu einer erheblichen Bereicherung entwickeln, denn hier werden die Vorteile verschiedener anderer Modelle in einem einzigen verbunden. Infrarotkabinen setzen sich immer mehr durch. Über die Strahlungswärme von Infrarotstrahlern, die im Idealfall dem Wärmestrahlenspektrum der Sonne entsprechen, kann der Körper durch und durch erwärmt werden. Die Raumtemperatur erreicht dabei maximal 60 Grad, kann aber auch gut niedriger bleiben. Es konnte in verschiedenen Studien nachgewiesen werden, daß der abgesonderte Schweiß eine große Anzahl an Schlacken und Schadstoffe enthält. Studien zur Hyperthermie zeigten, daß eine ganze Reihe von Umweltgiften über den Schweiß und die Körperausdünstung eliminiert werden und daß sowohl bei rheumatischen Krankheitsbildern, als auch bei Allergien wesentliche Besserungen eintraten.

Es kommt dabei viel seltener zu den typischen Erschöpfungsanzeichen, und auch anschließend fühlt man sich schneller erholt. Durch das problemlose Eindringen der Wärmestrahlung in den Körper kann es, wenn die Verweildauer über eine halbe Stunde ausgedehnt wird, sogar zu einem Temperaturanstieg im Organismus im Sinne eines Heilfiebers kommen. Solche extremeren Anwendungen sollten natürlich nur im Zusammenhang mit einer überwachten Therapie angegangen werden. Andererseits ist inzwischen bekannt, wie gesundheitsfördernd ein solches Heilfieber sein kann. Insofern eignet sich die Infrarotsauna auch bestens zur Vorbeugung von Erkältungen. Selbst bei Tumoren hat sich die Überwärmung mit Fiebereffekt bewährt, ist aber mit entsprechender Therapie zu koordinieren. Ebenso bei Erkrankungen wie der Prostatavergrößerung hat sich in letzter Zeit erwiesen, wie sinnvoll der Einsatz von Wärme für Heilungsprozesse ist. Was hier punktuell mit einer Art Heizstab über den After erfolgt, kann mit der Infrarotkabine für den ganzen Körper geschehen. Da die Wärme von allen Seiten bis zu vier Zentimeter tief in den Körper eindringt, werden die meisten Körperregionen und Organe schon im Normalbetrieb erreicht, bei Fieberwirkung sowieso alle. Für eine Entschlackung der Haut, wie sie besonders von Frauen angestrebt wird, die unter Gewebephänomenen wie der sogenannten Cellulite leiden, reicht schon die tägliche halbstündige Benutzung bei geringeren Temperaturen.

Die Infrarotkabine (als Einzel-, Doppel- und Dreier-Kabine erhältlich) hat den Vorteil, nur minimalen Raum zu beanspruchen und zeichnet sich durch einen äußerst sparsamen Energieverbrauch aus, wobei auch die Aufheizzeit entfällt. Lange Zeit waren die Preise der rein medizinischen Geräte (z. B. nach Ardenne oder Heckel) allerdings so hoch, daß sie für den Privatbereich weniger in Frage kamen. Durch Serienproduktion gelang es aber nun, die Preise so zu senken, daß sie nicht mehr wesentlich über dem Preis einer guten Sauna liegen.

Ansteigende Fußbäder

Ein verblüffend einfaches System der Durchblutungsförderung und Ausscheidungsanregung stellen ansteigende Fußbäder dar. Seit langer Zeit bekannt, haftet dieser Methode ein etwas antiquierter Beigeschmack an, zumal sie auch etwas schwierig durchzuführen sind. Mit dem Schiele-Kreislaufgerät läßt sich allerdings ein Optimum auf einfachste Weise erreichen. Die Füße werden in einer speziellen Fußbadewanne auf einen Holzrost gestellt, so daß die langsam ansteigende Wärme die Fußsohlen von unten erreicht. Über die Reflexzonen der Fußsohlen kommt es zu einer Durchblutungsanregung praktisch aller Organe. Eine verbesserte Durchblutung ist aber automatisch mit einer besseren Organfunktion verbunden, und so kommt es auch zu einer verstärkten Ausscheidung von Schlacken. Hinzu kommt ein verblüffend deutlicher Effekt auf den Kreislauf, weshalb das Gerät unter dem Namen »Kreislaufgerät« vertrieben wird. Für trainingsfaule Zeitgenossen ist das eine ausgesprochen bequeme Methode, dem Kreislauf »Beine zu machen«. Die Verbesserungen der Durchblutung gehen so weit, daß innerhalb von ein paar Wochen regelmäßigen Fußbadens schon Amputationen vermieden werden konnten. Aber auch für den Gesunden, der lediglich seine Entgiftung in Gang bringen will, bringt die Methode - während eines Mondzyklus angewandt - deutlich spürbare Verbesserungen im Allgemeinbefinden neben den speziellen Anwendungsgebieten, die von Unterleibsbeschwerden bis Schlafstörungen reichen.

Das Trockenbürsten

Idealerweise sollte das Trockenbürsten bei Fastenkuren die erste Aktivität am Morgen sein. Noch im Bett liegend beginnt man mit einer guten Körperbürste mit kreisförmigen Bewegungen in Richtung Herz zu massieren. Auf diese Weise soll der ganze Körper, abgesehen vom Kopf (Gesicht und Kopfhaut verlangen andere Massagehilfen wie Kosmetikschwamm und Naturborsten-Haarbürste), einschließlich der Reflexzonen an Handflächen und Fußsohlen zart mit kreisenden Bewegungen bearbeitet werden. Dadurch werden die Hautdurchblutung und der Hautstoffwechsel angeregt. Abgestorbene Hautpartikel werden entfernt, und Abfallstoffe können leichter nach außen dringen. Die Säureausscheidung über die Haut wird intensiviert. Für den Rücken eignet sich auch ein zusammengefaltetes Handtuch, wenn man anders nicht alle Stellen erreichen kann. Die Bürstenmassage kann auch nach der Dusche oder nach dem Bad durchgeführt werden, solange man noch feucht ist. Eine noch stärkere Anregung über die Haut bewirkt das »Salzglühen«. Es ist vor allem für Menschen geeignet, die nicht schwitzen können. Einmal wöchentlich läßt man sich mit nassem, grobem Meersalz oder mit Epsomsalz einreiben (bei Rheuma und Durchblutungsstörungen). Einmal monatlich dient diese Methode der Entgiftung vor allem für alle jene Menschen, die nur schwer schwitzen können. Man beginnt mit dem Abreiben an den Fußsohlen und arbeitet sich langsam am ganzen Körper hoch. Man reibt das Salz kräftig ein, aber ohne die Haut zu reizen. Danach duscht man es mit warmem Wasser ab und legt sich ins Bett. Sowohl das Bett als auch das Schlafzimmer sollten nicht zu kalt sein.

Kneipp-Anwendungen

Eine Wassertherapie ist von jedem selbständig zu Hause durchführbar, sicher, wirksam und fast kostenlos, genauso wie das Moorbad. Das mineralienreiche Moor trägt dazu bei, schädliche Giftstoffe auf und unter der Haut zu neutralisieren. Bewährt haben sich auch Ganzpackungen nach Kneipp. Ein Handtuch wird angefeuchtet und gut ausgewrungen. Man legt es auf die Brust (es soll von der Achselhöhle bis zum Nabel reichen) und wickelt es einmal ganz um den Körper herum. Ein Badetuch wird darüber gewickelt. Dann legt man sich nieder und deckt sich gut mit einer warmen Decke zu. Eine bis höchstens vier Stunden sollte man gut eingepackt schlafen oder ruhen. Der Wickel sollte sich schnell erwärmen, falls dies aber einmal nicht funktionieren sollte, einfach kräftig daran rubbeln, oder ihn wieder ablegen und noch einmal neu mit weniger feuchtem Tuch auflegen. Nach einer

Ganzpackung kann es sein, daß man sich einen Tag lang müde fühlt, da der Körper Energie benötigt, um die angekurbelte Ausscheidung über die Haut voranzutreiben.

Besonders empfehlenswert sind auch Wechselduschen. Sie reinigen die Haut, entspannen die Muskeln und stimulieren den Hautstoffwechsel sowie die Durchblutung. Man beginnt mit warmem Wasser und geht allmählich zu heißem über, dann in 15 Sekunden Abständen von kaltem Wasser wieder auf heißes drehen. Zum Schluß kurz mit kaltem Wasser abduschen, um die Poren zu schließen, und ins warme Bett legen.

Das Ölziehen

Selten hat eine Methode solche Wellen geschlagen wie das Ölziehen. Nachdem der russische Krebsforscher und Biologe Dr. F. Karach das ebenso simple wie billige »Ölziehen« bei einer ukrainischen Medizintagung vorstellte, erhofften sich viele Menschen Heilung von zahlreichen Leiden. Nach etlichen Erfahrungsberichten scheint etwas Seriöses daran zu sein, zumindest sollte es einen Versuch lohnen. Das Ölziehen kann durchaus zur alltäglichen Entgiftung eingesetzt werden und wirkt sich zumindest auf Zähne und Zahnfleisch äußerst positiv aus. Während einer Entschlackungs- oder Entgiftungskur stärkt es auch in psychischer Hinsicht, weil es die Aufmerksamkeit auf die Entgiftung lenkt und aktiv etwas dafür getan wird.

Durch das Ölziehen lösen sich angeblich Gifte über die Mundschleimhaut, und Krankheitsherde können so zur Heilung kommen. Nichts weiter ist nötig, als einen Eßlöffel kaltgepreßtes Pflanzenöl, idealerweise Sonnenblumenöl, morgens nach dem Aufstehen eine viertel Stunde lang im Mund hin und her zu bewegen. Das Öl-Speichelgemisch wird durch die Zähne gezogen, darf aber keinesfalls geschluckt werden, denn es enthält viele Giftstoffe, die der Körper aus der Mundflora freigesetzt hat. Täglich angewendet, wird immer mehr Gift aus den Körpergeweben und Organen zur Mundschleimhaut transportiert. Am besten wird die - weiß gewordene Flüssigkeit - in die Toilette gespuckt. Anschließend sind die Zähne gründlich zu putzen, um auch noch letzte Reste der freigesetzten Giftstoffe loszuwerden.

Natürlich kann man auch gereinigtes, mineralarmes, energetisiertes Wasser dafür verwenden und sich die Fähigkeit des Wassers, Gifte aufzunehmen, nutzbar machen. Dabei empfiehlt sich aber, immer wieder frisches Wasser zu verwenden, statt eine viertel Stunde lang mit demselben Schluck zu spülen.

Die Ayurveda-Öl-Kur

In dem Maße, wie unsere Sehnsucht nach ganzheitlicher Behandlung und Gesundheitsvorbeugung wächst, drängen traditionelle Medizinsysteme mit jahrtausendealtem Erfahrungsschatz in die westliche Zivilisation. Enttäuscht vom Verlust der größeren Zusammenhänge zwischen Natur und Medizin, öffnen sich viele westliche Menschen nur zu gern dieser Lebenssicht und nehmen dankbar an, was sie zur Wiedergewinnung des verlorengegangenen Gleichgewichts anbieten. Natürlich ist nicht alles so ohne weiteres auf uns übertragbar, aber gerade in den umfassenden, in jeder Hinsicht durchdachten Traditionen, wie sie etwa die Traditionelle Chinesische

Medizin oder die indische Medizinlehre des Ayurveda darstellen, liegt für uns viel Wertvolles. Und sie tauchen gerade zur rechten Zeit auf, denn offensichtlich braucht es diesen Gegenpol ganzheitlicher, auch philosophisch untermauerter Konzepte, um dort zu helfen, wo unsere Medizin eindeutig schwach ist. Mit der »Wissenschaft vom Leben«, wie Ayurveda übersetzt heißt, gelingt zum Beispiel eine gezielte Entgiftung, mit je nach Konstitutionstyp ausgewählter Ernährung und speziellen Ölmassagen. Dazu ist die sogenannte Panchakarma-Kur in Indien, Sri Lanka oder in einer der bei uns eröffneten Ayurveda-Kliniken am sinnvollsten, aber bestimmte Bereiche daraus lassen sich auch zu Hause selbst durchführen. Was die Ernährung betrifft, schlagen wir weiterführende Literatur vor, was die Massagen betrifft, wollen wir zu einem Versuch motivieren. Manche Ölmassagen kann man nämlich durchaus selbst in die Hand nehmen und die verjüngende, entgiftende, ausgleichende Wirkung der Öle ohne viel Aufwand erfahren.

Ein südindisches Sprichwort besagt, daß es besser sei, regelmäßig den Ölmann zu bezahlen, als große Summen an den Arzt abzuliefern – so bemerkenswert sind offensichtlich die positiven Einflüsse einer Ölkur auf den gesamten Organismus. Doch um wirklich optimal wirken zu können, ist das »richtige« Öl entscheidend. Für die *Abhyanga*-Behandlung, die vorbeugende Ölung, wird das Öl nach dem Konstitutionstyp ausgesucht und damit ein leichtes Ungleichgewicht in körperlicher, geistiger und seelischer Hinsicht wettgemacht. Größere gesundheitliche Probleme gehören allerdings in die Hände von Ayurveda-Spezialisten.

Es gibt drei Grundkräfte, die *Doshas,* die nach Sicht des Ayurveda alle körperlichen, geistigen und seelischen Vorgänge steuern. Sie werden *Vata, Pitta* und *Kapha* genannt. Vata wirkt auf die Bewegungsabläufe, Pitta ist für den Stoffwechsel zuständig und Kapha reguliert die körperliche Konstitution. Alle drei Doshas sollten ausgeglichen sein, das ist das erklärte Ziel jeder Ayurveda-Kur. Weist eines der Doshas ein Ungleichgewicht auf oder sind gleich zwei oder alle drei Bioenergien in eine Über- oder Unterfunktion gekippt, dann kommt es zu krankhaften Prozessen.

Die physische Verschiedenheit der Menschen, ihre unterschiedlichen Charaktere und biologischen Reaktionen sind auf das Mischungsverhältnis der drei Doshas, die ursprünglich aus den fünf Elementen der Natur entstanden sind, zurückzuführen. Bei der Geburt sind die Doshas in Harmonie, aber bei jedem Menschen anders gewichtet, so daß man von drei Grundkonstitutionen von Geburt an sprechen kann. Bei allen ayurvedischen Maßnahmen gilt es also, den Grundtyp zu beachten und die in ihm wirkenden Kräfte optimal zu verteilen.

Der folgende Test, den uns die SEVA Akademie München zur Verfügung gestellt hat, soll die Frage nach der Konstitution klären. Das Dosha mit der höchsten Punktezahl dominiert. Damit ist es zum Beispiel möglich, sein entsprechendes Konstitutions-Öl festzustellen, aber auch Gewürzmischungen und Tees für sich zu entdecken.

Ayurveda Konstitutionstest

Frage	Vata	Pitta	Kapha
Neigen Sie eher zu:	Untergewicht	mittlerem Gewicht	Übergewicht
Ist Ihre Haut meist:	trocken, kühl, zart, rissig, bräunt schnell	warm, rosa, Neigung zu Sonnenbrand und Hautreizung	weich, ölig, kalt, glatt, bräunt kaum
Ist Ihr Kopfhaar eher:	trocken, brüchig fein, spärlich, lockig	fettig, fein, dünn, seidig, früh ergraut	fettig, fest, dicht, kräftig, glänzend
Ist Ihr Körperbau eher:	schlank, hochgewachsen, Knochen gut sichtbar	von mittlerer Statur, muskulös, Knochen wenig sichtbar	untersetzt, stämmig, Knochen kaum sichtbar
Ist Ihr Appetit eher:	veränderlich, unregelmäßig	stark, mit Heißhunger	gleichmäßig, gering
Schwitzen Sie:	wenig	viel	normal
Ist Ihr Stuhlgang normalerweise:	hart, trocken, dunkel, Neigung zu Verstopfung	gut geformt, gelblich, Neigung zu Durchfall	weich, gut geformt, normal
Sind Sie:	sehr aktiv, kreativ, begeisterungsfähig	aktiv, analytisch kritisch	würdevoll, konstant

Auswertung

Die Spalte mit den meisten Kreuzen zeigt Ihnen Ihr zur Zeit dominierendes Dosha. Haben Sie in allen Spalten etwa gleich viele Kreuze, sind Ihre Doshas in Harmonie.

Ist ein Dosha erhöht, so verwenden Sie das entsprechende Ayuroma-Öl mindestens zweimal in der Woche.

Bei ausgeglichenen Doshas wählen Sie das Ayoroma-Öl, das Ihrer Konstitution am ehesten entspricht, und massieren Ihren Körper ebenfalls zweimal in der Woche vor dem Duschen oder Baden damit ein. Bei gravierenden Ungleichgewichten der Doshas, die sich bereits in entsprechenden Krankheitssymptomen artikulieren, empfehlen wir Ihnen die Konsultation eines ayurvedischen Arztes.[35]

Vata-Überschuß verursacht unter anderem:

Rheumatische und neurologische Beschwerden, Körperschmerzen, orthopädische Probleme, Knochenschmerzen
Kopf- und Körpermassage mit Vata-Öl:
Harmonisiert Vata, reduziert Vata-Überschuß, auch während der Schwangerschaft zur Beruhigung und zur Vermeidung von Schwangerschaftsstreifen, nach der Geburt zur Pflege der Haut in der Bauchgegend, bei körperlicher und geistiger Unruhe

Pitta-Überschuß verursacht unter anderem

Hautverfärbung, Hautallergien mit Jucken, Irritation und Rötung der Haut, Ekzeme, Herpes, Geschwüre, Furunkel, feuchte Schuppenflechte
Kopf- und Körpermassage mit Pitta-Öl:
Harmonisiert Pitta, reduziert Pitta-Überschuß, auch bei Zucken und Unruhe, Kopfschmerzen, entzündlichen Veränderungen

Kapha-Überschuß verursacht unter anderem

Rheumatismus, Hexenschuß, Ischias, Krampfadern, offene Beine und Venen, Übergewicht, Fettleibigkeit, Diabetes, schwache Verdauung
Körpermassage mit Kapha-Öl:
Harmonisiert Kapha, reduziert Kapha-Überschuß, auch

bei nervösen Störungen, zur Reduktion von Fettpolstern, vorbeugend gegen Zellulitis, zur Narbenglättung

Hat man nun mit Hilfe des Tests »sein« Öl gefunden, reibt man pro Woche zweimal morgens den ganzen Körper damit ein, beläßt es eine viertel Stunde lang auf der Haut und entfernt es dann gründlich. Während das Öl einwirkt, kann man frühstücken oder Zähneputzen. Zur Zahnhygiene empfiehlt das Ayurveda außerdem die Verwendung eines »Zungenschabers«, einer Vorrichtung, mit der sich der Zungenbelag abschaben läßt. Einmal im Monat wird eine Intensivbehandlung empfohlen: Das Öl wird in einem Wasserbad auf 39° Celsius erwärmt. Dann setzt man sich auf einen Hocker in einen gut geheizten Raum mit leicht zu reinigendem Fußboden. Zuerst gießt man das Öl in die Hand, um die Temperatur zu kontrollieren. Mit einer Hand wird das Öl erst eine Minute lang in die Fontanelle (Mitte der Schädeldecke), dann am ganzen Kopf einmassiert. Außer bei Babys und Menschen mit eindeutig erhöhtem Vata werden für Kopf und Körper immer unterschiedliche Öle verwendet. Wenn ein anderes Öl an der Reihe ist, nimmt man es aus dem Wasserbad und massiert zuerst die Fußsohlen, dann die unteren Extremitäten, die Arme und Hände und schließlich den ganzen Körper damit gut ein. Dabei sollte nicht mit dem Öl gespart werden! Man kann die Massage auf bis zu 45 Minuten ausdehnen, das Öl sollte aber nicht länger als eine Stunde auf dem Körper bleiben. Will man Vata reduzieren, sind die Massagebewegungen nur in Richtung der Extremitäten auszuführen. Kapha-reduzierend wirkt die Gegenbewegung zum Herzen hin. Das verwendete Öl ist nach der Behandlung vollgesogen mit Giftstoffen und sollte deshalb nicht aufgehoben werden.

Nach der Ölbehandlung empfiehlt sich ein heißes Bad oder eine Dusche. Spezielles Reinigungspulver hilft, das Öl wieder loszuwerden. Bei der Reinigung von Kopf und Haaren ist darauf zu achten, daß die Wassertemperatur deutlich unter der für den Rest des Körpers liegt. Kaltes Wasser sollte man allerdings nicht verwenden. Vor dem Duschen kann noch ein kurzes Dampfbad oder ein Saunagang eingelegt werden, wenn um den Kopf ein feuchtes Tuch gewickelt wird. Danach ist Ruhe angesagt. Mindestens eine Stunde lang sollte man dem Körper im Bett gut zugedeckt die Chance zur Entspannung und zum langsamen Beenden seiner Entgiftungstätigkeit gönnen.

Natürliche Stärkungsmittel aus dem Reich der Bienen

Wer gern etwas einnehmen will, noch bevor Entgiftung und Entschlackung notwendig werden oder sich nach Stärkung sehnt und mit Recht chemisches Doping ablehnt, könnte auch an die wundervollen Energiequellen denken, die uns die Bienen erschließen. Schon seit altersher gilt ihr Gelée royale als ein ganz besonderer Saft. Der königliche Name bezieht sich vor allem auf den früher unerschwinglichen Preis. Dieser von jungen Arbeitsbienen abgesonderte Stoff ist es, der als Futter aus einer normalen Larve eine Bienenkönigin macht. Nur die Königin wird damit gefüttert und kann dadurch ihre fast unvorstellbare Leistungsfähigkeit erreichen, mit der sie es zum Beispiel schafft, das vielfache ihres Körpergewichtes täglich an Eiern zu legen.

Aber auch die anderen Stoffe aus dem Bienenhaus haben es in sich: Propolis ist ein dermaßen gutes Reinigungsmittel, daß der Bienenstock mit seiner für menschliche Verhältnisse fürchterlich eng zusammenlebenden Gemeinschaft durch seinen reichlichen Einsatz vor Krankheit und Seuchen sicher ist. Der Pollen schließlich enthält eine Vielzahl von lebenswichtigen Stoffen auf kleinstem Raum und hat sich schon in geschichtlicher Zeit bewährt. Die große Leistungsfähigkeit der Wikinger, die im Gegensatz zu allen anderen frühen Seefahrern auch nach langen Reisen noch im Vollbesitz ihrer Kräfte waren, führt man heute darauf zurück, daß sie mit Pollen »verunreinigte« Bienenwaben mitführten. So ersparten sie sich nicht nur den für diese Zeiten unter Seeleuten so typischen Skorbut, der bei starkem Vitamin C- Mangel auftritt, sondern auch viele andere Mangelerscheinungen.

Als US-amerikanische und russische Forscher die über 100-jährigen Menschen in ihren Ländern untersuchten, um deren Geheimnis bezüglich Langlebigkeit zu lüften, fanden sie nur Enttäuschendes: Es handelte sich überwiegend um sehr arme Leute, die sich karg ernährt und einfach gelebt hatten. Allerdings fiel auf, daß viele arme Imker darunter waren, die zeitlebens den guten geschleuderten Honig verkauft hatten und für sich die mit allen Produkten des Bienenstockes »verunreinigten« restlichen Waben zum Verzehr behalten hatten. Auch wenn die Forscher das nur anekdotisch anmerkten, dürfte hier doch eines der Geheimnisse der langlebigen Imker liegen. Da die Bienen keine Lobby haben und bis heute ihre Produkte industriell nicht annähernd zu imitieren sind, folgte aus den Studien wenig. Aber dieser Verdacht wäre es jedenfalls wert, einen auf alle Fälle nebenwirkungsfreien Versuch auf die Langlebigkeit hin zu starten. Was die Steigerung von Vitalität und Leistungsfähigkeit angeht, sind die Bienenprodukte längst bewährt. Tatsächlich gibt es inzwischen sogar einige Untersuchungen, die belegen, daß sich mit diesen einfachen Geschenken der Natur die Leistungsfähigkeit bei Hochleistungssportlern deutlich verbessern läßt. Am deutlichsten können jedoch Menschen, die etwa geschwächt sind oder großen Belastungen ausgesetzt sind, die positive Wirkung dieser Bienenprodukte wahrnehmen. Sowohl bei längeren Fastenzeiten (zwei bis drei Wochen), als auch während der vierwöchigen Reinkarnationstherapie hat sich die Einnahme der Schätze aus dem Bienenhaus bestens bewährt.

Pollen, die männlichen Samen der Pflanzen, enthalten die ganze Information für die fertige Pflanze auf kleinstem Raum. Man könnte hier fast von einer Informationstherapie oder einer Art immaterieller Ernährung mit den reinen Mustern sprechen. Um allerdings überhaupt an die wirklichen Wirkstoffe der Pollen heranzukommen, die wohl den entscheidenden Bestandteil der käuflichen »Bienen-Kuren« ausmachen, muß der Pollen mit Spezialmethoden aufgeschlossen werden. Wo das gelungen ist, kann die Einnahme von in Honigmet gelösten Pollen, Propolis und Gelée royale für einen Kurzzeitraum von einigen Wochen sehr erfreuliche Ergebnisse bringen.

Selbst wenn die Verschlackung schon erhebliche Ausmaße angenommen hat, kann solch eine »Bienenkur« mit dem enzymatisch aufgeschlossenen Pollen über die Regulierung des sogenannten Grundsystems helfen. Das Grundsystem ist jener Bereich, der auch mit Bindegewebe umschrieben wird und lange Zeit in der Medizin erheblich unterschätzt wurde. Erst der österreichische Forscher Pitschinger hat erkannt, wie entscheidend seine Funktion für Gesundheit und Wohlbefinden ist. Mit der Matricell-Kur[36] konnte belegt werden, daß sich Blockaden in diesem Bereich durchaus auf diese sanfte Weise wieder lösen lassen.

Schlußbetrachtung

Nach den vielen Ausflügen in die Welt der Schlacken und Gifte und den entsprechenden Gegenmaßnahmen mag das Leben kompliziert und gefährdet erscheinen. Dabei wäre alles so einfach, wenn wir in bezug auf unseren Organismus eine ähnliche Achtsamkeit ins Spiel bringen würden, wie wir sie bezüglich unserer Autos längst gewohnt sind. An jeder Tankstelle wird deutlich, wie sehr wir mit zweierlei Maß messen. An diesen modernen »Schankstellen«, die zahlenmäßig die Restaurants allmählich in den Schatten stellen, führen wir unseren Autos ausnahmslos die ihnen bekömmlichsten Dinge in bester Qualität zu. Mit uns selbst gehen wir dagegen gerade an den Tankstellen ganz anders um. Niemals bekommt unser Auto Normalbenzin, nur weil das billiger ist oder weil man an der entsprechenden Zapfsäule schneller drankommt. Nein, da wird geduldig gewartet. Es bekommt auch nur frisches und hochqualitatives Öl gereicht. Niemals muß es Altöl schlucken oder billige Sonderangebote. Vergleicht man dagegen, was wir uns an Sonderangeboten, gerade noch eßbaren Nahrungsmitteln und Billignahrung zumuten, könnte einem angst und bange werden. An der Kasse der Tankstellen bezahlen wir bereitwillig die immer höher werdenden Rechnungen für Mineralölprodukte erster Qualität. Was immer wir an derselben Kasse für unsere eigene Ernährung mitnehmen, ist dagegen von so ausgesucht miserabler Qualität, daß es uns um unser Leben angst werden sollte. Dieses Zeug, das bestenfalls als Nahrungs-, aber niemals als Lebensmittel zu bezeichnen ist, stopfen wir auf dem Weg zum Auto oder während der Fahrt achtlos in uns hinein. So sind die Tank- und Schank- zu rechten Schandstellen geworden.

Die allermeisten Menschen dieser »Autogesellschaft« sorgen sich mehr um die Lebenserwartung ihrer Motoren als um ihre eigene. Während sie die geliebten Fahrzeuge regelmäßig zur Inspektion bringen, kümmern sie sich kaum um ihren eigenen Körper. Das Auto kommt selbstverständlich, gerade, wenn es noch neu ist, zur regelmäßigen Überprüfung – allumfassender Service ist selbstverständlich! Bei sich selbst warten die Menschen dagegen mit Kuren, bis alles so kaputt ist, daß der Arzt die Kur auch verschreibt und die Kasse sie bezahlt. Niemand wäre bei seinem Auto so blöd, es die ersten 80 000 km zu Schanden zu fahren, um dann anschließend alle 1000 km zur Reparatur bzw. zum Service zu fahren. Das ist aber genau das Spiel, das wir mit unserem Organismus treiben. Wer gönnt sich schon einen vollen Service dann und wann, einen kompletten Ölwechsel im Sinne einer Fastenkur? Selbstverständlich schauen wir regelmäßig nach, ob der Kühler noch genügend Wasser hat, der Motor könnte ja sonst zu kochen anfangen. Wer aber schaut schon darauf, daß er selbst genügend Wasser hat, um nicht zu verschlacken? Selbst die alten Römer waren diesbezüglich schon schlauer als wir und gingen bereits in jungen Jahren in die Bäder. Sie gönnten sich Kuren im Thermalwasser und dem heilkräftigen Fangoschlamm lange bevor die Gelenke kaputtgehen konnten. Heute kennen wir zwar noch dieselben Bäder, nutzen sie aber nicht mehr zur Vorbeugung für Körper und Seele, sondern fast nur noch zur Schmerzbekämpfung, wenn eigentlich schon alles zu spät ist.

Selbstverständlich achten wir beim Auto auch auf die kleinsten Symptome und deuten diese sofort. Viele Menschen lassen sich schon von kleinsten Klappergeräuschen ihres liebsten Spielzeugs aus der Ruhe bringen, wohingegen sie ernste Symptome an ihrem Körper nicht weiter beunruhigen. Beim Auto wollen sie beinahe fanatisch wissen, woher welches Geräusch kommt, dem eigenen Kopfschmerz schenkt man dagegen längst nicht soviel Aufmerksamkeit. Wer unterbricht schon eine Reise, nur weil das eigene Herz stolpert? Stottert hingegen der Motor, geht es schnurstracks in die nächste Werkstatt. Wer würde schon einfach das Radio lauter drehen, um ein ungewöhnliches Motorengeräusch zu übertönen, die Symptome des Körpers aber werden mit Schmerzmitteln, Psychopharmaka, Rheumamitteln und Betablockern überspielt.

So wäre die Gleichberechtigung zwischen Körper und Karosserie, zwischen Herz und Motor heute bereits eine gesundheitspolitische Maßnahme ersten Ranges, die uns eine Menge selbst aufgeladenes Leid ersparen könnte und viele Milliarden an Folgekosten. Eigentlich bräuchten wir nur den Schritt zu schaffen, uns selbst mit Körper und Seele so anzunehmen wie unsere Autos. Würden wir uns mit dem eigenen Wohlergehen so identifizieren wie mit dem unserer Wagen, ginge es uns um vieles besser. Wie weit wir davon allerdings entfernt sind, zeigt uns die ehrliche Sprache. Wenn es um Partner, Angehörige oder Kinder geht, verwenden die meisten die distanziertere dritte Person. Bei ihrer Frau und den Kindern heißt es, »sie hat Probleme mit dem Haushaltsgeld« und »sie haben Schulschwierigkeiten«. Selbst die eigenen Organe werden mit Distanz betrachtet, wenn die Niere »Probleme macht und sie solche oder solche

Symptome zeigt«, handelt es sich schon fast um fremde Körperteile, die sich rein zufällig im eigenen Körper befinden. Beim Auto aber lauten die entsprechenden Beschwerden in totaler Identifikation »meine Bremse klemmt«, »meine Kupplung schleift« oder »mein Motor« läuft unrund. Sprachlich wäre der Weg jedenfalls nicht so weit bis zu »mein Herz braucht Zuwendung« und der entsprechenden Haltung und Frage, »was möchte mein Magen jetzt, was brauchen mein Körper und was meine Seele?«. Spätestens an jeder Tankstelle wäre eine gute Gelegenheit, sich daran zu erinnern und so Vergiftung und Verschlackung bereits im Vorfeld zu vermeiden.

Das Gute daran ist, daß auch Gesundheit ansteckend ist, nicht nur Krankheit. Wo erst einmal Felder für gesunde Ernährungsrituale aufgebaut sind, wo regelmäßige genußvolle Loslaßübungen ihren festen Platz im Leben erobert haben, verblassen die ungesunden Gewohnheiten wie von selbst. Der erste Schritt ist natürlich der schwerste, wie der Volksmund so richtig weiß, jeder weitere fällt leichter, wobei auch die späteren noch einige Bewußtheit verlangen bis das neue gesunde Feld sicher in der eigenen Wirklichkeit verankert ist. Und dann geht es ja auch um noch etwas mehr. Da der Geist die Materie lenkt und nicht die Materie den Geist, sind wir imstande, uns eine neue Wirklichkeit zu schaffen. Eine, die frei ist von Giften und Schlacken, weil wir frei sind von giftigen Gedanken und geistiger Altlast. Wer jeden Tag neu erlebt und das Gestern losläßt, der hat letztlich den größten Schritt getan.

Das wünschen wir Ihnen von Herzen.

Anmerkungen

1 Siehe dazu Leon Chaitow, »Natürliche Wege zu einem langen Leben«
2 Zum Irrtum um das Cholesterin siehe das Taschenbuch »Verdauungsprobleme« von Ruediger Dahlke und R. Hößl
3 Barbara Temelie: »Ernährung nach den Fünf Elementen«, Joy-Verlag
4 Bezugsquelle im Anhang
5 Siehe hierzu das Taschenbuch von R. Hößl und R. Dahlke »Verdauungsprobleme«
6 An dieser Stelle sei auf die »Gesundheitssport-Seminare« in Montegrotto verwiesen. Nähere Informationen im Anhang.
7 Ruediger Dahlke, München 1996
8 Siehe dazu Achim Eckert, »Das heilende Tao«
9 Siehe dazu John Diamond, »Die heilende Kraft der Emotionen«
10 Siehe dazu Ruediger Dahlke, »Gewichtsprobleme«
11 Siehe hierzu Ruediger Dahlke, »Reisen nach Innen«
12 Siehe hierzu Ruediger Dahlke »Elemente-Rituale« und »Heilungsrituale«
13 Alle genannten Kassetten zu Krankheitsbildern von Ruediger Dahlke sind bei Neptun Music, München, erschienen.
14 Vergleiche hierzu das Standardwerk zu den Bach-Blüten von Mechthild Scheffer »Bach-Blütentherapie«.
15 Zu den Gründen für die Osteoporose siehe das Buch »Lebenskrisen als Entwicklungschancen - Zeiten des Umbruchs und ihre Krankheitsbilder«
16 Bezugsquelle siehe Anhang
17 Bezugsquelle siehe Anhang
18 Bezugsquelle siehe Anhang
19 Die alte und wirkungsvolle Kraft des Räucherns ist im Buch »Botschaft an den Himmel« von Susanne Fischer-Rizzi stimmungsvoll beschrieben.
20 Siehe hierzu die CD »Mantren der Welt« von Bruce Werber und Claudia Fried
21 Dieses Wissen um die Urprinzipien wird in dem Seminar »Das Senkrechte Weltbild« gelehrt und vertieft. Informationen über das Heil-Kunde-Zentrum Johanniskirchen, siehe Anhang.

22 Siehe dazu Reinhard Schiller, »Heilige Hildegard – Entgiftung des Körpers«
23 Bezugsquelle siehe Anhang
24 Bezugsquelle siehe Anhang
25 Bezugsquelle siehe Anhang
26 Bezugsquelle siehe Anhang
27 Bezugsquelle siehe Anhang
28 Informationen zu dieser Methode über das Heil-Kunde-Zentrum Johanniskirchen
29 Bezugsquelle siehe Anhang
30 Bezugsquelle siehe Anhang
31 Bezugsquelle siehe Anhang
32 Zum Vertiefen ist das Buch »Bioaktive Substanzen. Die Gesundmacher in unserer Nahrung« von Regina Haumann, Rowohlt Verlag, empfohlen. Zur Cholesterinproblematik siehe Ruediger Dahlke: »Verdauungsprobleme«.
33 Bezugsquelle siehe Anhang
34 Bezugsquelle siehe Anhang
35 siehe »Adressen und Bezugsquellen«
36 Die Adresse der Fa. St. Johanser, die die Matricell-Kur entwickelt hat, findet sich unter »Adressen und Bezugsquellen«

Literatur und Audiokassetten

Veröffentlichungen von Ruediger Dahlke

I. Zum Thema dieses Buches

Die Säulen der Gesundheit. Körperintelligenz durch Bewegung, Ernährung und Entspannung (mit Baldur Preiml und Franz Mühlbauer), Hugendubel Verlag, München 2000; Goldmann Verlag, München 2001

Bewußt fasten. Ein Wegweiser zu neuen Erfahrungen, Goldmann Verlag, München 1980

Reisen nach Innen. Geführte Meditationen auf dem Weg zu sich selbst (mit 2 Audiokassetten), Hugendubel Verlag, München 1994; Heyne Verlag, München 1997

Verdauungsprobleme. Be-Deutung und Chance von Magen- und Darmproblemen (mit R. Hößl), Droemer Knaur Verlag, München 1990

II. Zur Krankheitsbilderdeutung

Krankheit als Symbol. Handbuch der Psychosomatik, Bertelsmann Verlag, München 2000

Frauen-Heil-Kunde. Be-Deutung und Chancen von weiblichen Krankheitsbildern (mit Margit Dahlke und Volker Zahn), Bertelsmann Verlag, München 1999

Krankheit als Sprache der Seele. Be-Deutung und Chance der Krankheitsbilder, Bertelsmann Verlag, München 1992

Lebenskrisen als Entwicklungschancen. Zeiten des Umbruchs und ihre Krankheitsbilder, Bertelsmann Verlag, München 1995

Krankheit als Weg. Deutung und Bedeutung der Krankheitsbilder (mit Thorwald Dethlefsen), Bertelsmann Verlag, München 1983

Herz(ens)probleme. Be-Deutung und Chance von Herz-Kreislauf-Problemen, Droemer Knaur Verlag, München 1990

Gewichtsprobleme. Be-Deutung und Chance von Über- und Untergewicht, Droemer Knaur Verlag, München 1989

Die Psychologie des blauen Dunstes. Be-Deutung und Chance des Rauchens (mit Margit Dahlke), Droemer Knaur Verlag, München 1989

III. Sonstige

Spirituelles Lesebuch (mit Margit Dahlke), Droemer Knaur, München 2000

Der Mensch und die Welt sind eins. Wie oben, so unten: unsere Existenz zwischen Mikrokosmos und Makrokosmos, Heyne Verlag, München 1998

Das senkrechte Weltbild. Symbolisches Denken in astrologischen Urprinzipien (mit Nicolaus Klein), Heyne Verlag, München 1999

Habakuk und Hibbelig. Eine Reise zum Selbst, Heyne Verlag, München 1998

Woran krankt die Welt. Moderne Mythen gefährden unsere Zukunft, Bertelsmann Verlag, München 2001

Die Leichtigkeit des Schwebens. Beschwingte Wege zur Mitte, und gleichnamige CD, Integral Verlag, München 2002

Der Weg ins Leben. Schwangerschaft und Geburt aus spiritueller Sicht (mit Margit Dahlke und Volker Zahn), Bertelsmann Verlag, München 2001

Die wunderbare Heilkraft des Atmens (mit A. Neumann), Integral Verlag, München 2000

Auf dem Weg sein. Bildband mit Aufnahmen von Bruno Blum und Texten von Rüdiger Dahlke, Hermann Bauer Verlag, Freiburg 2000

Vorträge auf MCs:

Carpe Diem, Sportplatzstr. 28, A-5700 Zell a. See, Tel.: 00 43/(0) 65 42/5 51 30, Fax: 5 52 86, E-mail: carpeshop@yahoo.com oder Auditorium Verlag

Woran krankt die Welt; Die Leichtigkeit des Schwebens; Frauen-Probleme; Der Mensch und die Welt sind eins; Krankheit als Weg; Krankheitsbilder unserer Zeit; Sucht und Suche; Heilung durch Fasten; Krankheit als Sprache der Seele; Heilung durch Meditation – Reise nach innen; Gesunder Egoismus – Gesunde Aggression; Lebenskrisen – Lebenschancen; Medizin der Zukunft; Krankheit als Symbol; Spirituelle Herausforderung; Wege der Reinigung – Entgiften, Entschlacken, Loslassen; Säulen der Gesundheit; Gesundheit in eigener Verantwortung; Krankmachende und heilende Rituale; Reinkarnationstherapie; Möglichkeiten ganzheitlicher Heilung; Medizin am Scheideweg.

CDs/MCs seit 2001 bei Goldmann, Arkana

Heil-Meditationen:

Naturmeditationen; Schwangerschaft und Geburt; Ohrgeräusche/Tinnitus; Partnerschaft; Tiefenentspannung; Innerer Arzt I + II; Leber;

Verdauungsprobleme; Gewichtsprobleme; Hoher Blutdruck; Niedriger Blutdruck; Rauchen; Krebs; Allergie; Rückenprobleme; Angstfrei leben; Suchtprobleme; Kopfschmerzen; Lebenskrisen als Entwicklungschancen; Entgiften, Entschlacken, Loslassen; Schlafprobleme; Frauen-Probleme; Den Tag beginnen; Mandalas – Wege zur eigenen Mitte.
Kindermeditationen: Märchenland und Lieblingstier.
Doppel-CDs/MCs: Elemente-Rituale; Heilungs-Rituale.
12-Sternzeichen-Meditationen: zu jedem Sternzeichen je eine Reise in die betreffende Symbolwelt und je ein Ritual.

Die Leichtigkeit des Schwebens. Integral Verlag, München 2002

Weitere Literatur

Anne Calatin: *Die Rotationsdiät,* Heyne Verlag, München 1987

Leon Chaitow: *Natürliche Wege zu einem langen Leben,* Heinrich Hugendubel Verlag, München 1994

John Diamond: *Die heilende Kraft der Emotionen,* Verlag für Angewandte Kinesiologie, Breslau 1994

Achim Eckert: *Das heilende Tao,* Bauer Verlag, Freiburg 1994

Jaqueline Fessel/Margit Sulzberger: *Die Trennkost,* AT Verlag, Aarau 1994

Susanne Fischer-Rizzi: *Botschaft an den Himmel,* Heyne Verlag, München 1999

Elisabeth und Karl Hollerbach: *Kraut und Unkraut zum Kochen und Heilen,* Heinrich Hugendubel Verlag, München 1998

Wong Kiew Kit: *Die Kunst des Qi Gong,* Droemer Knaur Verlag, München 1995

Nicolaus Klein: *Auf den Schwingen des Drachen,* Heinrich Hugendubel Verlag, München 1997

Dietmar Krämer: *Neue Therapien mit Bachblüten 3,* Ansata Verlag, Interlaken 1991

Peter Mayr: *Die milde Ableitungsdiät,* Haug Verlag, Heidelberg 1994

Regina Naumann: *Bioaktive Substanzen: Die Gesundmacher in unserer Nahrung,* Rowohlt Verlag, Hamburg 1997

Mechthild Scheffer: *Bach-Blütentherapie,* Heinrich Hugendubel Verlag, München 1995

Reinhard Schiller: *Heilige Hildegard – Entgiftung des Körpers,* Econ Verlag, Düsseldorf 1997

Shalila Sharamon/Bodo Baginsh: *Das Wunder im Kern der Grapefruit,* Windpferd Verlag, Aitrang 1996

Barbara Temelie: *Ernährung nach den Fünf Elementen*, Joy Verlag, Sulzberg 1994

Barbara Temelie/Beatrice Trebuth: *Das fünf-Elemente Kochbuch*, Joy Verlag, Sulzberg 1994

John Thie; *Gesund durch Berühren. Touch for Health*, Heinrich Hugendubel Verlag, München 1995

Adressen und Bezugsquellen

Die Empfehlungen im Anhang erheben keinerlei Anspruch auf Vollständigkeit. Sie entstammen unseren subjektiven persönlichen Erfahrungen. Lieber haben wir weniger und dafür verläßliche als von uns ungeprüfte Adressen angegeben. Eine andere Möglichkeit, an geeignete Adressen zu kommen, stellen entsprechende Gesundheitszentren und -läden, manchmal auch Fachbuchhandlungen dar, da sich hier im allgemeinen eine ganze Menge diesbezüglicher Informationen sammeln. Natürlich könnte man sich auch an die jeweiligen Berufsverbände wenden, wobei nichts über die entsprechende Qualität und Erfahrung des einzelnen Arztes ausgesagt ist. Es liegt in der Natur der Sache, daß sich eine Bach-Blüten-Behandlung leichter zu einer für einen persönlich geeigneten Therapeutin verlegen läßt, als eine einmal begonnene Zahnbehandlung. In letzterem Fall wäre eine entsprechend ausführliche Klärung im Vorfeld daher besonders angezeigt.

Fasten-Seminare mit Dr. med. Ruediger Dahlke: »Körper – Tempel der Seele« (im Frühjahr und Herbst) und »Fasten – Schweigen – Meditieren« (an die Zen-Meditation angelehnt); Atemtherapien (verbundener Atem) und Psychotherapie; Grundausbildung »Archetypische Medizin«, Ausbildung zum Berater für Psychosomatische Medizin, Atemtherapeuten, Fastenberater und Reinkarnationstherapeuten. Anmeldung und Info über das Heil-Kunde-Zentrum:

D-84381 Johanniskirchen, Schornbach 22,
Tel.: 08564/819, Fax: 08564/1429
e-mail: hkz-dahlke@t-online.de, internet: www.dahlke.at

Seminare über Gesundheitstraining, Vorsorge und Bewegungstraining mit Ruediger Dahlke, Mag. Franz Mühlbauer und Prof. Baldur Preiml:

Hotel Garden Terme: I-35036 Montegrotto/Terme,
Tel.: (0039) 49/8911699, Fax: (0039) 49/8910182

Darmreinigungsseminare nach individueller Austestung (Yucca-Kur oder Clean Me Out) teilweise mit Dr. Doris Ehrenberger. Programme bei Life Light, Tel.: (0043) 3388/3310, Fax: (0043) 3383/33104

Umweltmedizin:
(Testungen bzgl. Vergiftungen und entsprechende Behandlungen):
Prof. Dr. med. Volker Zahn: Klinikum St. Elisabeth:
D-94315 Straubing, St. Elisabethstr. 23, Tel.: 09421/7100

Bach-Blütentherapie:
Institut für Bach-Blütentherapie: D-22769 Hamburg,
Lippmannstr. 57, Tel.: 040/431878-0
Dr. med. Patricia Winkler-Payer: A-9020 Klagenfurt,
Benediktinerplatz 7
Institut für Bach-Blütentherapie: A-1010 Wien, Börsogasse 10,
Tel.: (0043) 1/53386-400
Rosemarie Egli: CH-8706 Meilen, Dorfstr. 214,
Tel.: 0041- (0) 1/9236133
Institut für Bach-Blütentherapie: CH-8034 Zürich, Mainaustr. 15,
Tel.: (0041) 1/382311

Shiatsu:
Zentrum für Wohlbefinden, Ursula Schlegel: CH-5400 Baden,
Theaterplatz 2, Tel.: (0041) 56/2224822
(auch Bach-Blütentherapie)
Irmgard Kiehtreiber: A-1130 Wien, Maxingstr. 30,
Tel.: (0043) 1/8765132

Akupunktmassage:
Praxis Peter Frank: D-97941 Tauberbischofsheim, Hauptstr. 79,
Tel.: 09341/7900

Astrologisch-psychologische Beratungen:
Heil-Kunde-Zentrum: D-84381 Johanniskirchen,
Tel.: 08564/819
Kensho-Institut Nicolaus Klein: D-80538 München,
Gewürzmühlstr. 17, Tel.: 089/222096
Dr. med. H.-W. Schiwara: D-28353 Bremen, Haferwende 12,
Tel.: 0421/20720

Klassische Homöopathie:
Dr. Peter König und Dr. Uta Santos König: A-3032 Eichgraben,
Poststr. 12, Tel.: (0043) 2773/43879,
Fax: (0043) 2773/438794
Homöopathische Gemeinschaftspraxis: A-1130 Wien,
Friedenszeile 50, Tel.: (0043) 1/8047130
Praxis Ravi Roy und Carola Lage-Roy: D-82418 Murnau,
Hörnleweg 36, Tel.: 08841/2699

Amalgamsanierung:

Dr. med. dent. Roethlisberger: CH-3550 Langnau, Viehmarkt 6, Tel.: (0041) 3 44 02 11 43

Dr. med. dent. Peter Berthold: D-80538 München, Thierschstr. 11, Tel.: 089/22 58 48

Dr. med. dent. Mimi Blien: D-94315 Straubing, Simon-Höller-Str. 8, Tel.: 0 94 21/8 80 88

Dr. med. Erwin Stross: A-8042 Graz, St. Peter Hauptstr. 14, Tel.: (0043) 316/46 23 52

Dr. med. dent. Kobau: A-9020 Klagenfurt, Zarrpler Str. 5/II, Tel.: (0043) 463/51 25 27

Dr. Babette Habizl: Erlaaerstr. 120, A-1230 Wien, Tel.: (0043) 1/6 62 27 00

(Zahn-) Materialtestungen: (Kinesiologische Testungen)

Kinesiologische Austestungen, Amalgamausleitung, Darmsanierung, chinesische Ernährungsberatung: TEAM 13, Kinesiologie-Institut, Jagdschloßgasse 41/4, 1130 Wien, Tel.: (0043) 1/8 03 56 86

Kinesiologische Austestungen, Amalgamausleitung, Darmsanierung: Praxis Hannelore Fischer-Reska, Schumannstr. 5, D-81679 München, Tel.: 089/4 70 70 08 Versand Laetitia für »Bitterstern« Tel.: 089/47 96 00

Bezugsquelle für angeführte Produkte wie Clean-Me-Out, Yucca-Kur, Vita Vortex Wasserwirbulator, Ayurveda-Öle, Bittersegen, Ratgeber »Entschlackung und Regeneration«, Aloe Vera Frischzellenextrakt u. a.
Information und Bestellung über:
Life Light: A-7572 Deutsch-Kaltenbrunn, Rohrbrunn 53,
Österreich und Schweiz: Tel: (0043) 33 83/33 10,
Fax: (0043) 33 83/3 31 04, e-mail: office@lifelight.net
Deutschland: Tel. und Fax: 089-723 18 18

Sunrider-Bezugsquelle und Beratung:

Bodybalance Martin Steurer: A-6971 Hard, Lochbachstr.4, Tel. und Fax: (0043) 55 77/8 57 78
e-mail: Martin.steurer@vol.at

Bezugsquelle für die Matricell-Regenerationskur mit Bienenprodukten:

Firma St. Johanser, Postfach 1462, D-82119 Gauting, Tel.: 089-850 82 82, Fax: 089-850 05 57

Bezugsquelle für Vicolon-Kapseln zum Darmflora-Aufbau und die Viabol Bienen-Kur:
Vita Nova, Leutenhofen 19, D-87448 Waltenhofen,
Tel. u. Fax: 08303-7569

Info bezüglich Tepidarien:
Firma Variotherm, Günseldorferstr. 3a, A-2544 Leobersdorf,
Tel.: (0043) 2256-64870

Info bezüglich Infrarotkabinen:
Firma Vitatherm, K. J. G. Lohmann GmbH, Robert-Bosch-Str. 66,
D-61184 Karben, Tel.: 06039-43014, Fax: 06039-44723

Kreislaufgerät (Fußbadewanne) und Purwater-Wasser-Filter:
Firma Schiele Arzneibäder: 25462 Rellingen, Industriestr. 16 b,
Tel.: 04101/34239 und 371595, Fax: 04101/33468

Wasserfiltersystem:
Life Light (Adresse siehe unter »Bezugsquellen für angeführte Produkte«)
Sanacell-Gesundheits-Netzwerk-GmbH, Eckart Pinow,
Sophie-Charlottenstr. 15, D-14059 Berlin,
Tel.: 030-3211078, Fax: 030-3227030

Grander-Wasser-Belebung:
Rudolf Roither (UVO) A-4872 Neukirchen, Lichtenegg 17,
Tel.: (0043) 7682/7663

Getränkescheibe:
Synthese – A-8382 Mogersdorf 159, Tel.: (0043) 3325/8760,
Fax: (0043) 3325/87604

Plocher-Wasser-Belebung:
Michael Stelzeneder: D-84378 Dietersburg, Stocka 10,
Tel.: 08726/910075
TENAC: Box 19, A-6901 Bregenz, Tel.: (0043) 5574/5308331
Plocher, Postfach 1464, D-88704 Meersburg,
Tel.: 07532/4333-0

Bezugsquelle für Padma Lax und Padma 28:
Padma AG, Dammstr. 29, CH-Zollikon,
Tel.: (0041) 1/3919555, Fax (0041) 1/3919818

Basen- und Säure-Wirkung von Lebensmitteln

Die meisten schmecken nicht sauer, werden aber sauer verstoffwechselt! 70–80 % der Nahrung sollten basisch (+) sein! Je nach Körperübersäuerung können die geringsten Säureanteile in der Nahrung stärker säuernd wirken. Die Werte wurden bei normalem Stoffwechselablauf festgestellt (Dr. Shelton, Dr. Airola). Ein Übermaß an Säuren (-) führt zu täglichen Ablagerungen und Azidoseschäden.

Kohlenhydrate = KHY basisch	**(+)**
Auberginen	4
Dill, Petersilie	18
Gurke	30
Karotte	10
Kresse	5
Kraut, weiß & rot	6
Kohlrabi, Blatt & Stengel	18
frische Bohnen	5
frische Erbsen	5
Kürbis, Topinambur	2
Lauch	9
Löwenzahnblatt	20
Mangold	8
Meerrettich	3
Oliven, frisch	35
Paprika	2
Rettich, schwarz	23
Rettich, weiß	5
Rote Bete	11
Blatt & Stengel	25
Salat: Endivien	7
Chicorée, Römer	5
Feld- u. Kopfsalat	1
Spinat, roh	15
Spinat, gekocht	3
Schnittlauch	8
Spargel	2
Pilze	2
Zwiebel/Knoblauch	2

KHY-Stärkemehle	**(+)**
Kartoffel	7
Kartoffelmehl	1
Kastanien	20
Mais, frisch	2
Maismehl	(-) 7
Kakaopulver	(-) 10
Carob Johannisbrotmehl	8

PR und KHY mit Eiweißanteil basisch	**(+)**
Proteine aus Keimlingen	
Alfalfa (Luzerne)	30
Bohnen, Erbsen, Linsen	10–15
Kerne: Kürbis, Sonnenöl	15
Kichererbsen KHY-haltig	40
Soja-, Mungobohne	15
Mandeln, Erdnüsse	5–10
Getreidekörner KHY	5–10
Keimschrotbrot KHY	5
Gersten-, Weizengras	23
Proteine: basisch	**(+)**
Avocado	10
Nuß- u. Kernkeimlinge	5–10
Sojabohnen, gekeimt	5
Algen u. Spirulina	20–25
Mandeln	2

Im Basen-Säuregleichgewicht	
Buchweizenganzkorn, Dinkel u. Hirse (auch gekocht)	0
Rohmilch, nicht hitzebehandelte	
Sahne, Süßrahmbutter	0
Distel- u. Olivenöl	0
Früchte: basisch	
Apfel und Birne	3
Aprikose und Mango	15
Ananas und Banane	5
Brombeeren, Datteln	6
Erdbeeren, Heidelbeeren	2
Feigen, Korinthen	20
Hagebutten, getrocknet	15
Johannisbeeren	1–3
Lemonen, Zitronen	1–3
Kirschen, Mirabellen	6
Orangen u. Guave	5
Papaya grün und gelb	20
Pflaumen, Pfirsich	5
Trauben, frisch	3–6

Proteine (Eiweiß) säurebildend	**(–)**
Alle Fische	15–20
Fische, weißfleischig	10
Heringe in Öl	17
Heringe in Essig	20
Fleisch, Geflügel	20–25
Fleischextrakt	50
Hühnerei, gekocht	25
Eigelb, roh	8
Kochfette, Schmalz	10–15
Sauerrahmbutter	4
Schaf- u. Ziegenkäse	5
Hüttenkäse	3–5
Frischkäse, hitzebehandelt	10
Quark, fett u. mager	17
Milchsauerprodukte	3–6
Schmelzkäse	20
Pflanzenmargarine 100 %	0
Backhefe	50
Sojabohne, gekocht	8
Bohnen weiß	10
Linsen, Erbsen gek.	15
Erd-, Walnüsse	15
Hasel-, Paranüsse	2
Kerne, trocken	5
geröstete Kerne und Nüsse	10–20
Leinsamen und Sesam	2–4
KHY mit Eiweißanteil	**(–)**
Buchweizenmehl, Grütze	7
Gerstenmehl, Grütze	20
Haferflocken, abgepackt	10
Haferganzkorn, gekocht	8
Mais, gekocht	5
Reis, weiß	18
Reis, natur PR-Anteil 17 %	10
Roggenkorn	16
Roggenkornmehl	16
Weizenkorn	8
Weizenkornmehl	15
Griesbrei, Nudeln	5–6

STARKE SÄUREBILDNER: Alle Marmeladen, Zucker, Sirup, Sanddorn und Honig, Süßfrüchte oder genannte »Süßmacher« zu Joghurt, Süßfrüchte und Honig zu Getreide, auch Früchtejoghurt zu Getreidemüsli, alle Sodagetränke, besonders Cola, Cola und Chips, Alkohol, Schwarztee, Kaffee, Schokolade und -getränke, Milcheiscremes, unreife Früchte, besonders unreif geerntete Citrusfrüchte. Alle über 100 Grad C erhitzten Öle und Fette. Gebratenes, Räucher- und Rostwaren. Weißmehlprodukte, Süßcremespeisen, Kuchen; Hefe, erhitzte Fette und Öle (auch gebrochene Nüsse, Kerne u. Körner!) fabrikbehandelte Weizenkeime und Ölsaat sind schnell ranzig, wenn sie nicht luftdicht und kühl gelagert werden.

Diese Tabelle ist der Broschüre »Das Clean-Me-Out-Programm« entnommen und ist die zusammengefaßte Übersetzung aus dem Buch »Cleanse & Purify Thyself« von Dr. Richard Anderson.

Register